主·编

葛均波 周达新 潘文志

经导管心脏瓣膜
治疗术
第2版

TRANSCATHETER HEART VALVE
THERAPEUTICS

上海科学技术出版社

图书在版编目（CIP）数据

经导管心脏瓣膜治疗术 / 葛均波,周达新,潘文志
主编. —2 版. —上海：上海科学技术出版社,2019.5 (2022.10 重印)
　　ISBN 978－7－5478－4453－3

　　Ⅰ.①经… Ⅱ.①葛… ②周… ③潘… Ⅲ.①心脏瓣
膜疾病—心导管插入—介入性治疗　Ⅳ.①R654.2

　　中国版本图书馆 CIP 数据核字（2019）第 084930 号

经导管心脏瓣膜治疗术（第 2 版）
主编　葛均波　周达新　潘文志

上海世纪出版（集团）有限公司
上海 科 学 技 术 出 版 社　　出版、发行
（上海市闵行区号景路 159 弄 A 座 9F–10F）
邮政编码 201101　www.sstp.cn
浙江新华印刷技术有限公司印刷
开本 787×1092　1/16　印张 21.5
字数 400 千字
2013 年 6 月第 1 版
2019 年 5 月第 2 版　2022 年 10 月第 5 次印刷
ISBN 978－7－5478－4453－3/R · 1851
定价：168.00 元

内容提要

《经导管心脏瓣膜治疗术》于2013年出版,是国内第一部关于经导管心脏瓣膜治疗(TVT)的专著。近年来TVT发展迅猛,已成为国际研究的热门领域,并取得了众多突破性进展。本次修订,系统总结了复旦大学附属中山医院在TVT领域所取得的重要成果和实践经验,以及国际最新、最先进的介入治疗理念、技术和器械。

本书共分8章,在全面介绍各种心脏瓣膜疾病发病机制、流行病学、病理生理、临床诊断及传统治疗方法的基础上,重点详述了各种TVT介入技术,包括经导管主动脉瓣置换术、二尖瓣修复术、心脏瓣周漏封堵术、肺动脉瓣及三尖瓣置换术,以及经皮球囊肺动脉瓣成形术和经皮球囊二尖瓣成形术等的适应证、患者筛选、手术器械、技术原理、操作要点、并发症处理及研究进展等,同时规范诊疗标准及操作方法。此外,还介绍了心脏超声在TVT中的应用及TVT相关的护理规范,梳理了TVT近年来的重要文献和中国专家共识,方便读者了解国际前沿,启发思考。

本书侧重实践,突出先进性,配以大量彩图,便于读者掌握操作要领和技巧,可为我国心血管专科医师和介入、放射、超声等心脏介入治疗相关人员提供重要参考和指导。

作者名单

主　编

葛均波　　周达新　　潘文志

副主编

张晓春　　陈丹丹　　张蔚菁

编写者

（按姓氏笔画排序）

孔德红　龙愉良　朱　丽　杨　晔　杨　雪
杨力凡　张晓春　张蔚菁　陈丹丹　林　颖
周达新　施丽雯　凌华兴　郭克芳　黄晨旭
葛均波　管丽华　潘文志　潘翠珍　魏　来

再版前言

近年来，国内外经导管心脏瓣膜治疗（TVT）取得了突破性进展，经导管主动脉瓣置换术（TAVR）已广泛普及，成为主动脉瓣狭窄患者常规的治疗方案，指南推荐也做了数次更新。同时，经导管二尖瓣夹合术（MitraClip 术）应用更加广泛，数项二尖瓣反流介入治疗技术也取得重要进展，其他瓣膜介入治疗技术如经导管肺动脉瓣置换术、三尖瓣介入治疗技术也都有所突破。在国内，TAVR 正在如火如荼地快速推广，其他介入治疗技术也蓄势待发。目前，TVT 已成为国际介入心脏病学最热门、最普遍的发展方向，得到行业内外的广泛关注。

虽然可以通过文献检索的方式对 TVT 新技术进行了解，但文献资料相对书籍来讲，知识分布松散，且往往不够全面、系统，对技术操作要点阐述不够详细。本书第一版于 2013 年出版，是国内第一本专门介绍 TVT，尤其是新兴 TVT 技术的专著。出版后，广受 TVT 领域相关医务人员、企业研发人员的好评，成为不少读者的案上收藏之品。然而，5 年来，国内外 TVT 领域取得了一系列重大进展，迫切需要对书中相关内容进行更新。同时，复旦大学附属中山医院近年来已完成大量 TVT 新技术的相关研究和临床手术，从中获得了许多宝贵的实战经验，对介入技术也有了更直接的理解，希望借此将这些经验分享给读者。因此，我们对本书进行了全面修订，旨在为国内心血管同行特别是有意开展 TVT 新技术的医师介绍 TVT 相关研究进展及技术操作方法。

我们结合自身的实践经验和国际上最新研究成果，系统介绍了当前最新、最先进的介入治疗理念、技术和器械，因此本书具有前沿性和先进性——所介绍的技术是当前最前沿的，所介绍的器械是目前最先进的。同时，本书也非常注重实用性，对数项 TVT 新技术的操作方法和操作要点均进行了详细介绍，配以大量彩图，使读者更容易理解并掌握技术的操作方法和技巧。

　　在编写过程中,美国美敦力公司为本书第一章提供了部分图片,美国雅培公司为第二章提供了部分图片,在此表示感谢!

　　由于编写时间仓促,加之编写者手术经验及学术水平有限,书中难免存在不妥之处,望广大读者不吝指正。

葛均波　周达新　潘文志

2019 年 3 月 29 日

常用术语缩写词英汉对照

3DTEE　three-dimensional transesophageal echocardiography
　　　　三维经食管超声心动图

AATS　American Association for Thoracic Surgery
　　　　美国胸外科学会

ACC　American College of Cardiology
　　　　美国心脏病学会

ACCF　American College of Cardiology Foundation
　　　　美国心脏病学会基金会

ACEI　angiotensin converting enzyme inhibitor
　　　　血管紧张素转换酶抑制剂

ACT　activated clotting time
　　　　活化凝血时间

AHA　American Heart Association
　　　　美国心脏协会

AR　aortic regurgitation
　　　　主动脉瓣反流

ARB　angiotensin Ⅱ receptor blocker
　　　　血管紧张素受体Ⅱ拮抗剂

AS　aortic stenosis
　　　　主动脉瓣狭窄

AVC　aortic valve calcification
　　　　主动脉瓣钙化

BAV　balloon aortic valvuloplasty
　　　　球囊扩张主动脉瓣成形术

CA   contrast aortography
对比剂主动脉造影

CABG   coronary artery bypass graft
冠状动脉旁路移植术

CAS   calcific aortic stenosis
钙化性主动脉瓣狭窄

CAVD   calcific aortic valve disease
钙化性主动脉瓣疾病

CCU   coronary care unit
冠心病监护治疗病房

CDS   catheter deliver system
导管输送系统

CMR   cardiac magnetic resonance
心脏磁共振

CRT   cardiac resynchronization therapy
心脏再同步化治疗

CTA   computed tomographic angiography
计算机断层扫描血管造影

CVE   cerebral vascular events
脑血管事件

CVP   center vein pressure
中心静脉压

DSA   digital subtraction angiography
数字减影血管造影

EACTS   European Association for Cardio-Thoracic Surgery
欧洲心胸外科学会

EBCT   electron beam CT
电子束 CT

ESC   European Society of Cardiology
欧洲心脏病学会

IABP   intra-aortic counterpulsation balloon pump
主动脉内球囊反搏

ICD   implanted-cardiac defibrillator
植入型自动除颤器

ICE   intracardiac echocardiography
心脏内超声

INR　international normalized ratio
国际标准化比值

IVUS　intravenous ultrasound
血管内超声

LAO　left anterior oblique
左前斜位

LVEDD　left ventricular end-diastolic dimension
左心室舒张末内径

LVEF　left ventricular ejection fraction
左心室射血分数

LVESD　left ventricular end-systolic dimension
左心室收缩末内径

LVOT　left ventricular out tract
左心室流出道

MAPSE　mitral annular plane of systolic excursion
二尖瓣瓣环平面收缩位移

MDHT　multidisciplinary heart team
多学科心脏团队

MDT　multidisciplinary team
多学科协作团队

MitraClip　（经导管）二尖瓣夹合术（系统）

MPI　myocardial performance index
心脏做功指数

MR　mitral regurgitation
二尖瓣反流

MRI　magnetic resonance image
磁共振

MS　mitral stenosis
二尖瓣狭窄

MSCT　multislice CT
多排螺旋CT

MVA　mitral valve area
二尖瓣瓣口面积

MVP　mitral valve prolapse
二尖瓣脱垂

NYHA New York Heart Association
纽约心脏病协会

PBMV percutaneous balloon mitral valvuloplasty
经皮球囊二尖瓣成形术

PBPV percutaneous balloon pulmonary valvuloplasty
经皮球囊肺动脉瓣成形术

PCI percutaneous coronary intervention
经皮冠状动脉介入术

PPVI percutaneous pulmonary valve implantation
经皮肺动脉瓣置入术

PS pulmonary stenosis
肺动脉瓣狭窄

PTA percutaneous transluminal angioplasty
经皮腔内血管成形术

PBAV percutaneous balloon aortic valvuloplasty
经皮球囊主动脉瓣成形术

PBMV percutaneous balloon mitral valvuloplasty
经皮球囊二尖瓣成形术

PDA patent ductus arteriosus
动脉导管未闭

PBTV percutaneous balloon tricuspid valvuloplasty
经皮球囊三尖瓣成形术

PTBV percutaneous transluminal balloon valvuloplasty
经皮腔内球囊瓣膜成形术

PTCA percutaneous transluminal coronary angioplasty
经皮腔内冠状动脉成形术

PVL paravalvular leak
瓣周漏

RAO right anterior oblique
右前斜位

RVOT right ventricular out tract
右心室流出道

SAVR surgical aortic valve replacement
外科主动脉瓣置换术

SCAI Society for Cardiovascular Angiography and Interventions
美国心血管造影和介入协会

SGC　　steerable guide catheter
　　　　可操纵指引导管

STS　　Society of Thoracic Surgeon
　　　　美国胸外科医师学会

TAPSE　　tricuspid annular plane of systolic excursion
　　　　三尖瓣瓣环平面收缩位移

TAVR（I）　　transcatheter aortic valve replacement（implantation）
　　　　经导管主动脉瓣置换（置入）术

TEE　　transesophageal echocardiography
　　　　经食管超声心动图

TIA　　transient ischemic attack
　　　　短暂性脑缺血发作

TMVR　　transcatheter mitral valve repair
　　　　经导管二尖瓣修复术

TTE　　transthoracic echocardiography
　　　　经胸超声心动图

TTVR　　transcatheter tricuspid valve replacement
　　　　经导管三尖瓣置换术

TVT　　transcatheter valve therapy
　　　　经导管（心脏）瓣膜治疗术

VARC　　Valve Academic Research Consortium
　　　　瓣膜学术研究联盟

VHD　　valvular heart disease
　　　　瓣膜性心脏病

目 录

第一章
经导管主动脉瓣置换术
· 001 ·

第一节 · 主动脉根部应用解剖 003

一、主动脉根部的位置 / 003

二、左、右冠状动脉开口 / 004

三、主动脉根部 4 个环 / 005

四、主动脉瓣 / 006

第二节 · 钙化性主动脉瓣疾病 009

一、流行病学 / 009

二、发病机制 / 009

三、临床表现 / 010

四、诊断及治疗 / 010

第三节 · 主动脉瓣狭窄的病情评估及传统干预策略 013

一、严重程度评估 / 014

二、干预治疗策略 / 014

第四节 · 器械及技术发展 020

一、动物实验 / 020

二、临床研究 / 021

三、介入性主动脉瓣膜系统 / 022

四、入路途径及输送系统 / 031

五、其他器械 / 032

第五节 · 术前患者评估及筛选 034

一、适应证及禁忌证 / 034

二、术前临床因素评估 / 035

三、术前形态学(影像学)评估手段 / 036

四、CoreValve 瓣膜的术前影像学评估 / 044

五、Sapien 瓣膜的术前影像学评估 / 046

第六节 · 操作要点及围手术期处理 049

一、导管室要求及人员配备 / 049

二、CoreValve 瓣膜 TAVR 操作步骤及要点 / 052

三、Edwards Sapien 瓣膜系统 TAVR 操作要点 / 070

四、术后监护 / 075

五、麻醉处理 / 076

第七节 · 经心尖 TAVR 操作技巧及临床研究结果 079

一、概述 / 079

二、TA－TAVR 器械 / 079

三、术前评估 / 081

四、操作要点 / 081

五、TA－TAVR 特点 / 083

第八节 · 并发症及其预防 086

一、传导阻滞 / 086

二、瓣周漏 / 086

三、脑卒中 / 087

四、局部血管并发症 / 088

五、冠状动脉阻塞及心肌梗死 / 088

六、血栓 / 088

七、其他并发症 / 089

八、死亡原因分析 / 089

九、学习曲线 / 089

第九节·TAVR 中国现状（2017 年） 091

一、国内外现状比较 / 091

二、国内 TAVR 的特点 / 092

三、国产瓣膜特点及临床评价 / 093

四、存在的问题及解决策略 / 094

五、总结及展望 / 095

第二章
经导管二尖瓣修复术
· 097 ·

第一节·二尖瓣的应用解剖 099

一、二尖瓣瓣环 / 099

二、二尖瓣瓣叶 / 100

三、腱索及乳头肌 / 102

四、左心房及左心室对二尖瓣功能的影响 / 102

五、毗邻的冠状动脉、静脉解剖 / 103

第二节·二尖瓣反流 105

一、流行病学 / 105

二、发病机制 / 105

三、病因及功能分型 / 106

四、病理生理及临床表现 / 108

五、诊断及治疗 / 109

第三节 · 经导管二尖瓣夹合术 ·························· 114

一、技术原理及历史发展 / 114

二、适应证及禁忌证 / 116

三、器械介绍及术前准备 / 118

四、操作要点 / 122

五、并发症及处理 / 131

六、临床研究进展 / 133

七、技术展望 / 136

第四节 · 其他经导管二尖瓣修复技术 ·························· 138

一、其他缘对缘缝合技术 / 138

二、瓣环成形和环缩技术 / 139

三、腱索置入术 / 141

四、经导管二尖瓣联合修复技术 / 143

五、经导管二尖瓣置换技术 / 143

六、经导管二尖瓣修复术 vs.经导管二尖瓣置换术 / 145

七、总结与展望 / 145

第三章
经导管心脏瓣周漏封堵术
· 147 ·

第一节 · 心脏瓣周漏概述 ·························· 149

一、发病机制 / 149

二、分类及流行病学 / 149

三、临床表现及诊断 / 150

四、治疗 / 151

第二节 · 经导管心脏瓣周漏封堵术概述 ·························· 153

一、适应证及禁忌证 / 153

二、技术原理、临床成功标准及并发症 / 153

三、临床研究进展 / 155

四、未来展望 / 156

第三节 · 经导管心脏瓣周漏封堵术操作要点 ———————————————— 157

一、一般准备 / 157

二、器械选择 / 157

三、入路途径 / 160

四、技术难点 / 163

第四章
经导管肺动脉瓣及三尖瓣置换术
· 167 ·

第一节 · 肺动脉瓣应用解剖 ———————————————————————— 169

第二节 · 肺动脉瓣反流 ——————————————————————————— 171

一、病因 / 171

二、病理生理 / 172

三、干预及时机选择 / 173

第三节 · 经皮肺动脉瓣置入术 ——————————————————————— 177

一、概述 / 177

二、PPVI 器械 / 178

三、术前评估 / 182

四、操作要点 / 183

五、并发症及处理 / 186

第四节 · 经导管三尖瓣介入治疗 —————————————————————— 190

一、三尖瓣疾病概况 / 190

二、三尖瓣功能异常的治疗 / 190

三、经导管三尖瓣修复治疗 / 192

四、经导管三尖瓣置换术 / 195

第五章
经皮球囊肺动脉瓣成形术
· 201 ·

第一节 · 肺动脉瓣狭窄 ⋯⋯⋯⋯⋯⋯⋯⋯⋯⋯⋯⋯⋯⋯⋯⋯⋯⋯⋯⋯⋯⋯⋯⋯⋯⋯⋯ 203

　　一、病理生理 ／ 203

　　二、临床表现 ／ 203

　　三、诊断方法 ／ 204

　　四、治疗手段 ／ 204

第二节 · 经皮球囊肺动脉瓣成形术概述 ⋯⋯⋯⋯⋯⋯⋯⋯⋯⋯⋯⋯⋯⋯⋯⋯ 205

　　一、适应证与禁忌证 ／ 205

　　二、球囊导管的选择 ／ 206

　　三、操作方法 ／ 206

　　四、术后处理及随访 ／ 208

　　五、并发症防治 ／ 208

第六章
经皮球囊二尖瓣成形术
· 211 ·

第一节 · 二尖瓣狭窄 ⋯⋯⋯⋯⋯⋯⋯⋯⋯⋯⋯⋯⋯⋯⋯⋯⋯⋯⋯⋯⋯⋯⋯⋯⋯⋯⋯ 213

　　一、病因及发病机制 ／ 213

　　二、病理生理及临床表现 ／ 213

　　三、诊断 ／ 214

　　四、治疗 ／ 215

第二节 · 经皮球囊二尖瓣成形术概述 ⋯⋯⋯⋯⋯⋯⋯⋯⋯⋯⋯⋯⋯⋯⋯⋯⋯ 217

　　一、发展概况 ／ 217

　　二、适应证及禁忌证 ／ 217

三、手术疗效及并发症 / 218

第三节·PBMV 术前评估及操作要点 221

一、术前评估 / 221

二、手术器械 / 222

三、操作要点 / 223

第四节·特殊病例 228

一、心房颤动 / 228

二、二尖瓣极度狭窄 / 228

三、合并左心房血栓 / 228

四、合并中至重度二尖瓣关闭不全 / 229

五、妊娠合并二尖瓣狭窄 / 229

六、老年患者 / 230

七、PBMV 术后再狭窄 / 230

第七章

心脏超声在经导管瓣膜治疗中的应用

· 231 ·

第一节·超声心动图在 TAVR 中的应用 233

一、超声心动图在 TAVR 术前的应用 / 233

二、超声心动图在 TAVR 术中的应用 / 237

三、超声心动图在 TAVR 术后的应用 / 241

第二节·超声心动图在经导管和经心尖二尖瓣夹合术中的应用 244

一、超声心动图在经皮和经心尖二尖瓣夹合术前的应用 / 244

二、超声心动图在经皮二尖瓣夹合术中的应用 / 250

三、超声心动图在经心尖二尖瓣夹合术中的应用 / 254

四、超声心动图在经皮和经心尖二尖瓣夹合术后的应用 / 254

第三节·超声心动图在经导管人工瓣膜瓣周漏封堵术中的应用 ⋯⋯⋯⋯⋯⋯⋯⋯ 256

一、超声心动图在二尖瓣瓣周漏封堵术中的应用 / 256

二、超声心动图在主动脉瓣瓣周漏封堵术中的应用 / 259

第八章
经导管瓣膜治疗术相关的护理
· 265 ·

第一节·TAVR 围手术期护理 ⋯⋯⋯⋯⋯⋯⋯⋯⋯⋯⋯⋯⋯⋯⋯⋯⋯⋯⋯⋯⋯⋯⋯⋯⋯ 267

第二节·TAVR 术中护理 ⋯⋯⋯⋯⋯⋯⋯⋯⋯⋯⋯⋯⋯⋯⋯⋯⋯⋯⋯⋯⋯⋯⋯⋯⋯⋯⋯ 271

第三节·经导管二尖瓣夹合术围手术期护理 ⋯⋯⋯⋯⋯⋯⋯⋯⋯⋯⋯⋯⋯⋯⋯⋯⋯ 276

附录　2014—2018 年经导管心脏瓣膜治疗主要文献介绍 ⋯⋯⋯⋯⋯ 281

附录一· 2017 年 ESC/EACTS《瓣膜性心脏病处理指南》简介 / 282

附录二· 2014 年 AHA/ACC《心脏瓣膜病管理指南》简介 / 288

附录三· 2017 年 AHA/ACC《心脏瓣膜病管理指南》更新要点 / 293

附录四·近年欧美心脏瓣膜管理指南的变迁及比较 / 295

附录五·二尖瓣反流介入治疗的超声心动图评价中国专家共识 / 298

附录六· 2018 年经导管主动脉瓣置换团队建设及运行规范中国专家建议 / 310

附录七· 2016 年经皮肺动脉瓣置入术中国专家建议 / 317

第一章

经导管主动脉瓣置换术

自 2002 年 Cribier 施行首例经皮主动脉瓣置换术以来,经导管主动脉瓣置换术(transcatheter aortic valve replacement,TAVR)蓬勃发展。随着器械的更新和技术的进步,手术入路众多,包括经股动脉及颈动脉等外周血管入路及经心尖入路,手术的效果日益提高,术后并发症也得到有效控制。特别是在 2019 年美国心脏病学会(ACC)年会上发表了具有跨时代意义的 PARTNER 3 研究结果:对于外科手术低危的重度主动脉瓣狭窄患者,TAVR 优于外科手术(1 年时的死亡+卒中+再住院的复合终点率为 8.5% vs. 15.1%,$P=0.001$)。结果振奋人心,预示着 TAVR 向全患者人群迈进。但同时也带来了挑战,考虑到手术人群的扩展,诸如瓣膜衰败、永久起搏器置入等相关问题还亟须解决。

第一节 · **主动脉根部应用解剖**

潘文志 张蔚菁 周达新

目前经导管主动脉瓣置换术(TAVR)的技术原理是将一个带瓣膜的支架经导管输送系统准确地放置于主动脉根部,替换原先病变的主动脉瓣。因此,熟悉主动脉根部局部解剖对TAVR手术至关重要。患者的筛选、瓣膜支架型号的选择以及瓣膜精确的定位均需参考主动脉根部的解剖特点。主动脉根部的解剖特点也是将来设计更完美的瓣膜支架所必须参考的。以前,心外科医师对主动脉根部解剖相对熟悉,随着TAVR的开展,越来越多的心内科医师对主动脉根部解剖也产生了兴趣。

一、主动脉根部的位置

主动脉根部一般是指升主动脉在心包腔内的部分,是左心室流出道的延伸部分。主动脉根部的上部为主动脉管,下部为主动脉窦,两部分的交界为窦管交界部[1]。无论从哪个切面看,主动脉根部始终位于心脏的中央位置。例如,从心脏超声的胸骨旁长轴切面来看,主动脉根部的后方为左心房,前方为右心室流出道及肺动脉,下方延伸为左心室流出道(图1-1-1)。左心室流出道的前壁成分为室间隔组织,含有心脏传导系统,若瓣膜支架放置过低,可压迫传导系统产生传导阻滞;后壁毗邻二尖瓣前叶,手术操作不当可损坏二尖瓣前叶导致二尖瓣反流

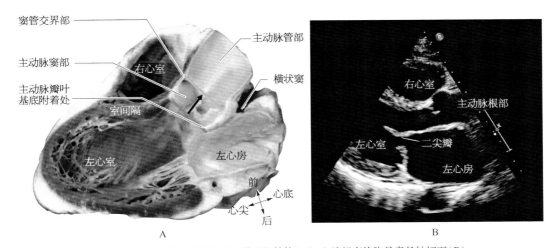

图1-1-1 主动脉根部构成及其毗邻结构(A),心脏超声的胸骨旁长轴切面(B)

（图1-1-2）。又如,从心底部短轴来看,主动脉根部也位于心脏的中央位置,前方为肺动脉,左、右后方为左、右心房,左、右后下方为二尖瓣及三尖瓣。从此视角还可以清楚地看到左、右冠状动脉的起源以及主动脉瓣三个瓣即左冠瓣、右冠瓣及无冠瓣的位置（图1-1-3）。

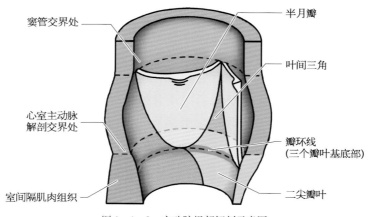

图1-1-2　主动脉根部解剖示意图

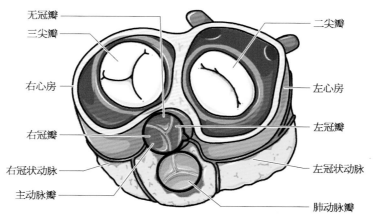

图1-1-3　主动脉根部心底观

二、左、右冠状动脉开口

左、右冠状动脉是主动脉瓣上的重要解剖结构,左、右冠状动脉分别开口于瓣膜游离缘以上的左、右主动脉窦内。冠状动脉开口距离瓣环的高度对于TAVR手术来说是一个很重要的数据,特别是在使用Edwards Sapien瓣膜支架时,术前更需要测量该数据。冠状动脉开口高度的个体变异度较大,与身高相关。国外尸检显示,正常人左冠状动脉开口高度为12.6 mm±2.6 mm,右冠状动脉开口高度为13.2 mm±2.6 mm[2]。通过多排CT测量,左冠状动脉开口高度为14.4 mm±2.9 mm,右冠状动脉开口高度为17.2 mm±3.3 mm[3]。设计瓣膜支架时,也应该考虑冠状动脉开口高度,要尽可能地不影响左、右冠状动脉的开口,设计尽可能短的支架,或者在冠状动脉开口的区域增大网眼,同时缝合的瓣膜游离缘到窦底的距离要低于冠状动脉开口到窦底的距离,以便在心脏收缩期瓣膜可贴到主动脉壁上,从而不影响冠状动脉开口。

三、主动脉根部 4 个环

主动脉根部解剖结构中包含 4 个环(图 1-1-4、图 1-1-5),分别为窦管交界线(环)、心室主动脉解剖交界线(环)、实际瓣环(由三个瓣叶基底连接而成)和皇冠样环(由三个瓣叶边缘构成)。需要指出的是,主动脉瓣瓣环的位置是在三个瓣叶基底部。在测量主动脉瓣瓣环内径,特别是行主动脉根部造影用 X 线测量时,应在该位置进行测量。

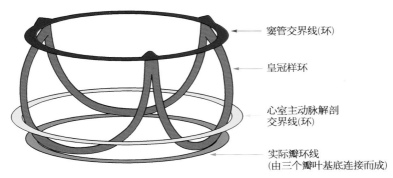

图 1-1-4　主动脉根部 4 个环示意图

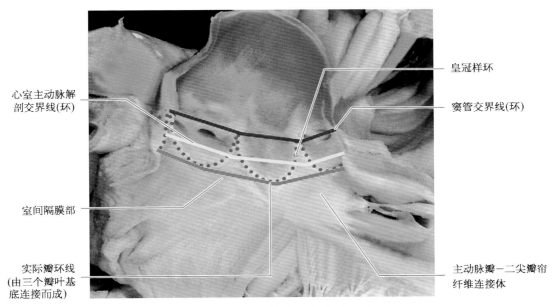

图 1-1-5　主动脉根部 4 个环解剖位置

四、主动脉瓣

主动脉根部最主要的结构为主动脉瓣。主动脉瓣瓣叶为3个独立的半月状膜样组织,基底部附着于呈弧形弯曲的瓣环上,3个瓣叶大小大约相等,位置大约等高,各自的游离缘在瓣膜关闭时互相对合,游离缘中点为3个瓣叶完全对合时的共同接触点,呈结节状,即 Arantius 结节。邻近交界的外周结合线较薄,可有小穿孔。心室收缩时,血流向上喷射,将主动脉瓣瓣叶推离主动脉腔中心,瓣口打开;心室舒张时,瓣叶被动降入主动脉腔中心,瓣口关闭。瓣膜形态正常时,3个瓣叶沿接合缘对合,防止主动脉内血流反流入心室。在每个瓣叶后面,主动脉壁向外膨出,形成主动脉窦(瓦氏窦)。3个主动脉窦中的2个发出冠状动脉,因此被命名为左冠窦、右冠窦和无冠窦,每个窦相应的半月瓣称为左冠瓣、右冠瓣和无冠瓣(图1-1-3)。主动脉窦深埋于心脏底部,无冠窦邻接右心房和左心房,右冠窦邻接右心房和右心室,左冠窦邻接左心房和肺动脉根部。主动脉窦瘤破裂时血流可注入相邻的心腔,主动脉窦瘤多发生于右冠窦(78%),右冠窦瘤破裂时多数破入右心室,其次是破入右心房;主动脉窦瘤发生在无冠窦的情况较少(22%),破裂时多数破入右心房[1]。

研究每个瓣叶的附着缘可更深刻地认识主动脉根部的局部解剖(图1-1-6)。从后面开始,无冠瓣和左冠瓣之间的交界(叶间三角)位于主动脉瓣-二尖瓣延续的区域(主动脉瓣-二尖瓣帘)。主动脉瓣下纤维帘位于交界以下。在该交界的右侧,无冠瓣附着到左心室流出道后憩室的上方。此处瓣膜与右心房壁有关。由于无冠瓣的附着从最低点向无冠瓣与右冠瓣之间的交界上升,附着缘直接位于包含房室结的房间隔部上方。无冠瓣与右冠瓣之间的交界(叶间三角)的下方为室间隔膜部(内含房室束穿支)及左束支(图1-1-7)。右冠瓣的附着

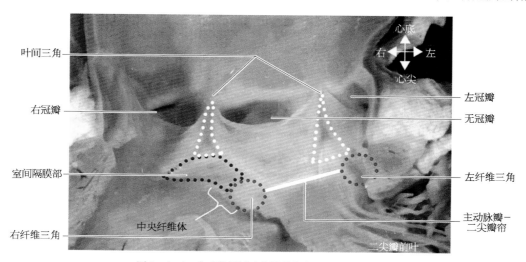

图1-1-6 主动脉瓣瓣叶的附着缘与周围结构的关系

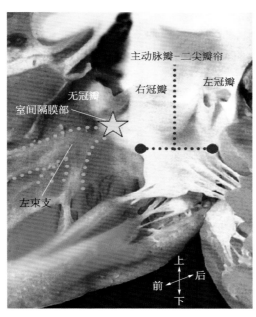

图 1-1-7　室间隔膜部及左束支与主动脉瓣关系

下行跨过中心纤维体,再上升到右冠瓣和左冠瓣之间的交界。紧靠此交界之下,由主动脉壁形成主动脉瓣下流出道的最上部分。穿过这一部位的切口进入主动脉表面和肺动脉干之间的间隙。对应的左冠瓣和右冠瓣由此交界下行,附着于左心室流出道心肌。正常心脏这一部位只有很小一部分是真正的流出道间隔,因此肺动脉瓣和主动脉瓣是由它们自己的心肌袖所支持。虽然左心室和右心室流出道互相面对,但主动脉瓣下切口进入右心室漏斗部下方。左冠瓣的外侧部分从面对交界处下降到左冠窦的底部,成为主动脉瓣唯一与其他心腔无关的部分。

主动脉瓣正常情况下为三叶,而某些先天性畸形患者可表现为单叶、二叶、四叶。二叶主动脉瓣在人群中的发生率约为 1%。患这种病的患者常伴有主动脉瓣狭窄或关闭不全及主动脉根部扩张,且常伴有其他心血管畸形。主动脉瓣瓣环内径是 TAVR 手术一个非常重要的参考指标,是患者术前筛选及瓣膜型号选择的主要参考指标。但是,需要指出的是,主动脉瓣三个半月瓣的大小及高度并非完全相等,因此,主动脉瓣瓣环形态并非绝对圆形。在三叶主动脉瓣狭窄患者中,主动脉瓣瓣环呈类圆形(介于圆形及三角形之间),而二叶主动脉瓣狭窄患者,瓣环形态常呈椭圆形(图 1-1-8)。主动脉瓣瓣环这种解剖特点导致在不同切面或不同的径向测量瓣环内径时,差别可能很大。因此,主动脉瓣瓣环测量时应该多径向综合测量。我们对 0 例 60 岁以上钙化性主动脉瓣狭窄患者进行的研究结果显示,我国老年人主动脉瓣瓣环的径为 21.80 mm±2.09 mm(17~27 mm),11% 患者瓣环内径<20 mm,78% 患者为 20~24 mm,另外 11% 患者为 25~27 mm[4]。另外,三个主动脉窦并非等高,无冠窦往往是三个窦里面最低,因此,测量 TAVR 置入瓣膜的深度时,一般以无冠窦最低点为参考线。

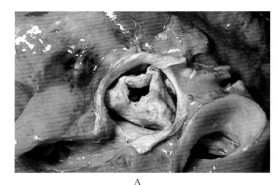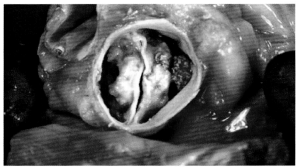

A   B

图 1-1-8　钙化性三叶主动脉瓣（A）及二叶主动脉瓣瓣环形态（B）

　　主动脉管部形态及内径也是某些瓣膜支架（如 CoreValve 瓣膜）必须参考的。一般来讲，主动脉窦管部直径约比主动脉瓣瓣环内径大 1/5。需要注意的是，主动脉根部内径随着心动周期在改变，心脏收缩期时的内径约比舒张期内径大 12%。而在钙化性主动脉瓣狭窄患者中，心脏收缩期与舒张期相比，主动脉瓣瓣环内径变化却不大[5]。在主动脉瓣狭窄患者中，主动脉根部常常代偿性扩张，相对正常瓣膜患者，要大 2 个标准差；然而，其瓣环大小与正常人相比，并没有太大的变化[6]。

参 考 文 献

[1]　Sud A, Parker E, Magilligan DJ. Anatomy of the aortic root [J]. Ann Thorac Surg, 1984, 38: 76-79.

[2]　Cavalcanti JS, de Melo MN, de Vasconcelos RS. Morphometric and topographic study of coronary ostia [J]. Arq Bras Cardio, 2003, 81: 359-362.

[3]　Tuzcu EM, Kapadia SR, Schoenhagen P. Multimodality quantitative imaging of aortic root for transcatheter aortic valve implantation: more complex than it appears [J]. J Am Coll Cardiol, 2010, 55(3): 195-197.

[4]　Pan W, Zhou D, Pan C, et al. Aortic valve annulus diameter in Chinese patients with severe calcific aortic valve stenosis: implications for transcatheter aortic valve implantation [J]. Catheter Cardiovasc Interv, 2012, 79(5): 720-725.

[5]　Bertaso AG, Wong DT, Liew GY, et al. Aortic annulus dimension assessment by computed tomography for transcatheter aortic valve implantation: differences between systole and diastole [J]. Int J Cardiovasc Imaging, 2012 [Epub ahead of print].

[6]　Crawford MH, Roldan CA. Prevalence of aortic root dilatation and small aortic roots in valvular aortic stenosis [J]. Am J Cardiol, 2001, 87(11): 1311-1313.

第二节 · **钙化性主动脉瓣疾病**

潘文志 张蔚菁 周达新

主动脉瓣狭窄的病因包括先天性、风湿性及钙化性。其中,钙化性主动脉瓣狭窄(CAS)是老年患者最常见的病因,也是 TAVR 的适应人群。主动脉瓣钙化(AVC)与 CAS 是钙化性主动脉瓣疾病(CAVD)的两种类型。近年来,AVC 及 CAS 越来越引起人们的关注,相关的研究也越来越多。一方面,这两种疾病常见于老年人,随着人口老年化现象日益突出,两者发病率正逐年升高。另一方面,随着 TAVR 的研发、改进和推广,CAS 在治疗方面也取得了突破性的进展,人们也因此对 CAS 产生了更多的兴趣。

一、流行病学

在西方,65 岁以上人群中,AVC 及 CAS 的患病率分别为 21%~29% 和 2%~9%;85 岁以上人群中,AVC 及 CAS 的患病率可分别达 48% 和 4%[1,2]。CAS 是患病率仅次于冠心病和高血压的第三大心血管疾病,已成为当今主动脉瓣置换的首要病因及老年人最常见的心脏瓣膜疾病。在我国,目前尚无主动脉瓣病变确切的流行病学数据。笔者回顾性研究和分析了复旦大学附属中山医院 2004 年到 2011 年的超声心动图数据库,共纳入 287 556 例患者。结果发现,在<65 岁患者中,风湿性疾病为主要病因,二叶主动脉瓣为次要病因;在≥65 岁患者中,主要病因是 CAS,其次为风湿性疾病[3]。笔者研究还显示,我国主动脉病流行病学特点明显不同于国外:国外是主动脉瓣狭窄(AS)比主动脉瓣反流(AR)发病率高,而我国则是主动脉瓣反流比主动脉瓣狭窄常见[4]。另外,研究还显示<40 岁($n=95$)、40~59 岁($n=456$)、60~69 岁($n=431$)、70~79 岁($n=308$)及≥80 岁($n=81$)的主动脉瓣狭窄患者二叶主动脉瓣的比例分别为 60.0%、57.5%、42.7%、43.2% 及 21.0%[5]。这一流行规律与国外报道的类似。

二、发病机制

CAVD 的病理特征主要是瓣叶的局灶性钙化和广泛纤维性增厚。传统观念认为 CAVD 是"退行性"改变,是机体老化的一种体现,是退行性钙磷沉积不可修复的过程,其瓣膜的破坏是由于机械性磨损所致。最近的研究发现,CAVD 早期病变与动脉粥样硬化的病变十分相似;而晚期则与骨形成类似,在钙化的瓣膜中常有板层骨形成,其中软骨内骨化类似于正常骨折的修复[6]。在 CAVD 瓣膜发生变化的过程中,可能存在着一个复杂的多步骤内在机制发挥作用,即 CAVD 的发展可能是高度调节的自主过程,而非年龄导致的不可避免的结果,病变有可能通过药物逆转[7]。

三、临床表现

通常 AVC 本身并不引起症状,体检时可在主动脉瓣区听到轻度的收缩期杂音,一般是在行常规心脏超声或心脏 CT 检查时无意中发现。传统观点认为 AVC 不具临床意义,只是人体老化的一种体现。但是,近 20 年来的研究显示,AVC 具有重要的临床意义。首先,AVC 被认为是 CAS 的前期阶段,能逐渐进展为 CAS。一项研究纳入 2 131 例 AVC 患者,平均随访 7 年,有 15.9% 患者进展为 CAS[8]。其次,AVC(或 CAS)患者更易合并心血管危险因素,即其与多种心血管危险因素相关,主要包括:年龄(每增长 10 岁,危险性增加 1 倍)、性别(男性为女性的 2 倍)、吸烟史(危险性增加 35%)、高血压(危险性增加 20%)、脂蛋白(α)和低密度脂蛋白胆固醇水平升高、糖尿病、肾衰竭等[1,2]。但是,即使校正传统的危险因素后,AVC 仍是心血管死亡、全因死亡及心肌梗死的独立危险因素[1,9]。最后,AVC 患者冠心病发病率较非 AVC 高,AVC 患者主动脉瓣钙化严重程度与冠状动脉病变程度正相关[10]。有学者甚至将 AVC 比喻为冠状动脉病变的"窗口"或者"镜子"[11]。

CAS 的症状与其他原因引起的主动脉瓣狭窄类似。轻中度 CAS 症状轻微,严重的 CAS 可导致心脑供血不足、心脏扩大及心力衰竭。其典型的症状为活动后呼吸困难、心绞痛和晕厥三联征,但出现较晚。典型体征为收缩期粗糙的喷射性杂音,以胸骨右缘第 2 肋间和胸骨左缘第 2、3 肋间最为明显,多伴细小震颤,可向颈部、胸骨缘和心尖区传导。CAS 与其他病因引起的主动脉瓣狭窄相比也有特殊之处。少数的 CAS 合并原因不明的消化道出血(Heyde 综合征)。有趣的是,这些患者在置换主动脉瓣后,消化道出血绝大多数能自愈[12]。另外,CAS 患者主动脉瓣的钙块可掉落而引起钙栓塞,如脑卒中。类似于 AVC,CAS 常合并多种危险因素,且易合并冠状动脉病变。CAS 预后与主动脉瓣狭窄严重程度有关,重度症状性主动脉瓣狭窄患者预后极差[13-15]。

四、诊断及治疗

AVC 及 CAS 的确诊需要依靠病理学检查。但由于心脏超声简便、准确性较高,AVC 及 CAS 通常由心脏超声即可诊断。心脏超声显示瓣膜局限性或弥漫回声增强且瓣膜增厚(≥1 mm)、瓣叶活动不受限制、瓣口面积≥3 cm² 、跨瓣血流速率<2.5 m/s 者为 AVC;跨瓣血流速率>2.5 m/s、瓣口面积<3 cm² 者为 CAS[1]。除此之外,AVC 也可以通过普通 X 线片发现,但敏感性较差;而多排 CT 特别是电子束 CT(EBCT)亦能检测 AVC,并能对钙化进行定量积分分析。

对于 AVC,目前尚无直接有效的治疗手段,主要治疗措施是控制合并的危险因素。针对无症状者 CAS,目前也尚无特殊治疗方法。对于症状性 CAS 或极重度的无症状 CAS,外科换瓣仍是目前最主要的治疗手段。近年来,TAVR 在治疗 CAS 上取得了重大进展(见后面章节),药物治疗 CAVD 也正在积极地研究中。

动物实验、回顾性研究及 RAAVE 研究[16]结果显示,他汀类药物能减缓 CAVD 的进展速度,人们因此对他汀类药物治疗 CAVD 寄予厚望。但是,新近的大规模前瞻性 SALTIRE[17]和 SEAS[18]研究显示,他汀类药物不能阻止 CAVD 的病程进展。首先,这可能与试验对象不同有关。RAAVE 研究和回顾性研究的对象,通常都有传统的他汀类药物应用指征;而采用随机分组的 SALTIRE、SEAS 研究,由于受伦理限制,其试验对象均不具有他汀类药物应用指征。其次,研究入选的都是主动脉瓣狭窄较明显的患者,这些患者属于 CAVD 的晚期阶段。CAVD 不能简单等同于动脉粥样硬化:CAS 瓣膜组织钙化更严重;其临床事件的发病机制是瓣叶僵硬度增加,而不是斑块破裂;大多数患者冠状动脉病变的程度和主动脉瓣瓣叶病变的程度往往是不一致的。粥样硬化是 CAVD 发病的始发机制,晚期 CAVD 病变则与骨形成类似,即以钙化为主要特点。这两个研究干预的都是 CAVD 的晚期。如果在更早期(轻微 CAS 或 AVC)用他汀类药物干预,或许效果会更明显,一些动物实验已经证实此猜想。针对晚期发病机制的治疗可能对 CAS 会更有效。Skolnick 等报道,抗骨质疏松药物可延缓 CAS 的进展[19]。由于血管紧张素 II 在动脉粥样硬化及 CAVD 发病中均起重要的作用,一些研究也探讨血管紧张素转化酶抑制剂(ACEI)、血管紧张素 II 受体拮抗剂(ARB)对 CAVD 的治疗作用。但是目前临床研究结果并不一致[20,21],也缺乏随机双盲大型临床试验。

参 考 文 献

[1] Otto CM, Lind BK, Kitzman DW, et al. Association of aortic-valve sclerosis with cardiovascular mortality and morbidity in the elderly [J]. N Engl J Med, 1999, 341:142－147.

[2] Stewart BF, Siscovick D, Lind BK, et al. Clinical factors associated with calcific aortic valve disease:Cardiovascular Health Study [J]. J Am Coll Cardiol, 1997, 29:630－634.

[3] Pan W, Zhou D, Cheng L, et al. Candidates for transcatheter aortic valve implantation may be fewer in China [J]. Int J Cardiol, 2013;168(5):e133－134.

[4] Pan W, Zhou D, Cheng L, et al. Aortic regurgitation is more prevalent than aortic stenosis in Chinese elderly population:Implications for transcatheter aortic valve replacement [J]. Int J Cardiol, 2015;201:547－548.

[5] 潘文志,李明飞,周达新,等.重度主动脉瓣狭窄患者二叶式主动脉瓣的超声心动图分析[J].中华心血管病杂志,2015,43(03):244－247.

[6] MoMer ER IH, Gannon F, Reynolds C, et al. Bone formation and inflammation in cardiac valves [J]. Circulation, 2001, 103:1522－1528.

[7] Otto CM. Calcific aortic stenosis — time to look more closely at the valve [J]. N Engl J Med, 2008, 359(13):1395－1398.

[8] Cosmi JE, Kort S, Tunick PA, et al. The risk of the development of aortic stenosis in patients with "benign" aortic valve thickening [J]. Arch Intern Med, 2002, 162:2345－2347.

[9] Blaha MJ, Budoff MJ, Rivera JJ, et al. Relation of aortic valve calcium detected by cardiac computed tomography to all-cause mortality [J]. Am J Cardiol, 2010, 106(12):1787－1791.

[10] Qian J, Chen Z, Ge J, et al. Relationship between aortic valve calcification and the severity of coronary atherosclerotic disease [J].

J Heart Valve Dis, 2010, 19(4): 466 – 470.

[11] Carabello BA. Aortic sclerosis: a window to the coronary arteries? [J]. N Engl J Med, 1999, 341: 193 – 195.

[12] King RM, Pluth JR, Giuliani ER. The association of unexplained gastrointestinal bleeding with calcific aortic stenosis [J]. Ann Thorac Surg, 1987, 44(5): 514 – 516.

[13] Leon MB, Smith CR, Mack M, et al. Transcatheter aortic-valve implantation for aortic stenosis in patients who cannot undergo surgery [J]. N Engl J Med, 2010, 363: 1597 – 1607.

[14] Pellikka PA, Sarano ME, Nishimura RA, et al. Outcome of 622 Adults With Asymptomatic, Hemodynamically Significant Aortic Stenosis During Prolonged Follow-Up [J]. Circulation, 2005, 111: 3290 – 3295.

[15] Kang DH, Park SJ, Rim JH, et al. Early surgery versus conventional treatment in asymptomatic very severe aortic stenosis [J]. Circulation, 2010, 121(13): 1502 – 1509.

[16] Moura LM, Ramos SF, Zamorano JI, et al. Rosuvastatin affecting aortic valve endothelium to slow the progression of aortic stenosis [J]. J Am Coll Cardiol, 2007, 49(5): 554 – 561.

[17] Cowell SJ, Newby DE, Prescott RJ, et al. A randomized trial of intensive lipid lowering therapy in calcific aortic stenosis [J]. N Engl J Med, 2005, 352(23): 2389 – 2397.

[18] Rosseba AB, Pedersen TR, Boman K, et al. Intensive lipid lowering with simvastatin and ezetimibe in aortic stenosis [J]. N Engl J Med, 2008, 359(13): 1343 – 1345.

[19] Skolnick AH, Osranek M, Formica P, et al. Osteoporosis treatment and progression of aortic stenosis. Am J Cardiol, 2009, 104(1): 122 – 124.

[20] Rosenhek R, Rader F, Loho N, et al. Statins but not angiotensin converting enzyme inhibitors delay progression of aortic stenosis. Circulation, 2004, 110(10): 1291 – 1292.

[21] O'Brien KD, Probstfield JL, Caulfield MT, et al. Angiotensin-converting enzyme inhibitors and change in aortic valve calcium [J]. Arch Intern Med, 2005, 165(8): 858 – 862.

第三节 · 主动脉瓣狭窄的病情评估及传统干预策略

潘文志 张蔚菁 周达新

　　主动脉瓣狭窄(AS)系主动脉瓣器质性病变致瓣口狭窄,使左心室向主动脉排血阻力增加,引起左心室压力增高并出现向心性肥厚,而主动脉压降低,可引起呼吸困难、心绞痛、昏厥等典型临床表现,若不进行治疗,患者病情进行性加重,可危及生命。主动脉瓣狭窄的病因包括先天性(主要是先天性主动脉瓣二叶畸形)、风湿性及钙化性。呼吸困难、心绞痛和昏厥为典型主动脉狭窄常见的三联征,出现较晚。典型主动脉瓣狭窄的杂音为收缩期粗糙的喷射性杂音,以胸骨右缘第2肋间和胸骨左缘第2、3肋间最明显,多伴细小震颤,可向颈部、胸骨缘和心尖区传导,第一心音正常。

　　主动脉瓣狭窄预后与主动脉瓣狭窄的严重程度有关,重度症状性主动脉瓣狭窄患者预后极差。有症状的主动脉瓣狭窄患者出现心绞痛时若不换瓣,中期生存期为 5 年;出现晕厥时,中期生存期为 3 年;出现呼吸困难时,中期生存期仅为 2 年(图 1-3-1)。**PARTNER**研究显示,对于不适合进行外科手术的重度钙化性主动脉瓣狭窄患者,经保守治疗后 1 年死亡率达50.7%[1]。近来研究显示,对于无症状的重度主动脉瓣狭窄患者,大部分 5 年内会出现症状,年猝死率为 1%[2]。因此,新近研究也支持对无症状的极重度主动脉瓣狭窄患者进行换瓣手术[3]。主动脉瓣狭窄患者若及时行换瓣手术,经年龄校正的 10 年生存率接近正常人群。因此,主动脉瓣狭窄患者病情的评估以及手术的时机甚为重要,本节主要对此进行讨论。

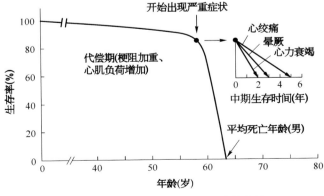

图 1-3-1　主动脉瓣狭窄患者的自然病程

一、严重程度评估

主动脉瓣狭窄的程度可依据主动脉瓣射血速度、主动脉瓣跨瓣平均压及瓣膜面积来划分（表1-3-1），这些数据一般通过心脏超声测量或通过心导管检查来获得[4,5]。超声心动图诊断是通过连续多普勒测量主动脉血流的最大速度，再依据简化的伯努利方程（$\Delta P = 4v^2$）测算出主动脉瓣跨瓣收缩峰值压及平均压。应该使用多个成像切面（心尖四腔和长轴、胸骨旁、胸骨上切迹与剑突下观）以保证测得最大血流速度，并避免与成像角度相关的误差。虽然主动脉瓣面积可以在二维平面上直接测量，但是在左心室流出道使用脉冲多普勒和在瓣叶处使用连续多普勒超声测量后再应用连续性方程法计算更加准确。需要注意的是，在心脏每搏输出量较低的情况下（如心室扩大、左心室射血分数低下或者心室偏小、左心室射血分数正常），该方法是不准确的，算出的主动脉瓣面积要比实际的大，低估了主动脉瓣狭窄的程度。这种情况下应该使用多巴酚丁胺负荷试验［最大剂量20 mg/（kg·min）］。相反地，在心脏每搏输出量较高的情况下（如贫血、甲状腺功能亢进、发热、明显的主动脉瓣反流），该方法也不准确，算出的主动脉瓣面积要比实际的小，高估了主动脉瓣狭窄的程度。主动脉瓣的跨瓣压差也可以通过心导管来测得，此时，需要将一个导管放在左心室，另一个导管放在主动脉根部。对于低心排血量、低压差的主动脉瓣狭窄患者，亦须使用多巴酚丁胺负荷试验来评估主动脉瓣的狭窄程度。

表1-3-1 主动脉瓣狭窄严重程度的划分

项　目	狭　窄　程　度		
	轻　　度	中　　度	重　　度
射血速度（m/s）	2.5~3.0	3.0~4.0	>4.0
平均压（mmHg）	<25	25~40	>40
瓣口面积（cm²）	1.5~2.0	1.0~1.5	<1.0
瓣口面积/体表面积（cm²/m²）	/	/	<0.6

二、干预治疗策略

（一）症状性主动脉瓣狭窄患者的处理

严重主动脉瓣狭窄尚无有效的药物治疗，主动脉瓣狭窄是一种机械性血流梗阻，故需机械方法校正。儿童的先天性主动脉瓣狭窄由于仅为瓣叶融合，故经皮球囊扩张很有效[6]。对于成年人钙化的瓣叶，行球囊扩张仅能暂时改善症状，不能改善生存率[7]。而对于风湿性主动脉瓣狭窄,球囊扩张经验也不足,目前倾向于外科换瓣治疗。因此,对于成年人症状性主动脉瓣狭窄的处理,除了常规地对心内膜炎预防性使用抗生素外,应外科换瓣治疗。如图 1 - 3 - 1 所示,主动脉瓣狭窄患者出现症状后,其生存率急剧下降,因此,这类患者一出现症状,就应该马上手术治疗。

(二) 严重但无症状主动脉瓣狭窄的处理

即使主动脉瓣狭窄病变较重,但患者若无症状,一般不用换瓣预后亦良好。但不幸的是,有 1%~2% 的无症状主动脉瓣狭窄患者会猝死,或很快地表现出症状并进而猝死[8-10]。因此,临床上面临着这样一个问题:是否对无症状重度主动脉瓣狭窄患者行换瓣治疗以避免发生猝死呢?虽然换瓣治疗可以预防患者猝死,但是手术死亡及并发症的危险、术后抗凝等问题可能会抵消手术带来的益处。即使在最好的情况下,手术死亡率也接近 1%,而与瓣膜有关的并发症每年发生率为 1%[5](包括血栓栓塞、抗凝治疗的出血、已换瓣膜的退行性病变、需重复手术以及心内膜炎等)。目前的指南指出,对于左心室射血分数<50% 或者运动试验阳性(运动中出现症状、血压上升<20 mmHg、心电图 ST - T 改变)、极重度主动脉瓣狭窄的患者,外科换瓣手术能获益,这些患者应行换瓣手术(图 1 - 3 - 2)[4]。这里需要指出的是,尽管运动试验在有症状的主动脉瓣狭窄患者中有危险,但在无症状的中至重度主动脉瓣狭窄患者中证明是安全的(即便如此,过程中仍需密切监护)。此外,对于无症状重度主动脉瓣狭窄、疾病可能进展较快(老年、严重钙化性主动脉瓣狭窄、合并冠心病)或者出现症状后手术预期要延迟者(比如怀孕),也可考虑尽早行外科换瓣手术。

(三) 低跨瓣压差、低射血分数的主动脉瓣狭窄患者的治疗

左心室功能不全但主动脉瓣跨瓣压差较大的患者(平均跨瓣压差达 40 mmHg),手术治疗的预后十分理想。即使患者术前已有射血分数下降,一旦狭窄解除,后负荷下降,左心室功能亦可完全或接近恢复正常。而射血分数下降同时跨瓣压差不显著(<30 mmHg)的主动脉瓣狭窄患者,其手术风险高,且手术后 3~4 年只有一半的患者能存活[11,12]。这些患者的预后不良归因于其已严重受损的心肌收缩力和明显增加的后负荷。对于低跨瓣压差、低射血分数的主动脉瓣狭窄患者,可能存在两种情况:一种是患者虽然存在重度主动脉瓣狭窄,但长期狭窄导致心肌收缩力很差,故测得的跨瓣压差很低(真性主动脉瓣狭窄);另一种情况是患者由于其他原因导致心肌收缩力本身就差,且主动脉瓣狭窄不严重,因此测得的跨瓣压差也低(假性主动脉瓣狭窄)。鉴别真性和假性主动脉瓣狭窄的最好方法是使用多巴酚丁胺提高心排血量,用多普勒超声或心导管检查取得新数据来重新计算瓣口面积。在假性主动脉瓣狭窄患者中,心排血量的增加会使新计算出来的瓣口面积增加,常超过 1 cm^2,这组患者行换瓣术不能改善预后。相反,因心排血量增加而致跨瓣压差亦明显增加(>40 mmHg)的患者是真性主动脉瓣狭窄患者,能从换瓣术中获益。此外,跨瓣压差低的主动脉瓣狭窄患者若对正性肌力刺激无反

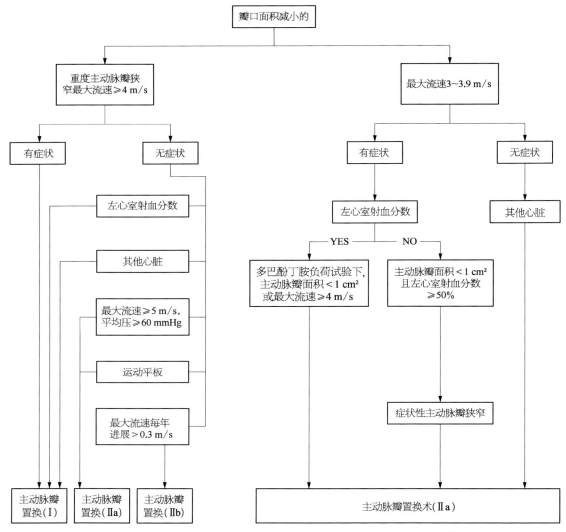

图 1-3-2 2014 年 AHA/ACC 瓣膜指南中重度主动脉瓣狭窄处理策略[4]

应,则其预后差,因为这些患者心肌本身的损害已十分严重,外科手术亦不能使之获益。

(四) 轻至中度主动脉瓣狭窄患者的处理

轻至中度主动脉瓣狭窄患者一般不需外科手术处理,但须密切随访其病情的进展情况。对于中度主动脉瓣狭窄患者,若需行外科心脏搭桥手术或者其他瓣膜手术,可以同期实行主动脉瓣置换术(Ⅱa 类指征)。

(五) 2014 年 AHA/ACC 瓣膜指南中主动脉瓣狭窄外科置换术的指征[4]

Ⅰ类指征:症状性高跨瓣压差重度 AS 者(证据水平:B 级),无症状性重度 AS 者 LVEF<

50%（证据水平：B级），重度AS者同期行其他心脏外科手术（证据水平：B级）。

Ⅱa类指征：外科手术风险较低的无症状极重度AS者（射血速度≥5m/s）（证据水平：B级），运动耐量下降或运动时血压下降的无症状重度AS者（证据水平：B级），左心室射血分数下降及低跨瓣压差的症状性AS者（证据水平：B级），射血分数保留、低跨瓣压差的症状性重度AS者有证据表明瓣膜狭窄是造成症状的原因时（证据水平：C级），中度AS者同期行其他心外科手术（证据水平：C级）。

Ⅱb类指征：无症状重度AS者病情进展迅速而外科手术风险较低时（证据水平：C级）。

（六）外科手术的风险评估

自1960年首次被运用以来，外科主动脉瓣置换术已取得长足的进步。目前外科置入的瓣膜包括机械瓣、生物瓣，以及在某些情况下异体移植瓣和自体移植瓣。每种瓣膜都有其自身的优点和缺点，但目前在一些心脏中心，由于生物瓣膜耐久性提高和不需要抗凝治疗，人们趋向于使用生物组织瓣：① 机械瓣的优点是耐久性较高、使用时间相对较长，缺点是术后需要华法林抗凝。即使使用华法林抗凝，每年约有0.5%严重血栓栓塞以及0.5%大出血的风险。机械瓣主要适合于年轻患者（<40岁）；② 生物瓣的优点是不用抗凝，没有出血及血栓栓塞风险。缺点是耐久性较差，在年轻患者中平均只能使用10~12年，而在老年患者中能使用15~18年。因此，生物瓣适合于年龄较大者，因为这些患者抗凝风险高，且预期生命不长。

美国胸外科医师学会（STS）注册数据显示，目前外科主动脉瓣置换术总体死亡率<3%。患者手术死亡率与患者心脏疾病严重程度及合并症明确相关。围手术期死亡风险可以通过STS评分及欧洲心脏外科手术评分系统来预测。EuroScore评分系统是根据1995年欧洲12个心脏中心14 799例心外科手术（涵盖多种心外科手术，但大部分为冠状动脉搭桥）患者的数据统计分析得出数学模型的，2011年推出的第二版EuroScoreⅡ是EuroScore模式的更新，来源于更现代的数据，更好地反映了现代临床实践心脏手术，在进行冠状动脉旁路移植术（CABG）的特殊人群中显示出其价值，与最初版本相比，EuroScoreⅡ预测死亡的效力更好。而STS评分是根据2002年至2006年美国24个中心的67 292例患者的数据算出数学模型的，可用于预测住院期间或30天的死亡率，以及住院期间并发症的发生率。虽然这两种评分系统被广泛运用于临床，但它们仍存在着一些不足：① 虽然这两种模型在低危患者中运用较为准确，但是在高危患者中尚不够准确。一般来说，STS评分容易低估患者手术风险，而EuroScore则容易高估患者手术风险。② 这两种模型只能预测患者短期的死亡率，不能预测患者长期生存率等。③ 模型未纳入一些可能影响手术风险的因素，如脆弱性体质、主动脉严重弥漫钙化（瓷化主动脉）、肝衰竭。表1-3-2是2014年AHA/ACC《心脏瓣膜病管理指南》中的心脏瓣膜疾病手术风险评估系统，与既往指南不同的是，该评分系统在STS评分基础上增加了3个要素：体弱、手术不能改善的主要器官损害及操作相关障碍，使得手术风险评估更加全面、准

确。笔者认为手术风险评估不能完全依赖于一个简单的评分系统,单纯的数字不会告诉我们一切,我们应该强调个体化的评估和决策,综合考虑手术风险。

表 1-3-2　2014 年 AHA/ACC 指南中心脏瓣膜疾病手术风险评估系统

指　　标	低危(满足所有标准)	中危(符合以下任何一项标准)	高危(符合以下任何一项标准)	禁忌(符合以下任何一项标准)
STS 评分	<4 分	4~8 分	>8 分	预计手术相关死亡或致残风险一年内>50%
身体脆弱性	无	轻度	中重度	
手术不能改善的主要器官损害	无	1 个	2 个	3 个以上
手术操作存在障碍	无	可能有障碍	很可能有障碍	严重障碍

在一些低危的经过挑选的患者中,许多心脏中心手术死亡风险及主要并发症的发生率均低于 1%。外科手术最主要的并发症是脑卒中,发生率约为 1.5%。其他少见的并发症包括肾衰竭、呼吸衰竭以及胃肠道并发症。然而,即使在目前的技术条件下,在高危患者中,实施外科主动脉瓣置换术仍有较高的并发症发生风险及死亡率。最近一项研究总结了 4 个有丰富经验的心脏中心中高危患者主动脉瓣置换术的数据。这些患者平均年龄为 76 岁,STS 平均分为16.3%。并发症发生率分别为:卒中 4.4%、永久起搏器置入 5%、多器官衰竭 4.4%、肺炎 7.5%、透析 8.2%。住院期间的死亡率为 16.4%[13]。许多研究显示,即使目前技术水平不断提高,仍有 30%~40% 的主动脉瓣狭窄患者,因为高龄、左心室功能不全或严重合并症而不能耐受外科手术[14-18]。

(七) 主动脉瓣球囊扩张

尽管主动脉瓣球囊扩张使大多数患者血流动力学状况得到中等程度的改善,症状明显缓解,但因 6 个月内较高的再狭窄率以及较高的手术并发症发生率而降低了其应用价值。研究还显示,与药物保守治疗相比,球囊扩张并不能改善患者的预后[19]。因此,对于适合外科手术的患者,不宜行球囊扩张。而某些患者可以考虑行球囊扩张,2014 年 AHA/ACC《心脏瓣膜病管理指南》中主动脉瓣球囊扩张Ⅱb 类指征为:主动脉瓣球囊扩张术可作为外科手术或 TAVR一个桥接治疗手段(证据水平:B 级)[8]。

参 考 文 献

[1]　Leon MB, Smith CR, Mack M, et al. Transcatheter aortic-valve implantation for aortic stenosis in patients who cannot undergo surgery [J]. N Engl J Med, 2010, 363:1597-1607.

[2]　Pellikka PA, Sarano ME, Nishimura RA, et al. Outcome of 622 Adults With Asymptomatic, Hemodynamically Significant Aortic Stenosis During Prolonged Follow-Up [J]. Circulation, 2005, 111:3290-3295.

[3]　Kang DH, Park SJ, Rim JH, et al. Early surgery versus conventional treatment in asymptomatic very severe aortic stenosis [J].

Circulation, 2010, 121(13): 1502 - 1509.

[4] Nishimura RA, Otto CM, Bonow RO, et al. American College of Cardiology/American Heart Association Task Force on Practice Guidelines.2014 AHA/ACC guideline for the management of patients with valvular heart disease: executive summary: a report of the American College of Cardiology/American Heart Association Task Force on Practice Guidelines [J]. J Am Coll Cardiol, 2014, 63(22): 2438 - 2488.

[5] Holmes DR Jr, Mack MJ, Kaul S, et al. 2012 ACCF/AATS/SCAI/STS expert consensus document on transcatheter aortic valve replacement [J]. J Am Coll Cardiol, 2012, 59: 1200 - 1254.

[6] McCrindle BW. Independent predictors of immediate results of percutaneous balloon aortic valvotomy in children [J]. Am J Cardiol, 1996, 77: 286 - 293.

[7] Otto CM, Mickel MC, Kennedy JW, et al. Three year outcome after balloon aortic valvuloplasty: insights into prognosis of valvular aortic stenosis [J]. Circulation, 1994, 89: 642 - 650.

[8] Pellikka PA, Nishimura RA, Bailey KR, et al. The natural history of adults with asymptomatic, hemodynamically significant aortic stenosis [J]. J Am Coll Cardiol, 1990, 15: 1012 - 1017.

[9] Kelly TA, Rothbart RM, Cooper CM, et al. Comparison of outcome of asymptomatic to symptomatic patients older than 20 years of age with valvular aortic stenosis [J]. Am J Cardiol, 1988, 61: 123 - 130.

[10] Pellikka PA, Nishimura RA, Bailey KR, et al. Natural history of 610 adults with asymptomatic hemodynamically significant aortic stenosis over prolonged follow up (abstract) [J]. J Am Coll Cardiol, 2001, 37(suppl A): 489A.

[11] Thai HM, Gore JM. Prosthetic heart valves [A]. In: Alpert J S, Dalen J E, Tahimtoola SH, eds. Valvular heart disease [C]. 3rd ed. Philadelphia: Lippincott Williams & Wilkins, 2000, 393 - 407.

[12] Connolly HM, Oh J K, Schaff HV, et al. Severe aortic stenosis with low transvalvular gradient and severe left ventricular dysfunction: result of aortic valve replacement in 52 patients [J]. Circulation, 2000, 101: 1940 - 1946.

[13] Thourani VH, Ailawadi G, Szeto WY, et al. Outcomes of surgical aortic valve replacement in high-risk patients: a multiinstitutional study [J]. Ann Thorac Surg, 2011, 91: 49 - 55.

[14] Bach DS, Cimino N, Deeb GM. Unoperated patients with severe aortic stenosis [J]. J Am Coll Cardiol, 2007, 50: 2018 - 2019.

[15] Bach DS, Siao D, Girard SE, et al. Evaluation of patients with severe symptomatic aortic stenosis who do not undergo aortic valve replacement: the potential role of subjectively overestimated operative risk [J]. Circ Cardiovasc Qual Outcomes, 2009, 2: 533 - 539.

[16] Dua A, Dang P, Shaker R, et al. Barriers to surgery in severe aortic stenosis patients with Class I indications for aortic valve replacement [J]. J Heart Valve Dis, 2011, 20: 396 - 400.

[17] Iung B, Baron G, Butchart EG, et al. A prospective survey of patients with valvular heart disease in Europe: the Euro Heart Survey on Valvular Heart Disease [J]. Eur Heart J, 2003, 24: 1231 - 1243.

[18] Iung B, Cachier A, Baron G, et al. Decision-making in elderly patients with severe aortic stenosis: why are so many denied surgery? [J]. Eur Heart J, 2005, 26: 2714 - 2720.

[19] Otto CM, Mickel MC, Kennedy JW, et al. Three-year outcome after balloon aortic valvuloplasty. Insights into prognosis of valvular aortic stenosis [J]. Circulation, 1994, 89: 642 - 650.

第四节·**器械及技术发展**

潘文志 张蔚青 周达新

一、动物实验

1965 年,Hywel Davies 设计了一种降落伞样的瓣膜,并将其安装在导管上,经股动脉送至降主动脉,动物实验显示其对主动脉关闭不全狗有血流动力学益处(图 1 - 4 - 1)[1]。随后有类似的几种瓣膜模型用于主动脉关闭不全的动物实验。这些实验的瓣膜主要针对主动脉关闭不全,虽然显示对实验动物有一定好处,但并非是永久性放置的瓣膜,且并不放置在主动脉瓣处,可造成冠状动脉在舒张期供血不足,这些设备并非真正意义上的 TAVR 瓣膜,最终也未运用于人类。1992 年 Anderson 等[2]首次报道真正意义上的 TAVR 动物实验的成功。研究者把猪的瓣膜缝合在一个不锈钢网状支架上,对 7 只猪模型进行瓣膜置入手术,并均获得成功,但其中 3 只猪模型冠状动脉在置入瓣膜后发生了闭塞。随后有多名学者报道了大量的动物实验研究结果,对置入瓣膜的位置及支架系统进行了改进。Lutter 等将牛的主动脉瓣或者心包膜

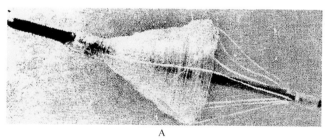

A

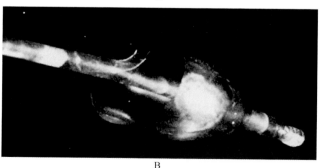

B

图 1 - 4 - 1　最早的装载在导管上的主动脉瓣膜(1965 年)

经允许引自: Davies H. Catheter-mounted valve for temporary relief of aortic insufficiency. Lancet, 1965, 285: 250.

缝合在可自膨胀的镍钛金属支架上,支架长度为 21～28 mm,所有置入的带瓣膜支架均不在自体主动脉瓣上,置入部位包括冠状动脉开口以下的左心室流出道、冠状动脉开口以上的升主动脉以及降主动脉的近端,但造影及心脏超声结果显示,在非主动脉瓣解剖部位置入瓣膜存在明显的局限性[3]。Cribier 等于 2001 年报道了一种可以经导管置入的人工主动脉瓣支架,由球囊膨胀型不锈钢支架和牛心包制成的瓣叶组成,在体外血流动力学测试以及短期的动物实验中均显示良好的血流动力学性能[4]。2002 年 Bonhoeffer 等[5]利用自制的牛带瓣颈静脉支架尝试 TAVR 的可行性,研究中人为造成羊主动脉瓣反流,而后经动脉途径使用球囊导管将人造瓣膜置入到主动脉不同的位置,结果显示短期血流动力学效果良好,且在主动脉瓣位置人造瓣膜置入成功,而且不会对冠状动脉开口和二尖瓣产生影响,这为 TAVR 提供了良好的动物实验基础。

二、临床研究

2002 年 Cribier 等[6]完成了第一例人体 TAVR,书写了经皮介入瓣膜置换治疗的新篇章。该患者是一位先天性二叶主动脉瓣畸形的 57 岁男性,由于存在外科瓣膜置换的禁忌证而采取了 TAVR,将牛心包膜缝合在一个不锈钢支架上制成瓣膜支架(Cribier-Edwards 瓣膜系统),经静脉途径顺行穿刺房间隔在自体的主动脉瓣位置进行瓣膜置换,造影显示置入的瓣膜功能正常,冠状动脉的开口未受影响,经食管超声显示中等程度的瓣周反流,术后随访 9 周发现瓣膜功能良好,瓣周反流无明显的恶化,术后 17 周,因非心脏瓣膜原因死亡。这一病例的成功证明了 TAVR 是安全可行的。Grube 等[7]在 2005 年 12 月首次使用自膨胀型镍钛合金人工瓣膜支架,通过动脉系统逆行路径,对一例患有严重主动脉狭窄的患者进行了 TAVR,即刻和短期的效果很好,症状明显改善。2005 年 11 月 29 日 Edwards Lifescience 公司宣布世界首例微创不停跳外科主动脉瓣置换术获得成功:使用 Cribier-Edwards 瓣膜,在心脏不停跳条件下通过肋间微创切口将固定在支架上的主动脉瓣膜经心尖途径置放在患者的主动脉瓣处。

2010 年关于 TAVR 的随机对照研究 PARTNER－B 证实[8],对于不适合外科手术的严重主动脉瓣狭窄患者,与传统治疗手段相比,TAVR 明显减少了患者全因死亡率,改善了患者症状。2011 年发布的 PARTNER－A 研究结果显示,对于外科手术高危的严重主动脉瓣狭窄患者,TAVR 和外科手术术后 1 年生存率相似,脑卒中+死亡的复合终点也无差异[9]。2016 年美国心脏病学会(ACC)年会公布的 PARTNER 2A 试验结果显示,对于外科手术风险为中危的患者,使用球囊扩张式瓣膜行 TAVR 不劣于外科瓣膜置换术(SAVR)[10]。2017 年 ACC 公布的 SURTAVI 研究结果进一步证实,外科手术中危主动脉瓣狭窄患者使用自膨胀式瓣膜行 TAVR 不劣于 SAVR[11]。

三、介入性主动脉瓣膜系统

TAVR 的技术原理是将缝有人工瓣膜的固定支架压缩并装载到输送系统,然后将其沿着入路(如动脉)送至主动脉瓣处并释放,将病变主动脉瓣挤压到人工瓣膜旁边,而人工主动脉瓣膜固定在主动脉瓣处,替换病变的主动脉瓣。TAVR 技术起初要求自体主动脉瓣有钙化病变,这样可以为置入的瓣膜支架起到支撑和固定作用。无钙化(如反流)患者起初被认为是不能行 TAVR 的,但新型的设计有瓣膜锚定元件,可以帮忙固定瓣膜支架,使得这些患者也可以行 TAVR。

(一) 经典介入性主动脉瓣膜

介入性主动脉瓣膜的经典产品有两种:一种是 Cribier-Edwards 生物瓣;另一种是 CoreValve 生物瓣。前者为球囊扩张式瓣膜的代表,后者为自膨胀式瓣膜的代表。经过不断的发展,目前国际上又出现了许多新型的 TAVR 瓣膜,并且已获得较大规模的临床研究数据的支持。其中,包括第三类别的瓣膜,即机械扩张式瓣膜(Direct Flow、Lotus)。

Cribier-Edwards 瓣膜由美国爱德华公司(Edwards Lifesciences, Irvine, CA, USA)研发和生产,属于球囊扩张式介入瓣膜。最初的 Cribier-Edwards 瓣膜支架材料为医用不锈钢管,人工瓣叶材料为经处理的马心包,3 个瓣叶手工缝制在激光雕刻的管状支架上,周围的密封袖口由纤维织物缝成(图 1-4-2A)。瓣膜通过专用的压缩器压缩于输送系统球囊上,然后被输送到主动脉瓣瓣环处,通过扩张球囊将支架展开、固定。这个瓣膜后来被改进为 Edwards Sapien 介入瓣膜(图 1-4-2B),采用更为耐用的牛心包,密封袖口也变得更高以减少瓣周漏的发生。目前已推出的新一代产品——Edwards Sapien-XT 瓣膜(图 1-4-2C)较之前的瓣膜又有所改进,支架采用钴铬合金为材料,该支架更为坚固,体积更小,压缩性更好,最小可通过 18F 鞘管输送。重新设计的瓣膜可以确保即使关闭压力较低时瓣膜也能关闭,同时耐久性也增

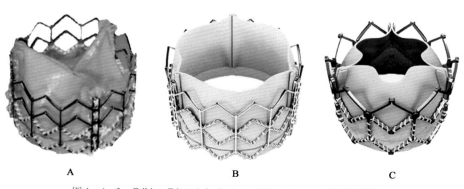

A   **B**   **C**

图 1-4-2 Cribier-Edwards(A)、Sapien(B)、Sapien-XT(C)瓣膜

加。该瓣膜目前有 20 mm、23 mm、26 mm 和 29 mm 等型号。23 mm Edwards Sapien 瓣膜高度为 14.5 mm，而 26 mm Edwards Sapien 瓣膜高度为 16 mm，设计时瓣膜的上 1/3 未覆盖心包组织，以避免堵塞冠状动脉。Edwards 瓣膜因其需要转载在扩张球囊上，而球囊本身要占一定体积，故起初将支架装载在球囊上后，体积较大（Retroflex™ 输送系统，图 1-4-3A）。其后增加了调弯系统，改进为 Retroflex 3 输送系统（图 1-4-3B）。之后的 Novaflex（图 1-4-3C）和 Novaflex plus（图 1-4-3D）系统首先将瓣膜装载在输送外鞘上，等瓣膜到达主动脉根部后，再推送至球囊上，因此体积更小，只有 18F。

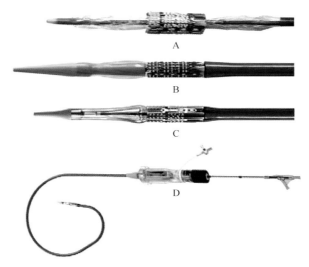

图 1-4-3　Edwards 瓣膜输送系统

A. Retroflex 输送系统与 Cribier-Edwards 瓣膜；B. Retroflex 3 输送系统与 Sapien 瓣膜；
C. Novaflex 输送系统与 Sapien-XT 瓣膜；D. Novaflex plus 输送系统

CoreValve 瓣膜由美国美敦力公司（Medtronic Inc., MN, USA）研发和生产，属于自膨胀式介入瓣膜。支架由镍钛记忆合金制成，人工瓣膜材料为经处理后的猪心包，呈三叶式（图 1-4-4）。

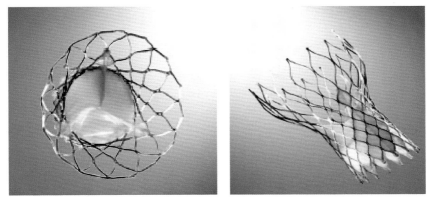

图 1-4-4　CoreValve 瓣膜

该镍钛合金支架在冰盐水下可以变软塑形,在温度较高的条件下(体温下)可变硬而恢复原状。瓣叶阀门和密封袖口由猪心包构成。该瓣膜冷却后压缩到输送鞘管内,然后被送至主动脉瓣处,随着输送外鞘的外撤,瓣膜支架遇到温度较高的血液后自动展开,固定于主动脉瓣瓣环处。该瓣膜由流入道、流出道、功能部三部分组成。各部分的功能作用见图1-4-5。CoreValve瓣膜目前有23 mm、26 mm、29 mm和31 mm等型号,各型号瓣膜的结构和大小见表1-4-1。CoreValve瓣膜网孔成菱形,相邻网孔之间为节点(node)。流入道部相邻节点距离为4 mm,节点在X线下仍可显示,可作为距离测量及瓣膜定位的标志(图1-4-6)。

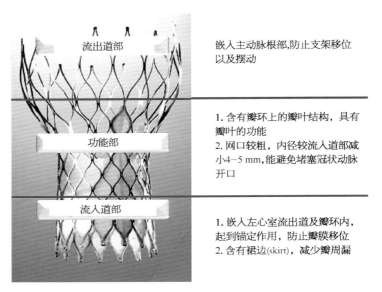

图1-4-5 CoreValve瓣膜的分区及各部分的作用

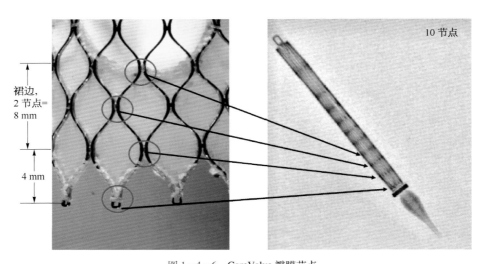

图1-4-6 CoreValve瓣膜节点

流入道部相邻节点之间的距离为4 mm,节点在X线下仍可显示,可作为距离测量的标志

表 1-4-1　各型号 CoreValve 瓣膜的结构和大小

型　　号	流入道内径(mm)	流出道内径(mm)	支架高度(mm)	裙边高度(mm)
23 mm	23	34	45	12
26 mm	26	40	55	12
29 mm	29	43	53	12
31 mm	31	43	52	12

Edwards Sapien 和 CoreValve 两种瓣膜各有优缺点。① CoreValve 瓣膜支架长度更长,延伸到冠状窦以上,加强了支撑力,对同轴性要求低,使支架更不易移位,对于一些非典型的解剖(二叶主动脉瓣、钙化较轻者)可能有优势。② Sapien 瓣膜释放时需要快速起搏,扩张球囊与瓣膜释放是同时的,释放过程迅速,操作步骤较简单;CoreValve 瓣膜需要先在起搏状态下用球囊扩张病变瓣膜,之后旋转把手分阶段释放瓣膜,释放过程较缓慢,操作步骤稍复杂。③ CoreValve 瓣膜支架可通过改进输送系统实现可回收,而 Sapien 瓣膜释放后无法回收。④ CoreValve 瓣膜释放后,瓣膜支架还可持续自行扩张,使得瓣周漏自行减少,而 Sapien 瓣膜无此效应。⑤ CoreValve 瓣膜支架延伸到左心室流出道的部分更长,更易引起房室传导阻滞。置入 Sapien 瓣膜后需要安装永久起搏器的比例一般在 5%~10%,而置入 CoreValve 瓣膜后该比例可达 20%~40%。

综上所述,无论是美敦力公司的 CoreValve 瓣膜,还是爱德华公司的 Sapien 及 Sapien-XT 瓣膜,都存在输送系统尺寸比较大,基本为 18F 或以上;没有防瓣周漏设计,瓣周漏发生概率比较高;不可回收,不可调整位置,一旦放置位置错误或者出现并发症,几乎无逆转可能等问题。鉴于老一代瓣膜存在这些缺点,其临床并发症及围手术期死亡率仍较高,新一代瓣膜在设计时针对以上缺陷进行了不同程度的攻克。

(二) 新一代介入性主动脉瓣膜

新一代介入性主动脉瓣膜主要是指具有防瓣周漏、可回收、输送系统小(<18F)或者自动定位等两个以上特性的瓣膜。主要介绍以下七种瓣膜。

1. Sapien 3 瓣膜

Sapien 3 瓣膜为爱德华公司研发的 Sapien 系列瓣膜的第三个产品(图 1-4-7)。其瓣膜支架含有向外反折的裙边,可以防止瓣周漏。Sapien 3 瓣膜支架一开始并非附着在输送系统近心端的球囊之上,而是附着在球囊的远心端,当输送系统送出引导鞘管后,再把瓣膜支架推到球囊上。这样的设计使得输送系统整体变得更小,缩小到 14F;并在输送系统的可控性上做足文章,使得输送系统的近心端可以调弯,保持更好的同轴性。支架下段的网格形态也进行了改进,使支架在扩张后不会缩短,支架与自体主动脉瓣的相对位置关系不会因支架的缩短而改变,使得定位更为准确。Sapien 3 瓣膜的临床研究结果非常出色。Sapien 3 高危研究入选了

583 例患者,平均 STS 评分为 8.6 分,30 天死亡率为 2.2%[12]。Sapien 3 中危研究入选了 1 076 例患者,STS 评分为 5.3 分,30 天死亡率仅为 1.1%[13]。Sapien 3 瓣膜在防瓣周漏方面同样出色,97.5%的患者无瓣周漏或者仅有轻度的瓣周漏,几乎无严重瓣周漏的发生。由于突入人体流出道部分增加了反折的裙边,置入 Sapien 3 瓣膜后,永久起搏器置入发生率较之前的一代产品有增加趋势。在上述的两项研究中,起搏器置入的发生率分别为 13.3%和 10.1%。

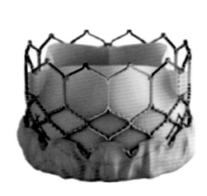

图 1 - 4 - 7　Sapien 3 瓣膜

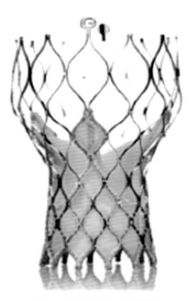

图 1 - 4 - 8　Evolut R 瓣膜

2. Evolut R 瓣膜

Evolut R 瓣膜为美敦力公司 CoreValve 瓣膜的升级版(图 1 - 4 - 8)。其输送系统自身含有内联引导鞘管,外径为 18F,内径相当于 14F,故其输送系统等同于 14F。该瓣膜增强了瓣环处径向支撑力,裙边向下延长以防止瓣周漏。瓣膜支架更短,使得释放后支架同轴性更好。支架形态更偏向直筒状,不易向下移位。更重要的是,输送系统近心端设置了镍钛的套管,在瓣膜支架完全释放之前可以把瓣膜拉回镍钛套管内,实现可回收,从而可以重新调整瓣膜的位置。2016 年经导管心血管治疗(TCT)会议公布的一项注册研究[14]对比了 CoreValve 瓣膜($n=5\,806$)和 Evolut R 瓣膜($n=3\,810$),Evolut R 瓣膜组 30 天死亡率低于 CoreValve 瓣膜组(3.7% vs. 5.7%, $P<0.01$),起搏器置入发生率更低(18.5% vs. 20.1%),中度以上瓣周漏发生率也更低(4.4% vs. 6.2%, $P<0.01$),需要置入 2 个瓣膜的概率也明显降低。Evolut R 瓣膜虽然在瓣周漏、可回收、输送系统型号等方面都做出了较大改进,但起搏器置入发生率仍不低,这是其将来需要改进的方向。

3. Centera 瓣膜

Centera 瓣膜为爱德华公司研发的自膨胀式瓣膜(图 1 - 4 - 9),与美敦力公司生产的自膨胀式瓣膜有较大区别。它的镍钛支架很短,类似于球囊扩张式瓣膜,使用的是牛心包瓣膜。支架的腰部有一条金属线,可以通过收紧此线实现瓣膜的回缩,从而实现可回收。输送系统为14F,电动释放手柄使得释放更加容易,单个术者就可以完成瓣膜释放。CENTERA 研究[15]入选了 203 例患者,STS 评分为 6.1 分,手术成功率为 97.5%,3.5%患者重新回收瓣膜并在调整好位置后再释放。30 天随访时,死亡率仅为 1.0%,起搏器置入发生率仅为 4.9%,致残性卒中发生率为 2.5%,仅有 0.5%患者发生中度瓣周漏,无患者发生重度瓣周漏。笔者认为 Centera 瓣膜设计结合了自膨胀式支架(可回收、瓣环变形性好)以及球囊扩张式支架(短支架、低起搏器置入发生率)的优点,其临床研究结果表现突出,是一款优秀、有前景的瓣膜。

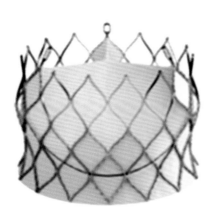

图 1 - 4 - 9　Centera 瓣膜

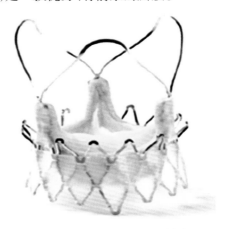

图 1 - 4 - 10　Accurate neo 瓣膜

4. Accurate neo 瓣膜

Accurate neo 瓣膜是经动脉途径置入的自膨胀式瓣膜,其独特的设计在于含有锚定装置,可自动定位(图 1 - 4 - 10)。其瓣膜释放与其他自膨胀式瓣膜的释放不同,一般自膨胀式瓣膜先释放近心端,再释放远心端;而 Accurate neo 瓣膜先释放远心端,露出锚定装置,然后将瓣膜支架推向自体主动脉瓣瓣环处,在自动定位卡住后,再释放远心端的支架。它还含有防瓣周漏的外裙边。远心端的支架网格很大,不干扰瓣膜置入后冠状动脉介入治疗。此外,锚定装置可将支架向管腔中央挤压,使得人工瓣膜不容易堵塞冠状动脉开口。其输送系统相当于 15F,配合使用的是 Solopath 球囊扩张鞘管,使用时打开球囊使鞘管充分扩张变大,输送系统通过后,回抽球囊内的液体使鞘管回缩,可以缩短对血管的持续扩张时间,同时鞘管置入时外轮廓较小,从而降低了对髂股动脉的损伤。SAVI 研究入选 1 000 例患者,手术成功率为 98.7%,30 天死亡率为 1.3%,起搏器置入发生率为 8.2%,2 级及以上的瓣周漏发生率为 4.1%,这些结果相当令人满意[16]。Accurate neo 瓣膜的优势在于自动定位、起搏器置入发生率相对低,更重要的是可以用来治疗主动脉瓣反流(因含有锚定装置)。另外两款瓣膜 JenaValve、Engager 瓣膜也有类似设计。

5. Portico 瓣膜

Portico 瓣膜是波士顿科学公司研发的自膨胀式瓣膜(图1-4-11)。与 Evolut R 瓣膜有较多的相同点,同样可实现可回收、防瓣周漏。远心端的支架网格较大,瓣膜置入后对冠状动脉介入治疗干扰较少。输送系统为18F,柔软性好,可360°打弯,通过性较好。由于环内瓣设计,人工瓣膜缝合在较低的位置,使得人工瓣膜置入后位于自体瓣环水平;而其他瓣膜是环上瓣设计,人工瓣膜缝合在较高的位置,人工瓣膜在自体瓣环之上。Portico TF EU 研究入选222例患者,STS 评分为5.8分,手术成功率为97.3%,33.0%的患者重新调整瓣膜位置后再释放,30天死亡率为3.6%,起搏器置入发生率为13.5%,脑卒中发生率为3.2%,中度瓣周漏发生率为5.7%,无严重瓣周漏发生。Portico 环内瓣设计的初衷是瓣膜支架打开一小部分,人工瓣膜即可工作。但就是这样的设计却给它带来了麻烦。US IDE Trial 研究发现,40%的 Portico 瓣膜有亚临床的瓣膜血栓形成,使得其临床研究一度被美国 FDA 叫停[17]。由于还没有临床数据显示亚临床的瓣膜血栓会增加临床不良预后,故其临床研究才得以继续。

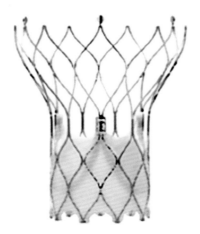

图1-4-11 Portico™ 瓣膜

6. Direct Flow 瓣膜

Direct Flow 瓣膜是机械扩张式瓣膜,2013年1月通过欧洲 CE 认证并上市销售(图1-4-12)。该瓣膜具有可回收、防瓣周漏设计。瓣膜造型为两个中空的聚乙烯环状结构,分别放置于瓣环上和瓣环下,两个环之间有连接柱和覆膜,并缝有三叶式瓣膜。瓣膜在体外可以压缩被送入18F输送鞘管内,进而被送至主动脉瓣瓣环处。在体外通过向连接到环状结构的中空定位导管注射盐水或造影剂,可以使两个环状结构膨胀打开,支撑于瓣环上、下而达到固定目的(图1-4-13)。然后更换中空定位导管里面的盐水或造影剂为快速凝固剂,永久固定瓣膜,最后再释放瓣膜。DISCOVER 注册研究入选375例患者,30天死亡率为3.0%,中度瓣周漏发生率为2.0%,无严重瓣周漏发生,起搏器置入发生率为17%[18]。目前该瓣膜已被国内企业收购,其上市前临床研究将在中国进行。

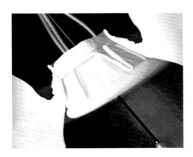

图 1-4-12 Direct Flow 瓣膜

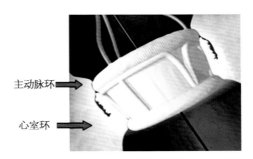

主动脉环
心室环

图 1-4-13 Direct Flow 介入式主动脉瓣膜通过支撑于瓣环上、下而固定

7. Lotus 瓣膜

Lotus 瓣膜是波士顿科学公司研发的产品,2013 年 8 月获得欧洲 CE 认证(图 1-4-14)。它同样具有可回收、防瓣周漏等优点。Lotus 瓣膜工作原理见图 1-4-15。该瓣膜支架亦为镍钛合金构成,该支架在纵向伸长后短轴直径可缩短,从而达到可回收目的。该装置还采用了独特的自适应密封功能,可以减少瓣周反流的发生率;还有双向无损伤定位功能,可帮助精确定位。REPRISE Ⅲ 研究随机对比 Lotus 瓣膜($n=607$)和 CoreValve 瓣膜($n=305$)。Lotus 瓣膜 30 天死亡率与 CoreValve 瓣膜无差异(2.3% vs. 2.5%,$P=0.86$),在脑卒中、出血、血管损伤方面也无差异[19]。Lotus 瓣膜中度以上瓣周漏发生率明显低于 CoreValve 瓣膜(11.8% vs. 2.0%),但起搏器置入发生率较高(29.1% vs. 15.8%,$P<0.01$)。该瓣膜虽然可回收和防瓣周漏,但起搏器置入发生率较高。另外,由于个别产品会提前释出一枚连接该设备与传送系统的插销,一度被召回整改。

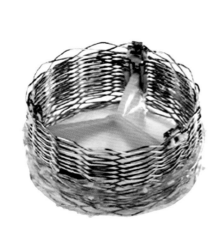

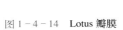

图 1-4-14 Lotus 瓣膜

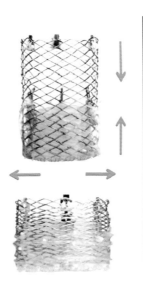

A

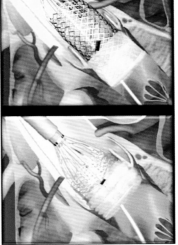

B

图 1-4-15 Lotus 瓣膜的工作原理

A. 体外示意图;B. 体内示意图

新一代介入性主动脉瓣膜的特性见表 1-4-2。目前新一代的瓣膜已做了明显改进,已攻克了瓣周漏及不可回收的问题,输送系统尺寸进一步缩小,有些瓣膜具有自动定位的功能。新一代的瓣膜使得 TAVR 并发症明显下降,手术安全性明显提高,为 TAVR 向外科手术低危患者迈进创造了技术条件。

表 1-4-2　新一代介入性主动脉瓣膜特性总结

特　　性	Sapien3	Evolut R	Centera	Accurate neo	Lotus	Portico	Direct Flow
防瓣周漏	+	+	+	+	+	+	+
可回收或可调整	-	+	+	-	+	+	+
输送系统型号更小	14F	14F	14F	15F	18/20F	18F	18F
自动定位	-	-	-	+	-	-	-
治疗主动脉瓣反流	-	-	-	+	-	-	-

目前进入临床的国产瓣膜包括杭州启明公司的 Venus-A 瓣膜、上海微创公司的 VitaFlow 瓣膜以及苏州杰成公司的 J-Valve 瓣膜(图 1-4-16)。前两者的设计与 CoreValve 瓣膜较为接近或者略有改进。J-Valve 瓣膜的设计原理与 Accurate neo 瓣膜、J-Valve 瓣膜有些类似,均含有锚定装置,经心尖置入,可治疗主动脉瓣反流。Venus-A 瓣膜和 VitaFlow 瓣膜临床研究显示,其结果不劣于 CoreValve 瓣膜。Venus-A 瓣膜和 J-Valve 瓣膜已获得我国国家食品药品监督管理总局(CFDA)批准上市销售。相对于国际上新一代瓣膜,目前我国走上临床的国产瓣膜在

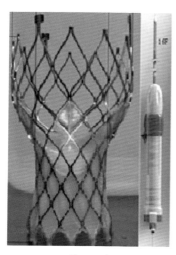
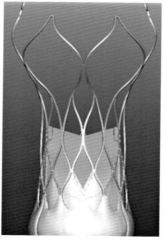
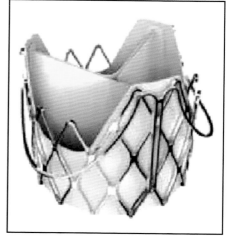

Venus-A　　　　　　　VitaFlow　　　　　　　J-Valve

图 1-4-16　国产瓣膜 Venus-A、VitaFlow、J-Valve

性能上有一定差距,而我国 TAVR 市场前景广阔,研发国产的新一代瓣膜具有很大的必要性。

四、入路途径及输送系统

TAVR 入路途径包括经静脉顺行法、经动脉逆行法及经心尖法(图 1 - 4 - 17)。其中,经动脉逆行法又包括经股动脉、主动脉、锁骨下动脉、颈动脉法。Edwards 瓣膜可经过静脉顺行法、经动脉逆行法及经心尖法置入,而 CoreValve 瓣膜一般只能通过动脉途径置入。

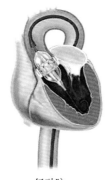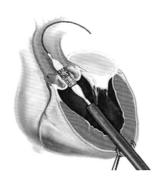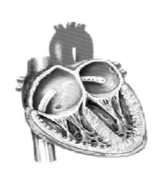

经动脉　　　　　　　　经心尖　　　　　　　经静脉-房间隔
(股动脉、锁骨下动脉)

图 1 - 4 - 17　TAVR 入路途径

1. 经静脉顺行法

起初的瓣膜支架的输送路径是顺行法,即经股静脉途径穿房间隔,通过二尖瓣后过主动脉瓣建立轨道后送入人工瓣膜支架。此法可以容许较大的输送鞘管(24F),成功率较高,但操作复杂、并发症多,随着 2005 年经动脉途径的采用,此方法已基本被抛弃。

2. 经心尖途径

首例经肋间小切口、心尖部穿刺、心脏不停跳置入主动脉瓣膜的手术完成于 2006 年[11]。起初,术者采用的是与经股动脉途径一样的输送系统。目前已研发出专用的经心尖途径输送系统(Ascendra 2 输送系统,图 1 - 4 - 18)。该器械体积更小,更容易排气,可以装载 Sapien - XT 瓣膜,由一位术者即可方便地完成置入术。

3. 经股动脉途径

Grube 等[6]在 2005 年 12 月首次使用自膨胀式镍钛合金人工瓣膜支架,通过动脉系统逆行路径行 TAVR 术。由于经动脉逆行法操作较简单,不需外科医生帮忙即可完成,是目前使用最为广泛的一种技术方法。该法的采用也迅速推动了 TAVR 在全球的发展。

4. 其他途径

经腋下动脉、锁骨下动脉、颈动脉、下腔静脉-主动脉也是可行的入路途径,研究证明其安

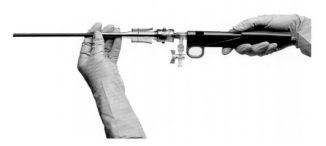

图 1 - 4 - 18　Ascendra 2 输送系统

全性及效果同股动脉途径,但由于操作更复杂,且经验有限,一般只在股动脉入路途径无法采用时选择之[12]。经主动脉途径需要外科医生实施,虽然可以避免损伤外周动脉,但也有造成主动脉损伤、主动脉瘤的风险,目前已很少采用。

五、其他器械

CoreValve 瓣膜需要 18F 引导鞘管(Check-Flo™, Cook Medical Inc., IN, USA)。Edwards 瓣膜需要专用 18F 引导鞘管。球囊扩张还需要专用的球囊,如 Z - MED 球囊(美国 NUMED 公司)。起初,术后动脉穿刺口采用外科医师人工缝合,随着 Prostar™(图 1 - 4 - 19, Abbott Medical Inc., IL, USA)和 ProGlide™ 血管缝合器(图 1 - 4 - 20, Abbott Medical Inc., IL, USA)被采用,内科医师也可以缝合血管穿刺点。

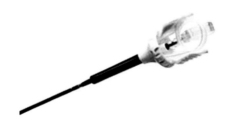

图 1 - 4 - 19　Prostar™ 血管缝合器

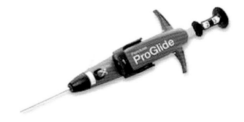

图 1 - 4 - 20　ProGlide™ 血管缝合器

参 考 文 献

[1]　Davies H. Catheter-mounted valve for temporary relief of aortic insufficiency [J]. Lancet, 1965, 285: 250.

[2]　Andersen HR, Krnzdsen LL, Hasenkarn JM. Thansluminal implantation of artificial heart valves: description of a new expandable aortic valve and iniitial results with implantation by catheter technique in closed chest pigs [J]. Eur Heart J, 1992, 13: 704 - 708.

［ 3 ］ Lutter G，Kuklinski D，Berg G，et al. Percutaneous aortic valve replacement：an experimental study［J］. Thorac Cardiovasc Surg J，2002，123：768－776.

［ 4 ］ Cribier，Eltchaninoff H，Borenstein N，et al. Transcatheter implantation of balloon expandable prosthetic heart valves. early results in an animal model［J］. Circulation，2001，104（Suppl Ⅱ）：1552.

［ 5 ］ Bonhoeffer P，Boudjemline Y，Qureshi S A，et al. Percutaneous insertion of the pulmonary valve［J］. J Am Coll Cardiol，2002，39：1664－1669.

［ 6 ］ Crihier A，Eltchanirioff H，Bash A，et al. Percutaneous transcatheter implantation of an aortic valve prosthesis for calcific aortic stenosis：first hunan case description［J］. Circulation，2002，106（24）：3006－3008.

［ 7 ］ Grube E，Laborde JC，Gickmann B，et al. First report on a human percntaneons translnrninal implantation of a self-expanding valve prosthesis for interventional treatment of aortic valve stenosis［J］. Catheter Cardiovasc lnterv，2005，66（4）：465－469.

［ 8 ］ Leon MB，Smith CR，Mack M，et al. Transcatheter aortic-valve implantation for aortic stenosis in patients who cannot undergo surgery［J］. N Engl J Med，2010，363：1597－1607.

［ 9 ］ Smith CR，Leon MB，Mack MJ，et al. Transcatheter versus surgical aortic-valve replacement in high-risk patients［J］. N Engl J Med，2011，364：2187－2198.

［10］ Leon MB，Smith CR，Mack MJ，et al. Partner 2 Investigators. Transcatheter or Surgical Aortic-Valve Replacement in Intermediate-Risk Patients［J］. N Engl J Med，2016，374（17）：1609－1620.

［11］ Reardon MJ，Van Mieghem NM，Popma JJ，et al. Surtavi Investigators. Surgical or Transcatheter Aortic-Valve Replacement in Intermediate-Risk Patients［J］. N Engl J Med，2017，376（14）：1321－1331.

［12］ Kodali S，Thourani VH，White J，et al. Early clinical and echocardiographic outcomes after SAPIEN 3 transcatheter aortic valve replacement in inoperable，high-risk and intermediate-risk patients with aortic stenosis［J］. Eur Heart J，2016，37：2252－2262.

［13］ Thourani VH，Kodali S，Makkar RR，et al. Transcatheter aortic valve replacement versus surgical valve replacement in intermediate-risk patients：a propensity score analysis［J］. Lancet，2016，387：2218－2225.

［14］ Sorajja P，Kodali S，Reardon M，et al. Outcomes in the commercial use of self-expanding prostheses in transcatheter aortic valve replacement：a comparison of the Medtronic CoreValve and Evolut R platforms in the Society of Thoracic Surgeons／American College of Cardiology Transcatheter Valve Therapy Registry. Paper presented at：Transcatheter Cardiovascular Therapeutics（TCT）meeting. October 29－November 2，2016，Washington，DC.

［15］ Reichenspurner H，Schaefer A，Schäfer U，et al. Self-Expanding Transcatheter Aortic Valve System for Symptomatic High-Risk Patients With Severe Aortic Stenosis［J］. J Am Coll Cardiol，2017，70（25）：3127－3136.

［16］ Möllmann H，Hengstenberg C，Hilker M，et al. Real-world experience using the Acurate neo prosthesis：30-day outcomes of 1,000 patients enrolled in the SAVI TF registry［J］. EuroIntervention，2018，13（15）：e1764－e1770.

［17］ Makkar RR，Fontana G，Jilaihawi H，et al. Possible subclinical leaflet hrombosis in bioprosthetic aortic valves［J］. N Engl J Med，2015，373：2015－2024.

［18］ Lefèvre T，Colombo A，Tchétché D，et al. Prospective Multicenter Evaluation of the Direct Flow Medical Transcatheter Aortic Valve System：12-Month Outcomes of the Evaluation of the Direct Flow Medical Percutaneous Aortic Valve 18F System for the Treatment of Patients With Severe Aortic Stenosis（DISCOVER）Study［J］. JACC Cardiovasc Interv，2016，9（1）：68－75.

［19］ Asch FM，Vannan MA，Singh S，et al. Hemodynamic and Echocardiographic Comparison of the Lotus and CoreValve Transcatheter Aortic Valves in Patients With High and Extreme Surgical Risk：An Analysis From the REPRISE III Randomized Controlled Trial［J］. Circulation，2018，137（24）：2557－2567.

第五节 · 术前患者评估及筛选

潘文志 杨雪 张蔚菁

一、适应证及禁忌证

经导管主动脉瓣置换术(TAVR)是心血管介入领域的热门新技术。该技术的发展历程与既往的心脏介入技术不同,既往技术首先是在病情平稳的、可以行外科手术的人群中开展,再逐渐向病情危重、不可以行外科手术的人群拓展,而该项技术首先在外科手术高风险、病情极危重的患者中开展,再逐渐向外科手术风险较低、病情较平稳的人群拓展。

(一) 2017 年 AHA/ACC 指南和 ESC/EACTS 指南

2017 年 AHA/ACC《心脏瓣膜病管理指南》[1]较 2014 年版在 TAVR 的适应证上有明显的更新,对于存在外科手术禁忌的症状性重度主动脉瓣狭窄(AS)患者,指南根据长时间的随机对照(RCT)研究和观察性研究结果,将 TAVR 治疗从Ⅰb类推荐上升为Ⅰa类。另外,症状性重度 AS 且存在中等外科手术风险者为 TAVR 手术的Ⅱa类适应证,而低手术风险者仍是外科手术的Ⅰ类适应证。对于大家关注的存在中等手术风险的症状性重度 AS 患者手术方式的选择,PARTER ⅡA RCT 研究显示,TAVR 组和外科主动脉瓣置换术(SAVR)组在主要终点事件(全因死亡率和致残性脑梗)上无统计学意义的差别(HR 0.89;95% CI 0.73~1.09;$P = 0.25$)。其中,症状性重度 AS 的定义为:活动能力严重降低或存在呼吸困难、心绞痛、晕厥及近似晕厥等症状,钙化的瓣叶,主动脉血流喷射速度>4.0 m/s 或主动脉瓣口面积<1.0 cm²或主动脉瓣面积指数<0.6 cm²/m²或平均压力梯度>40 mmHg。在左心室收缩功能不全的情况下,重度 AS 定义为:瓣叶钙化,收缩期活动降低,多巴酚丁胺负荷超声心动图显示主动脉血流速度>4.0 m/s 且瓣口面积<1.0 cm²。

2017 年 ESC/EACTS 指南[2]:症状性重度 AS 者需手术干预,而 TAVR 和外科手术治疗的选择则需要心脏团队根据患者的个体情况、手术风险和获益,综合权衡后做出决定。偏向 TAVR 的因素包括:STS 评分或 EuroScore Ⅱ评分≥4 分、年龄≥75 岁、既往心脏外科手术史、虚弱、影响外科手术康复的合并症、股动脉入路良好、胸部放疗后、瓷化主动脉、冠状动脉搭桥术后、胸廓畸形、可能会出现人工瓣膜-患者不匹配。而偏向于 SAVR 的因素包括:STS 评分或 EuroScore Ⅱ评分<4 分、年龄<75 岁、怀疑心内膜炎、血管入路不良、冠状动脉高度不足、瓣环过大或过小、瓣叶形态不好、主动脉过宽、主动脉或心室血栓、存在其他需要外科手术纠正的

合并症。

综合两版指南的意见,TAVR 的 I a 类适应证为外科手术禁忌、预期寿命超过 1 年、症状性钙化性重度 AS。II a 类适应证为外科手术中至高危、预期寿命超过 1 年、症状性钙化性重度 AS。外科手术禁忌是指预期术后 30 天内发生死亡或不可逆合并症的风险>50%,或存在手术禁忌的合并症,外科手术中至高危患者主要是指 STS 评分≥4 分的患者。

(二) 中国专家共识

我国因不同地域医疗发展水平不同等原因造成对于外科手术高危、禁忌的认识与国外有别。根据 2015 年 TAVR 中国专家共识[3],对于外科手术高危与禁忌患者,建议由两位或两位以上心胸外科医师评估认定,STS 评分作为参考。

TAVR 的绝对适应证如下。① 老年重度主动脉瓣钙化性狭窄:超声心动图示跨主动脉瓣血流速度≥4.0 m/s,或跨主动脉瓣压力差≥40 mmHg,或主动脉瓣口面积<0.8 cm^2,或有效主动脉瓣口面积指数<0.5 cm^2/m^2。② 患者有心悸、胸闷、晕厥症状,并且认为该症状为 AS 所致,NYHA 心功能分级为 2 级以上。③ 外科手术高危或禁忌。④ 解剖上适合 TAVR。⑤ 三叶主动脉瓣。⑥ 纠正 AS 后的预期寿命超过 1 年。同时符合以上所有条件者为 TAVR 的绝对适应证。外科术后人工生物瓣退化也是 TAVR 的绝对适应证。解剖合适定义为:主动脉瓣瓣环大小、瓣膜平面到冠状动脉开口高度及主动脉根部解剖均适合于放置主动脉介入瓣膜,有足够的实施 TAVR 所需的血管通路(髂股动脉、锁骨下动脉、腋动脉)或适于心尖入路。

TAVR 的相对适应证为二叶主动脉瓣伴重度钙化性狭窄、外科手术禁忌、存在 AS 相关性症状、预期寿命超过 1 年、解剖上适合 TAVR,可在有经验的中心尝试 TAVR。目前,国内外有经验的中心正在尝试对二叶主动脉瓣钙化性狭窄进行 TAVR,已取得初步经验,但尚无大规模临床试验支持。外科手术高危、禁忌的单纯性 AR 未来可能是 TAVR 的适应证,国内外有部分中心使用自膨胀式瓣膜尝试对该类患者进行 TAVR 治疗,尚缺少临床证据。使用国产 J-Valve 瓣膜对主动脉瓣反流患者进行治疗已被证实安全有效[4]。

TAVR 的禁忌证为:左心室内血栓、左心室流出道梗阻、30 天内心肌梗死、左心室射血分数<20%、严重右心功能不全、主动脉根部解剖形态不适合 TAVR。

二、术前临床因素评估

目前,TAVR 手术的适应人群主要为外科手术禁忌或者高危的重度 CAS 患者。患者术前行临床因素评估包括:① 是否需要瓣膜置换术(主动脉瓣狭窄瓣膜置换的指征参考本章第三节);② 是否为外科手术禁忌或高危 TAVR;③ 有无 TAVR 手术禁忌证。目前,是否为外科手术禁忌或高危为术前临床因素评估的重点。外科手术风险可用 EuroScore 和 STS 评分(参考本章第三节)来评估,一般认为,STS 评分>12 分或>8 分可认为外科手术禁忌或高危,STS 评分 4~8 分为外科手术中危。在临床实践中,判断一个患者是外科手术禁忌还是高危有一定难度,不同的中心、不同的医生有不同的标准。表 1-5-1 列出了在手术风险方面可以初步判断为适合 TAVR 手术的临床情况,可作为参考。

表 1-5-1　根据手术风险可初步判断为适合 TAVR 手术的临床情况

年龄>75 岁

年龄>65 岁,且合并以下一项因素:

　　肝硬化(Child A 级或 B 级)

　　肺功能衰竭:FEV1<1 L

　　既往心脏手术史

　　肺动脉高压(肺动脉收缩脉压>60 mmHg)

　　反复心包积液

　　右心室衰竭

　　不利的胸部解剖结构(放疗后、烧伤后)

　　严重结缔组织病

　　恶病质

三、术前形态学(影像学)评估手段

形态学(影像学)评估是 TAVR 术前患者评估及筛选的重点。TAVR 术前需要评估患者主动脉瓣瓣环、升主动脉及外周动脉解剖情况,以判断患者是否适合 TAVR 及选择哪种型号的瓣膜。目前主要的影像学手段包括多排螺旋计算机断层显像(multislice computed tomography,MSCT)、二维或三维经胸超声心动图(TTE)、经食管超声心动图(TEE)、主动脉造影(CA)、心脏磁共振(CMR)、C 形臂 CT 等。需要补充的是,术前还应该评估冠状动脉病变的情况,有严重冠状动脉狭窄的患者可在 TAVR 术前或者同期行经皮冠状动脉介入术(PCI)。其中,MSCT 和超声为 TAVR 影像学评估最主要的手段。

(一) CT 评价

由于无法如开放手术般直视主动脉瓣,TAVR 术前对主动脉瓣瓣环的评价完全依靠于影像学检查,目前 MSCT 是最主要的评价手段,其对 TAVR 最佳入路(经股动脉、经心尖、经锁骨下动脉、经颈动脉等)的选择也具有重要价值。此外,MSCT 对评价主动脉瓣钙化程度以预测 TAVR 术后并发症可能也有潜在的价值,MSCT 尚可提前确定 TAVR 术中主动脉造影投照角度,有利于减少辐射剂量及对比剂用量。MSCT 图像的解读人员需要熟悉 TAVR 整个操作流程及潜在并发症,因此,最好由放射科医师与 TAVR 操作医师共同完成,放射科医师应具备 5 年以上心脏大血管疾病诊断经验,并熟练掌握 MSCT 三维重建技术,TAVR 介入手术室如具备可供 MSCT 阅片甚至可处理 MSCT 图像及 MSCT/主动脉造影图像融合的设备则更为理想[5]。

1. TAVR 术前 MSCT 图像的获取

TAVR 术前的 MSCT 评价对象需包括升主动脉、主动脉弓、降主动脉、髂动脉及股动脉,因此扫描范围需常规覆盖相应血管,对于可能需要经锁骨下动脉或颈动脉入路的患者,则需扩大相应扫描范围。对于主动脉瓣狭窄的患者,β 受体阻滞剂及硝酸盐类药物应避免使用,以防检查时发生血流动力学并发症。检查全程患者取平卧仰卧位,不同的 MSCT 机器因机型不同,采集数据方式也有所差异,但获得图像的最小层厚及层间距不得超过 1 mm。主动脉瓣瓣环形态在整个心动周期中呈动态变化,而收缩期尺寸较舒张期略大[6],因此主动脉根部图像采集时相应选择收缩期(R－R 间期 30%～45%),原则上 MSCT 并非是评价主动脉瓣病变严重程度的主要检查方法,而主要用于测量瓣环的尺寸,因此并不需要采集全部心动周期时相,这样可有效降低 MSCT 辐射剂量,但如需同时评价冠状动脉病变情况,心动周期的时相采集则需扩大至 R－R 间期 30%～80%。

2. 主动脉瓣瓣环评价

TAVR 的人工瓣膜选择完全依赖于术前对主动脉瓣瓣环尺寸的精确测量,如果人工瓣膜过小,可能会发生血栓,瓣周漏的发生率也较高,而如果人工瓣膜过大,则可能引起主动脉破裂,其后果往往是致命的[7-9]。主动脉根部的形态近似锥形,主动脉瓣瓣环实际为主动脉瓣瓣叶的最低点构成的环形结构[10],其形态并非圆形,而呈卵圆形,置入人工瓣环后,其形态将更接近圆形,而二维心脏超声(无论是经胸还是经食管)所测得的直径都更接近于瓣环的短径,而 MSCT 三维重建图像可以较精确地显示主动脉瓣瓣环的结构[11-13]。MSCT 对主动脉瓣瓣环的精确测量主要取决于瓣环平面的确定(图 1－5－1),目前主要采用 3 种测量方法以计算得出主动脉瓣瓣环直径(图 1－5－2):① 测量卵圆形瓣环的长径与短径,取两者的平均值;② 由瓣环边缘描记获得周长的数值,通过公式计算直径,直径＝周长/π;③ 由瓣环边缘描记获得面积的数值,通过公式计算直径,直径＝$2\sqrt{面积/\pi}$。实际上,由于主动脉瓣瓣环的结构较为复杂,形态随心动周期而发生变化,选取不同时相测量所得到的数值不尽相同,长短径与面积受此影响较为显著,而瓣环的周长变化相对较小[14-16],因此,这三种测量方法中,周长法得出的瓣环直径可能是最为稳定可靠的。自膨胀式瓣膜可变形贴合瓣环,故其尺寸的选择多以周长为参考;而球囊扩张式瓣膜,靠爆发力将瓣环撑开撑圆,故其尺寸的选择以面积为参考。根据 MSCT 测得的主动脉瓣瓣环直径再增加 10%～20% 即可得出人工瓣膜尺寸,临床上实际采用人工瓣膜的型号应以厂家推荐的范围为准。

3. 主动脉根部的评价

除主动脉瓣瓣环的尺寸以外,主动脉根部的其他结构也对 TAVR 的具体操作有较大影响,主要包括:冠状动脉开口至主动脉瓣瓣环的距离、主动脉瓣瓣叶长度、主动脉窦部高度及

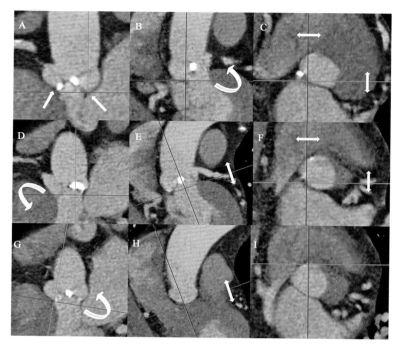

图 1-5-1 主动脉瓣瓣环平面的确定

CT 图像导入处理工作站后会自动生成 3 个互相垂直的平面,2D 多平面重建图像上分别由红线、蓝线及绿线代表,红线所代表的平面即为目标主动脉瓣瓣环平面。单箭头示两主动脉瓣瓣叶附着(A),调整平面时需选取其中一瓣叶最低点为旋转中心,以旋转红线为主,而在红线平面上平移蓝线或绿线寻找相应层面瓣叶的最低点(B~H),直到三瓣叶最低点都落在红线平面上,即为主动脉瓣瓣环平面(I)

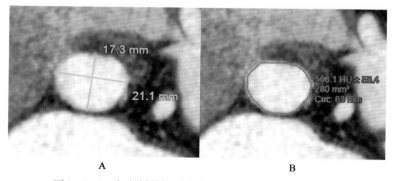

图 1-5-2 主动脉瓣瓣环的长短径(A)、周长及面积(B)测量

宽度、窦管交界处升主动脉管径及瓣环上方 40 mm 处升主动脉管径等。MSCT 由于具备良好的空间分辨率,可通过三维重建图像予以准确测量(图 1-5-3、图 1-5-4)。若患者的主动脉窦部较浅,主动脉瓣瓣叶较长,而冠状动脉开口较低,则 TAVR 术后可能由于自体瓣膜的上翻而发生冠状动脉阻塞,不同厂家的人工瓣膜对冠状动脉开口至瓣环的最短距离要求有所差异,但一般认为该距离不应小于 10 mm。此外,主动脉瓣瓣叶的钙化程度也与冠状动脉阻塞有关,弥漫严重的钙化较无或少量钙化更易发生冠状动脉阻塞[17,18]。由于 TAVR 的人工瓣膜多

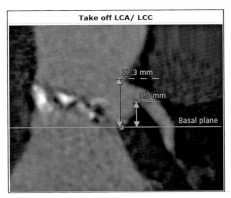

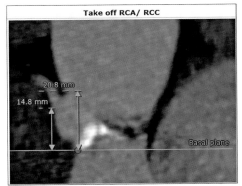
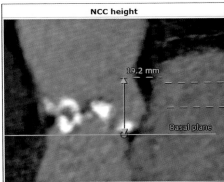

图 1 - 5 - 3　MSCT 测量主动脉窦高度及左右冠状动脉高度

LCA,左冠状动脉;RCA,右冠状动脉;LCC,左冠瓣;RCC,有冠瓣;NCC,无冠瓣

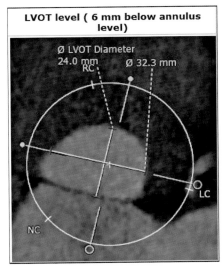
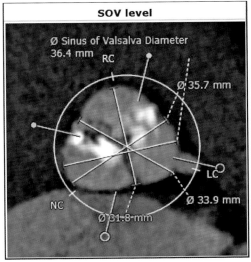

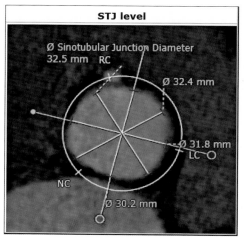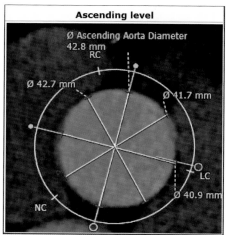

图 1-5-4　MSCT 测量左心室流出道（LVOT）内径、主动脉窦（SOV）宽度、
窦管交界（STJ）内径、升主动脉内径（ascending level）

为自膨胀式瓣膜，各厂家对主动脉窦宽及窦高根据相应瓣膜的型号要求不同，需要 MSCT 准确测量以明确该患者是否适合行 TAVR，而升主动脉的管径多以瓣环上方 40 mm 处为标准。主动脉瓣瓣环和人体横断面的夹角（瓣环夹角）也是个重要参考指标（图 1-5-5），该夹角过大（>60°），心脏处于横位，使得输送系统不易和主动脉瓣瓣环垂直，导致瓣膜释放后的不同轴现象，增加手术难度和风险。

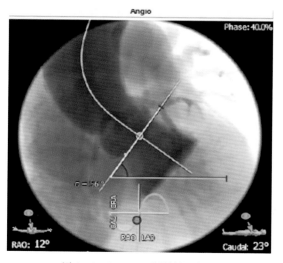

图 1-5-5　MSCT 测量瓣环夹角

4. 主动脉瓣的形态及钙化

与传统外科手术不同，TAVR 并不剪除病变的自体主动脉瓣，自体瓣膜的严重钙化可能导致瓣环破裂、主动脉夹层、人工瓣膜移位、冠状动脉阻塞、术后发生瓣周漏等不良事件。因此，

TAVR 术前对主动脉瓣钙化程度进行评价极为重要。主动脉瓣狭窄的患者瓣叶相对固定，MSCT 可以良好显示瓣膜钙化的位置、形态及程度，并进行定量测量（图 1-5-6）。Agatston 评分系统可以计算得到主动脉瓣膜钙化的体积与质量，总体钙化量的测定可能不如具体分段测定钙化量有意义，尤其是在预测术后瓣周漏发生时，主动脉瓣膜或瓣叶局部明显突出的钙化较均匀弥漫的钙化更易发生 TAVR 不良事件[19-21]。有学者提出引入主动脉瓣钙化结节积分予以评价其钙化负荷并独立预测 TAVR 术后瓣周漏的发生率[22]，但目前国内外尚无统一的量化标准来衡量瓣膜的钙化严重度，而大多依赖 TAVR 医师的经验来判断。评价主动脉瓣的形态，尤其是对二叶主动脉瓣的诊断主要依靠超声心动图，但当主动脉瓣瓣叶存在严重钙化时，二维超声心动图可能受钙化干扰无法判断瓣叶的结构，MSCT 则可通过三维重建获取主动脉瓣区的短轴横断位图像，较好显示瓣叶的不对称形态，以明确二叶主动脉瓣的诊断，并可同时评估主动脉窦部的大小及对称性[23]。

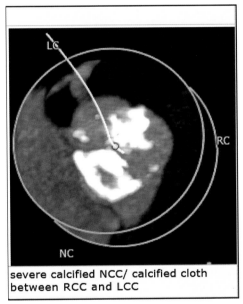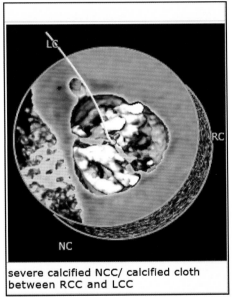

图 1-5-6　MSCT 显示瓣膜钙化的程度及空间分布

5. 外周血管入路的 MSCT 评价

目前经髂股动脉为 TAVR 主要的入路途径，其解剖要求为：18F 鞘管一般要求入路血管有效内径≥6 mm，无夹层，无严重扭曲，预计输送鞘管可通过。而无论是经髂股动脉、锁骨下动脉还是颈动脉，MSCT 均可通过容积再现（volume rendering，VR）、最大密度投影（maximum intensity projection，MIP）、多平面重建（multiple planar reformat，MPR）及曲面重建（curved planar reformat，CPR）等三维重建技术综合分析，精确测量相关入路血管的开放管腔内径（图 1-5-7），评价管壁钙化的形态及负荷、粥样硬化的程度、血管扭曲度，并可协助排除高

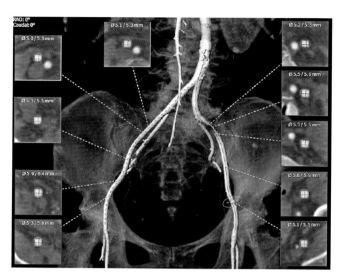

图 1-5-7　MSCT 测量左右髂动脉、股动脉内径

危因素如夹层或壁内血肿的存在,测量时应主要以垂直于入路血管长轴的横断面评价其血管条件[24]。MSCT 对入路血管的钙化评价尤为重要,对于处于临界有效内径的血管,沿管壁环形或者马蹄形分布的钙化会极大限制血管的弹性,将增加发生夹层或穿孔等并发症的危险。目前血管的扭曲度缺乏统一的测量标准,而更多地依赖术者的经验判断,但可以肯定的是,对于临界有效内径、钙化斑块负荷较重的血管,若走行较扭曲,则发生血管并发症的概率将更高。

6. 主动脉、左心室及胸壁的 MSCT 评价

　　MSCT 对主动脉全程进行评价已成为 TAVR 术前评估的常规检查,与外周血管类似,需明确主动脉的粥样硬化程度、钙化斑块负荷、血管扭曲度、有无夹层、壁内血肿或明显突出的血栓、确定输送装置可顺利通过主动脉管腔及瓣环。对于经升主动脉入路的 TAVR,升主动脉与前胸壁的相对位置关系具有较重要的意义,MSCT 可通过多平面重建测量升主动脉管壁至前胸壁的距离,以利于体表穿刺点的选择。如升主动脉钙化严重即瓷化升主动脉,则易发生血管穿刺困难,需改用其他入路途径。对于冠状动脉搭桥术后的患者,明确各桥血管的数量、位置及术区可能的胸壁粘连也较为重要,为术中发生急性并发症时中转开胸做好预案[28]。左心室如果存在附壁血栓可因血栓脱落造成栓塞类并发症,无论是经心尖入路还是经髂股动脉入路都可能发生,因此需要 TAVR 术前即予明确[27]。对于拟行心尖入路的 TAVR,需明确心尖部与前胸壁的相对位置关系,左心室流出道与瓣环到心尖部的连线夹角也较为重要,MSCT 可通过容积再现及多平面重建技术予以测量,并协助确定心尖部在患者体表的投影点以利于术者选择小切口位置,尤其是对胸廓畸形患者进行 TAVR 预案准备有重要意义。

7. MSCT 协助确定主动脉根部造影投照角度

TAVR 术中主动脉根部造影获得的为 2D 平面图像,该平面与主动脉瓣瓣环平面必须呈垂直关系,理论上随着 C 臂旋转投照角度的变换可以得到无数个这样的图像,但对于 TAVR 操作者而言,理想的图像应为三个冠状窦显示无重叠、右冠窦居中、左冠窦及无冠窦分居两侧,具体投照角度可根据术者的操作站位习惯而做微调。MSCT 可提供主动脉根部的 3D 重建图像,通过容积再现、最大密度投影、多平面重建技术综合应用可得到相应的投照平面,提前预测确定主动脉造影 C 臂的投照角度,术中术者一次即可完成主动脉造影,有利于节省 TAVR 操作时间,减少主动脉造影对比剂的用量并降低辐射剂量[25,26]。目前已经有多款自动生成最佳投照角度的软件被应用于 TAVR,也可经由手动获取相应的投照角度,几乎所有的 MSCT 三维后处理软件均可做到在确定了主动脉瓣瓣环平面后,可同时生成均垂直于主动脉瓣瓣环平面且互相垂直的多平面重建图像,均标有相对应的 C 臂投照角度(图 1 - 5 - 8)。需要注意的是,主动脉造影与 MSCT 获得的图像良好一致性是建立在患者姿势相同的基础上的,一般为仰卧

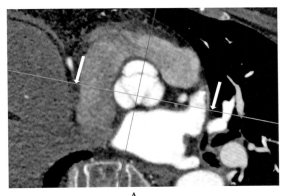

A

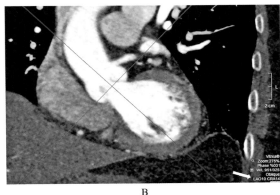

B

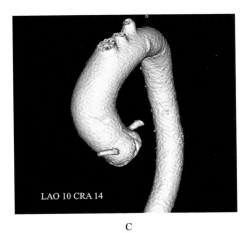

C

图 1 - 5 - 8　选取与主动脉瓣瓣环平面平行且三个冠状窦均良好显示的平面,右冠窦居中,左冠窦及无冠窦分居两侧(A),绿线代表的平面即所需的主动脉造影投照平面(B),并标有投照角度(箭头),MSCT 也可更直观显示相应 3D - VR 图像(C)

平卧位,如两次造影时患者姿势不同,则需要手动校正计算相应的 C 臂投照角度。

随访:MSCT 可通过多种重建方式综合评价 TAVR 术后人工瓣膜的形态、扩张度及位置,容积再现技术、最大密度投影完整显示支架位置及形态,多平面重建 2D 短轴位连续层面显示支架的扩张度,长轴位及斜冠状位显示人工瓣环置入深度及其与冠状动脉的关系[23]。

(二) 超声心动图(心脏超声)

TAVR 开展初期,研究者们均使用经食管超声心动图(TEE)进行测量,随着经验的积累,使用经胸超声心动图(TTE)亦能取得满意效果,但对于 TTE 成像质量较差的患者,还是需要采用 TEE。心脏超声的实施要求全面测量心脏的结构、功能以及主动脉根部(特别是主动脉瓣)的解剖数据。需要观察的 TTE 切面有胸骨旁长轴切面,胸骨旁短轴切面,心尖三、四、五腔切面,剑下切面,包括二维超声、连续多普勒以及脉冲多普勒,每个数据测量至少涵盖 3 个以上心动周期。

心脏超声首先需要测量一些常规数据,包括各腔室大小、左心室射血分数(LVEF)、各瓣膜的情况、有无合并其余心脏病,以及心脏内血栓、赘生物,需要注意患者有无室间隔肥厚、左心室流出道梗阻及二尖瓣重度反流,有重度室间隔肥厚(>18 mm)、左心室流出道梗阻者不适合行 TAVR 手术。其次是测量主动脉的跨瓣压差,评估主动脉狭窄的程度。最后,也是最重要的,就是测量主动脉根部解剖数据,包括左心室流出道内径、主动脉瓣瓣环内径、主动脉窦宽及窦高、升主动脉内径,这些数据一般在左心室长轴切面测得。需要注意的是,需要在胸骨旁短轴切面观察主动脉瓣的叶数及瓣环形状。如果采用 TEE 测量,图像则会更为清楚,同样是在长轴切面测得主动脉根部相关数据。关于 TAVR 超声评估具体见第七章第一节。

(三) 动脉造影评估

动脉造影包括升主动脉根部造影,左锁骨下动脉、双髂动脉、双股动脉造影以及冠状动脉造影。升主动脉根部造影时应该调整 DSA 角度,以使 3 个窦下方在同一平面时为最佳(图 1-5-9)。在此切面,才能准确地测量升主动脉内径、窦管交界内径、主动脉窦宽度及高度(图 1-5-10)。动脉造影可以测量左锁骨下动脉、双髂动脉、双股动脉内径。主动脉造影在测量主动脉瓣瓣环内径方面准确性不高,故一般很少使用。最后,冠状动脉造影可以比MSCT 更准确地评估患者冠状动脉病变的情况。

四、CoreValve 瓣膜的术前影像学评估

CoreValve 瓣膜使用最为广泛的是 26 mm、29 mm 两种型号(23 mm、31 mm 瓣膜刚上市)。其中,26 mm 瓣膜要求主动脉瓣瓣环内径为 20～23 mm,主动脉窦宽 ≥27 mm,主动脉窦高 ≥

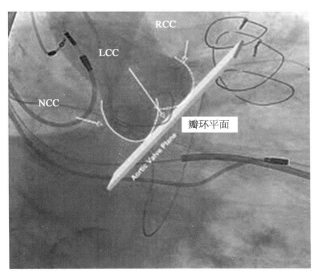

图 1-5-9 主动脉根部造影的最佳 DSA 角度(3 个主动脉窦底在同一个平面上,此平面为瓣环平面)

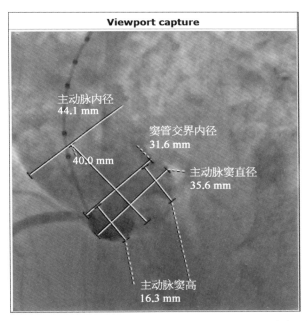

图 1-5-10 主动脉根部造影测量升主动脉内径、窦管交界内径、主动脉窦高及主动脉窦直径

15 mm,升主动脉宽度≤40 mm。而 29 mm 瓣膜要求主动脉瓣瓣环内径为 24~27 mm,主动脉窦宽≥29 mm,主动脉窦高≥15 mm,升主动脉宽度≤43 mm(图 1-5-11,表 1-5-2)。另两种型号解剖学上的要求见表 1-5-2。然而,目前经验显示,瓣膜主要是靠自体瓣膜的径向力来固定,故对升主动脉内径的要求较低。除了考虑主动脉根部解剖外(左心室流出道内径、主动脉瓣瓣环内径、主动脉窦宽及窦高、升主动脉内径),还需了解主动脉弓,胸、腹主动脉,髂动脉、股动脉或锁骨下动脉、腋动脉的情况。如采用 18F 输送鞘管,要求入路血管内径至少在 6 mm 以上。

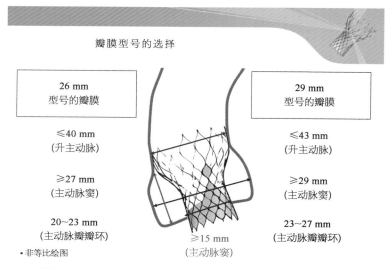

瓣膜型号的选择

| 26 mm 型号的瓣膜 | | 29 mm 型号的瓣膜 |

≤40 mm（升主动脉）

≥27 mm（主动脉窦）

20~23 mm（主动脉瓣瓣环）

≤43 mm（升主动脉）

≥29 mm（主动脉窦）

23~27 mm（主动脉瓣瓣环）

≥15 mm（主动脉窦）

·非等比绘图

图 1-5-11　26 mm、29 mm CoreValve 瓣膜主动脉根部解剖的要求

表 1-5-2　Medtronic CoreValve 瓣膜系统理想解剖适用标准

解剖学要求	23 mm	26 mm	29 mm	31 mm
瓣环直径（mm）	18~20	20~23	23~27	26~29
瓣环周长（mm）	56.5~62.8	62.8~72.3	72.3~84.8	81.7~91.1
瓣环面积（mm²）	254.5~314.2	314.2~415.5	415.5~572.6	530.9~660.5
升主动脉直径（mm）	≤34 mm（瓣环上 30 mm）	≤40 mm（瓣环上 40 mm）	≤43 mm（瓣环上 40 mm）	≤43 mm（瓣环上 40 mm）
主动脉窦直径（mm）	≥25 mm	≥27 mm	≥29 mm	≥29 mm
主动脉窦高度（mm）	≥15 mm	≥15 mm	≥15 mm	≥15 mm
入路血管内径	≥6 mm			

五、Sapien 瓣膜的术前影像学评估

目前推出的最新一代的 Sapien 瓣膜有 20 mm、23 mm、26 mm 和 29 mm 等型号。最常用也是最早使用的是 23 mm 和 26 mm 瓣膜。对于瓣环直径在 18~21 mm 者，使用 23 mm 瓣膜，而瓣环直径在 22~24 mm 者，可使用 26 mm 瓣膜。因此，Sapien 瓣膜术前影像学评估主要包括主动脉瓣瓣环内径、冠状动脉高度以及入路血管内径。评估手段包括心脏超声、血管造影、MSCT、血管内超声（IVUS）等，具体要求及方法大体与 CoreValve 瓣膜相同，但仍有两个不同点：① 由于其支架较短，未延伸至冠状动脉窦以上，故对升主动脉内径无要求。② Sapien 瓣膜术前影像学评估时，需要重点测量左、右冠状动脉的高度，以指导术中瓣膜的定位。相较于

CoreValve 瓣膜，Sapien 瓣膜堵塞冠状动脉的可能性更大。由于左冠状动脉较右冠状动脉低，故左冠状动脉堵塞的可能性更大。冠状动脉高度的个体变异度较大，与身高相关。通过 MSCT 测量，左冠状动脉的高度为 14.4 mm±2.9 mm，右冠状动脉的高度为 17.2 mm±3.3 mm。23 mm Edwards Sapien 瓣膜高度为 14.5 mm，而 26 mm Edwards Sapien 瓣膜高度为 16 mm，设计时瓣膜的上 1/3 未覆盖心包组织，以避免堵塞冠状动脉。③ CoreValve 瓣膜瓣环的测量是测量瓣环的周长，根据瓣环的周长来选择人工瓣膜型号。Sapien 瓣膜是测量瓣环的面积，根据瓣环的面积来选择人工瓣膜的型号。使用 Sapien 瓣膜除了需术前测量左、右冠状动脉高度外，术中还应该行主动脉根部造影，以判断有无冠状动脉堵塞。使用 Sapien 瓣膜也需要测量入路血管的内径。目前采用 18F 输送鞘管，故要求入路血管内径在 6 mm 以上。如果采用 14F 鞘管，则需要入路血管内径在 4.6 mm 以上。与 CoreValve 瓣膜不同，如果入路血管内径不满意，置入 Sapien 瓣膜可以采取经心尖途径。

参 考 文 献

[1] Nishimura RA, Otto CM, Bonow RO, et al. 2017 AHA/ACC Focused Update of the 2014 AHA/ACC Guideline for the Management of Patients With Valvular Heart Disease: a report of the American College of Cardiology/American Heart Association Task Force on Clinical Practice Guidelines [J]. J Am Coll Cardiol, 2017, 70(2): 252 - 289.

[2] Baumgartner H, Falk V, Jeroen J, et al. Guidelines on the management of valvular heart disease (version 2017): The Task Force for the Management of Valvular Heart Disease of the European Society of Cardiology (ESC) and the European Association for Cardio-Thoracic Surgery (EACTS) [J]. Eur Heart J, 2017, 38(36): 2739 - 2791.

[3] 中国医师协会心血管内科医师分会结构性心脏病专业委员会经导管主动脉瓣置换术中国专家共识[J].中国介入心脏病学杂志,2015,23(12): 661 - 666.

[4] Liu H, Yang Y, Wang W, et al. Transapical transcatheter aortic valve replacement for aortic regurgitation with a second-generation heart valve [J]. J Thorac Cardiovasc Surg, 2018, 156(1): 106 - 116.

[5] Liao R, Miao S, Zheng Y. Automatic and efficient contrast-based 2 - D/3 - D fusion for trans-catheter aortic valve implantation (TAVR) [J]. Computerized Medical Imaging and Graphics, 2013, 37: 150 - 161.

[6] Willson AB, Webb JG, LaBounty TM, et al. 3-dimensional aortic annular assessment by multidetector computed tomography predicts moderate or severe paravalvular regurgitation after transcatheter aortic valve replacement: implications for sizing of transcatheter heart valves [J]. J Am Coll Cardiol, 2012, 59: 1287 - 1294.

[7] Gilard M, Eltchaninoff H, Iung B, et al. FRANCE 2 Investigators: Registry of transcatheter aortic-valve implantation in high-risk patients [J]. N Engl J Med, 2012, 366: 1705 - 1715.

[8] Sinning JM, Hammerstingl C, Vasa-Nicotera M, et al. Aortic regurgitation index defines severity of peri-prosthetic regurgitation and predicts outcome in patients after transcatheter aortic valve implantation [J]. J Am Coll Cardiol, 2012, 59: 1134 - 1141.

[9] Kodali SK, Williams MR, Smith CR, et al. PARTNER Trial Investigators: Two-year outcomes after transcatheter or surgical aortic-valve replacement [J]. N Engl J Med, 2012, 366: 1686 - 1695.

[10] Piazza N, de Jaegere P, Schultz C, et al. Anatomy of the aortic valvar complex and its implications for transcatheter implantation of the aortic valve [J]. Circ Cardiovasc Interv, 2008, 1: 74 - 81.

[11] Altiok E, Koos R, Schroder J, et al. Comparison of two-dimensional and three-dimensional imaging techniques for measurement of aortic annulus diameters before transcatheter aortic valve implantation [J]. Heart, 2011, 97: 1578 - 1584.

[12] Ng AC, Delgado V, van der Kley F, et al. Comparison of aortic root dimensions and geometries before and after transcatheter aortic valve implantation by 2-and 3-dimensional transesophageal echocardiography and multislice computed tomography [J]. Circ Cardiovasc Imaging, 2010, 3: 94 - 102.

[13] Gurvitch R, Webb JG, Yuan R, et al. Aortic annulus diameter determination by multidetector computed tomography: reproducibility, applicability, and implications for transcatheter aortic valve implantation [J]. JACC Cardiovasc Interv, 2011, 4: 1235 - 1245.

[14] Hamdan A, Guetta V, Konen E, et al. Deformation dynamics and mechanical properties of the aortic annulus by 4 - dimensional computed tomography: insights into the functional anatomy of the aortic valve complex and implications for transcatheter aortic valve therapy [J]. J Am Coll Cardiol, 2012, 59: 119 - 127.

［15］ von Aspern F，Foldyna B，Etz CD，et al. Effective diameter of the aortic annulus prior to transcatheter aortic valve implantation： influence of area-based versus perimeter-based calculation［J］. Int J Cardiovasc Imaging，2015，31：163－169.

［16］ Murphy DT，Blanke P，Alaamri S，et al. Dynamism of the aortic annulus：Effect of diastolic versus systolic CT annular measurements on device selection in transcatheter aortic valve replacement（TAVR）［J］. Journal of Cardiovascular Computed Tomography，2015，10(1)：37－43.

［17］ Ribeiro HB，Webb JG，Makkar RR，et al. Predictive Factors，Management，and Clinical Outcomes of Coronary Obstruction Following Transcatheter Aortic Valve Implantation：Insights From a Large Multicenter Registry［J］. J Am Coll Cardiol，2013，62：1552－1562.

［18］ Ribeiro HB，Franco LN，Urena M，et al. Coronary Obstruction Following Transcatheter Aortic Valve Implantation［J］. JACC Cardiovasc Interv，2013，6：452－461.

［19］ Ewe SH，Ng AC，Schuijf JD，et al. Location and severity of aortic valve calcium and implications for aortic regurgitation after transcatheter aortic valve implantation［J］. Am J Cardiol，2011，108(10)：1470－1477.

［20］ Unbehaun A，Pasic M，Dreysse S，et al. Transapical aortic valve implantation：incidence and predictors of paravalvular leakage and transvalvular regurgitation in a series of 358 patients［J］. J Am Coll Cardiol，2012；59(3)：211－221.

［21］ Schultz C，Rossi A，van Mieghem N，et al. Aortic annulus dimensions and leaflet calcification from contrast MSCT predict the need for balloon post-dilatation after TAVR with the Medtronic CoreValve prosthesis［J］. EuroIntervention，2011；7(5)：564－572.

［22］ Azzalini A，Ghoshhajra BB，Elmariah S. The aortic valve calcium nodule score（AVCNS）independently predicts paravalvular regurgitation after transcatheter aortic valve replacement（TAVR）［J］. J Cardiovascular Computed Tomography，2014，8：131－140.

［23］ Jilaihawi H，Chen M，Webb J，et al. A Bicuspid Aortic Valve Imaging Classification for the TAVR Era［J］. JACC Cardiovascular Imaging，2016，9(10)：1145－1158.

［24］ Blanke P，Schoepf UJ，Leipsic JA. CT in Transcatheter Aortic Valve Replacement［J］. Radiology，2013，269：650－669.

［25］ Leipsic，J，Gurvitch R，LaBounty TM，et al. Multidetector Computed Tomography in Transcatheter Aortic Valve Implantation［J］. JACC Cardiovascular Imaging，2011，4(4)：416－429.

［26］ Gurvitch R，Wood DA，Leipsic J，et al. Multislice computed tomography for prediction of optimal angiographic deployment projections during transcatheter aortic valve implantation［J］. JACC Cardiovasc Interv，2010，3：1157－1165.

［27］ Kurra V，Kapadia SR，Tuzcu EM，et al. Pre-procedural imaging of aortic root orientation and dimensions：comparison between X-ray angiographic planar imaging and 3－dimensional multidetector row computed tomography［J］. JACC Cardiovasc Interv，2010，3：105－113.

［28］ Achenbach S，Delgado V，Hausleiter J，et al. SCCT expert consensus document on computed tomography imaging before transcatheter aortic valve implantation（TAVR）/transcatheter aortic valve replacement（TAVR）［J］. Journal of Cardiovascular Computed Tomography，2012，6：366－380.

第六节 · **操作要点及围手术期处理**

潘文志 郭克芳 周达新

一、导管室要求及人员配备

随着介入技术的成熟，TAVR 所需的导管室设备及人员配备也在不停地精简。起初，TAVR 需要介入医师、麻醉医师、专用护士、心脏超声医师、心外科医师以及待命的体外循环医师一起实施(图 1 - 6 - 1)，随着 TAVR 技术的发展及临床经验的积累，目前只需介入医师及麻醉医师即可完成手术(图 1 - 6 - 2)。建议 TAVR 在改装的心导管室或杂交手术室进行；改装后的心导管室大小应该满足摆放麻醉、超声心动图、体外循环等机器设备的要求，并且应该尽量符合外科无菌手术的标准[1]。杂交手术室是一种新型手术室，满足外科手术要求，并应同时配有血管造影机(DSA)系统，可以满足内、外科团队同时上台手术。目前，对于初步开展的中心，比较通用的手术人员配备及分布见图 1 - 6 - 3。

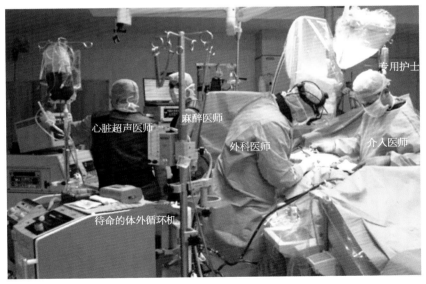

图 1 - 6 - 1 2005 年时的 TAVR 手术团队

TAVR 是一种复杂、高风险的技术，其开展需心内科、心外科、影像科、麻醉科等多学科的协同配合，因此很有必要建立一支多学科心脏团队(multiple disciplinary heart team，MDHT)[2]。建议 TAVR 的 MDHT 由心血管内科医师、心血管外科医师(心外科医师)、超声心动图医师、

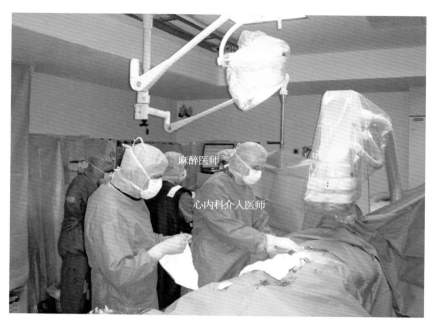

图 1 - 6 - 2 2010 年后的 TAVR 手术团队

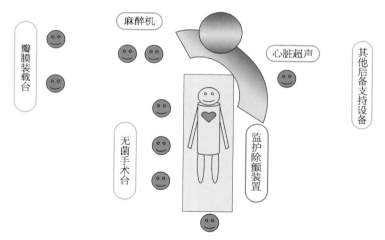

图 1 - 6 - 3 手术人员、设备的配备及分布

放射科医师、麻醉医师、护士及相关专业技术人员构成,团队人员必须经过相关系统化培训,TAVR 团队成员构成要求如下[3]。

（1）介入医师：介入医师是 MDHT 团队的核心,应由 3~4 名成员组成,由一位副主任医师职称以上的人员负责,所有成员都应具有丰富的心血管疾病介入治疗经验,是术前评估的主要决策者,是 TAVR 手术操作者,也是负责术后随访的主要人员。TAVR 第一术者年介入手术量应在 200 例以上,且接受过系统培训。其他助手医师应具备主治医师或以上资质,且具有独立进行介入手术的经验。第一术者应能独立分析患者的影像学资料，特别是 MSCT，以判断患者是否适合手术及选择适合的入路、瓣膜型号。开展 TAVR 的前 20 例应在有经验的手术医师指导下完成，之后方可独立进行 TAVR。心血管内科医师的主要职责是负责术前评估和筛选、术中操作、围术期处理、术后随访。其中，术前评估包括临床因素和影像学评估。患者术后可能交由 CCU 医师或其他非术者医师管理，但介入医师仍需对患者术后管理起主要作用。应向相关医师交代手术情况、并发症发生情况及注意事项，制订相关治疗策略。应经常巡视患者，特别是急危重患者。如条件允许，建议成立 TAVR 术后病房单元，专门管理 TAVR 术后患者。同时，心血管内科医生也是术后随访的主要人员，建议患者术后 1、3、6、12 个月各随访 1 次，此后每年常规随访 1 次。随访内容包括人工瓣膜的位置和功能、心功能情况、有无并发症等；检查项目主要包括超声心动图、心电图，其他项目包括脑钠肽、血常规等。

（2）心外科医师：至少 1 名，为副主任医师职称以上的医师，在开展 TAVR 之前的 1 年内，要求实施 50 例以上心脏瓣膜外科手术。其主要职责包括术前评估和筛选、术中协作和术后处理。其中，术前主要评估患者外科手术风险。需要外科入路处理时，评估患者相关入路的可行性和安全性。而对于出现需要紧急外科手术的情况，与内科医师详细讨论后，实施补救性外科手术。

（3）放射科医师：1 名高年资主治医师职称以上、熟悉 MSCT 的医师完成 MSCT 的扫描及分析。此外，术中放射科医师应协助调整 DSA 的机头以及完成造影，保障 TAVR 顺利进行。

（4）麻醉医师：1 名具有 3 年以上心血管麻醉经验的主治麻醉医师及至少 1 名助手完成 TAVR 麻醉工作。其主要职责包括术前评估、术中协作、术后监护。麻醉医师职责的具体描述参照本节"五、麻醉处理"。

（5）超声心动图医师：1 名具有 5 年以上超声心动图工作经验、1 年以上经食管超声心动图经验的主治医师及至少 1 名助手，完成 TAVR 术前、术中、术后的超声心动图检查工作。其主要职责包括术前评估、术中检测评估、术后随访。

（6）护理人员：护理团队成员一般由专科护士担当，分为病房专科护士、导管室护士、冠心病监护治疗病房（coronary care unit，CCU）护士。由具有 3 年以上工作经验的护士组成。其主要职责包括术前评估护理、术中协作、术后护理。

（7）其他：开展 TAVR 的中心必须有具备处理心血管并发症能力的心外科医师，必要时还需有重症监护治疗病房（intensive care unit，ICU）、呼吸科、老年病等学科医师的参与。这些人员必须是固定的，经过相关培训，熟悉或了解 TAVR 的相关临床问题。虽然这些人员并不是常规 TAVR 团队的必要在场人员，但在需要时，如术前评估和并发症处理时，能够与 TAVR 团队协作，共同处理相关问题。

二、CoreValve 瓣膜 TAVR 操作步骤及要点

(一) 术前一般准备

虽然随着技术的发展,TAVR 目前可以在局麻下完成,但由于患者一般耐受性均较差,手术存在较多的不确定因素,故还是建议在全麻情况下完成,尤其是初步开展 TAVR 的中心更应如此。此外,在一些技术娴熟的中心,术中可以不依靠心脏超声,而在 DSA 引导下即可完成手术,但在初步开展 TAVR 的中心,建议必须在心脏超声引导下完成手术。根据笔者的经验[4],术前需要准备的项目如下。

(1)查看患者近期的常规检查,包括肝肾功能、电解质、三大常规、凝血功能,排除手术禁忌;仔细复习患者术前检查资料。

(2)备皮,导尿。

(3)定血型,备血(4U 以上)。

(4)核对手术器械。需要注意的是,必须备好心包穿刺包、临时起搏器、抢救药品、除颤装置。

(5)护士应该备好 2 个手术台,一个用于瓣膜装载,另一个用于放置手术器械。装载瓣膜的手术台上应备好一个大盆子,以及冰盐水(使用自膨胀式瓣膜时需要)。

(6)外科医师备台(on-site)。联系好备用的外科手术医师,备好体外循环机,一旦出现意外,立马可以手术。

(7)开通中心静脉通路。

(8)准备预防性应用的抗生素(第一、二代头孢菌素)。

(9)准备好患者术后恢复的床位,有条件者放在特定监护单元,无条件者可放在心脏监护室。

(10)术前与患者家属充分沟通,签署知情同意书。

(二) 上台后基本准备

患者平躺于手术台后,行静脉复合麻醉,人工呼吸机辅助通气。常规消毒、铺巾。经股(或锁骨下)静脉放置临时起搏器导管于右心室心尖部,用于术中快速起搏,并可用于术后预防性起搏。经非入路的股动脉鞘管放置猪尾巴导管至主动脉根部,供术中反复造影时使用,也可以用于测量主动脉内压力。血管穿刺成功后,静脉给予普通肝素,使得活化凝血时间(ACT)达到 250~600 s,每半小时复查 1 次 ACT,根据 ACT 补充推注肝素。

(三) 穿刺入路血管

入路血管一般选择右股动脉,若该血管条件不好则可选择其他血管。一般股动脉解剖要求最窄内径≥6 mm,从腹壁浅动脉到股动脉分叉处长度≥15 mm,无严重扭曲、钙化。同时应该评估右髂动脉情况,保证最窄内径≥6 mm,无严重扭曲、钙化,预计能够通过18F输送鞘管。这些解剖情况应在术前由计算机断层血管造影(CTA)获得。此外,也可以在术中通过血管造影再次评估。为了保证入路血管(右股动脉)穿刺的准确性,减少并发症,建议从对侧放入猪尾巴导管到右髂动脉,进行血管造影,在DSA引导下行右股动脉穿刺(图1-6-4)。可使用0.035″×1.5 m Terumo J形造影导丝,从左股动脉进入到髂动脉分叉处,然后拐回至右股动脉,再导入猪尾巴造影导管,一般使用5 ml造影剂已足够。也可以在腹主动脉非选择性造影。造影剂显示清楚股动脉后,进行穿刺,穿刺点要保证穿刺针进入股动脉前壁的中间,且在腹壁浅动脉到股动脉分叉处之间。可使用微穿刺针Micro Puncture穿刺系统进行穿刺,以进一步减少对股动脉的损伤。穿刺成功后放入导丝,重新造影确认穿刺点位置满意。若穿刺点位置不满意,可重新穿刺。血管穿刺成功后,可预先放置ProGlide动脉缝合装置(雅培公司,美国),随后置入动脉鞘管。为了使引导鞘管能顺利进入动脉及提高ProGlide缝合成功率,可将穿刺点稍微切开并分离扩大。右股动脉的入路也可以采用切开分离、再行穿刺的方法,但术后血管需要人工缝合。其他入路血管包括锁骨下动脉、腋动脉、主动脉,由于不常用,这里不做介绍。

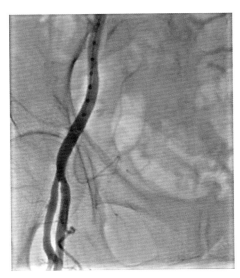

图1-6-4　从对侧股动脉放置猪尾巴导管行入路侧股动脉造影

(四) 置入18F引导鞘管

如果患者解剖条件合适(入路血管宽度足够,血管光滑,无钙化),置入18F引导鞘管则较容易,也不会产生并发症。但是,接受 TAVR 的患者往往入路血管存在不同程度的扭曲、钙化,此时导入 18F 引导鞘管有一定难度。该步骤操作的要点如下。

（1）18F 引导鞘管的推进必须在加硬导丝的支撑、引导下进行。

（2）18F 引导鞘管近端较粗（图 1-6-5），进鞘管时阻力较大。进 18F 鞘时可根据血管走向进行塑形,然后在 DSA 监视下左右旋转并缓慢推进,以释放其对动脉系统的张力。

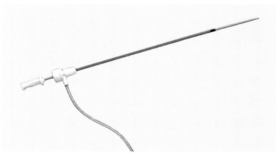

图 1-6-5　18F 引导鞘管

（3）对于不能确定解剖条件是否能够通过 18F 引导鞘管者,可以预先使用 18F 扩张鞘测试其通过 18F 引导鞘的可能性。

（4）在某些病例中通过 18F 扩张鞘会有困难,此时,可以先使用球囊扩张髂动脉使血管内径增大。

（5）通常情况下,18F 引导鞘放置深度应该到腹主动脉以上。但是,对于某些病例可能存在困难,切勿强行粗暴地推进鞘管,以免造成动脉撕裂或夹层,此时,可以放置在髂动脉内。18F 引导鞘推进力度的适宜度是经验性的。如果鞘管推进确实存在困难,可以考虑从对侧或者其他路径置入鞘管,亦可考虑无鞘技术。

（五）主动脉根部造影

主动脉根部造影的要求同术前检查时（见本章第五节）,应该调整血管造影机（DSA）角度,使三个窦下方在同一平面时为最佳,术前 CTA 可提前算好并提供投射角度。瓣膜的释放也是在此角度下完成的。在此角度时,主动脉投影轴向与瓣环平面垂直,瓣环平面与 DSA 投射角度平行。在这个角度下,一方面可准确地测量升主动脉内径、窦管交界内径、主动脉窦宽度及高度等主动脉根部解剖数据,另一方面,可以判断瓣膜支架与升主动脉同轴、与主动脉瓣瓣环平面垂直的情况,更准确地判断瓣膜的置入深度。

（六）导丝进入左心室

由于患者均有严重的主动脉瓣狭窄,瓣口面积小,且瓣膜增厚、变硬,使用直头导丝不容易进入左心室。但即便使用直头导丝,入左心室仍有一定难度。需反复操作尝试,有时耗时会较长。该步骤操作的要点如下。

（1）虽然许多诊断导管（包括多功能导管、Judkins 右冠导管、Amplatz 右冠导管、猪尾巴导管）可以使用,但最常用的是 5F 或 6F Amplatz 左冠导管。其中,Amplatz L-1 适合主动脉根部内径较小或瓣环为垂直型的（瓣环平面与膈肌平面接近垂直）,而 Amplatz L-2 适合主动脉根部内径较小或瓣环为水平型的（瓣环平面与膈肌接近平行）。跨瓣的导丝可选用 Terumo 0.032″×2.6 m 亲水层直头导丝（超滑导丝）,或者 Medtronic PTFE 聚四氟乙烯涂层直头导丝。跨瓣操作技巧：电影、放大图像下看清钙化的瓣膜开放口（术前 CT 可提供投射角度）,左手缓慢使导管靠近瓣膜开放口,右手快速推送导丝,使之跨近左心室。选择合适的导管及适当的导管塑形是成功跨瓣的关键。

（2）操作步骤：用 0.035″×1.5 m 常规 J 形造影导丝将诊断导管（Amplatz L）输送到主动脉根部,再交换为跨瓣导丝（直头超滑导丝）,使用该导丝跨瓣,跨瓣成功后将机头调至右前斜（RAO）30°,将诊断导管（Amplatz L）送入左心室,后将直头超滑导丝交换为造影导丝,再交换为猪尾巴导管,退出导丝进行左心室内压力测定（Amplatz L 导管易跟左心室贴壁不适合测压）,再由猪尾巴导管导入塑形后的加硬导丝（0.035″×2.6 m Amplatz Extra-stiff）至左心室内。右前斜（RAO）30°能更好地暴露左心室,看清导管在左心室内走向,避免损伤左心室。加硬导丝在左心室固定后的走向应该是从主动脉沿着左心室长轴走向心尖部,并且不能紧贴室间隔,以免推进球囊或鞘管时损伤传导系统（图 1-6-6）。

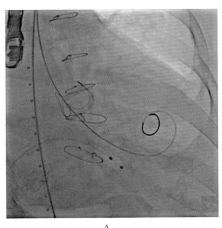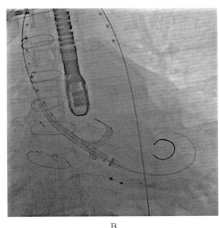

A   B

图 1-6-6　加硬导丝（A）及输送鞘的走向（B）

此病例为"瓣中瓣"置入的病例

（3）加硬导丝应塑形成圆圈状（圆圈状内径的大小应与左心室收缩期末内径相仿,图 1-6-7A）,以支撑扩张球囊及瓣膜输送系统,加强其固定性及支撑力,并防止输送球囊、瓣膜系统时导丝向前的冲力刺破左心室。进入左心室后,塑形的圆圈的开口必须向上,这样才是理想的位置

（图1-6-7B）。另外，加硬导丝有时会卡在半月瓣的连接处（特别是右冠瓣和无冠瓣连接处）而不是瓣口的中央，这样会造成后面步骤的扩张球囊及CDS难以进入左心室，应事先调整导丝的位置，使导丝位于瓣口中央，并在主动脉弓的外壁打圈。若调整导丝位置仍不能使导丝位于瓣口中央，可将导丝拉出体外，将其在主动脉弓的部分（远端打圈处上方15~20 cm处）适当打弯塑形。

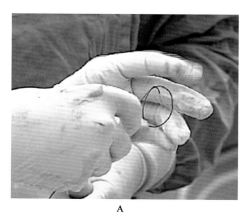 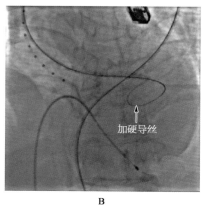

图1-6-7　塑形后加硬导丝

（4）该步骤并发症包括：导管接触左心室诱发的室性心律失常、冠状动脉损伤（应避免将导管深入冠状动脉）、心脏压塞、左束支传导阻滞、脑卒中。直头导丝跨瓣时需反复操作尝试，有时耗时会较长。避免用力过猛而刺破冠状窦或使导丝进入冠状动脉引起冠状动脉夹层。

（七）装载 CoreValve 瓣膜

瓣膜不是预先装载的，需要术者人工装载到输送导管系统（CDS）的头端。由于CoreValve瓣膜遇冷后可塑形（体温状态下恢复设计原状），整个瓣膜的装载需要在冰盐水里完成（图1-6-8），需要在手术室里准备一张专用的装载瓣膜的台子（图1-6-3）。CoreValve瓣膜是放在戊二

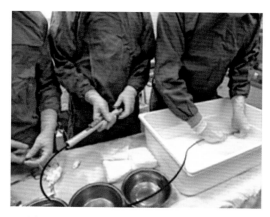

图1-6-8　在冰盐水中完成 CoreValve 的装载

醛液体里的,装载前应先冲洗瓣膜。CoreValve 装载系统见图 1 - 6 - 9,包括流入漏斗（inflow cone）、流入管（inflow tube）、流出帽（outflow cap）、流出漏斗（outflow cone）及流出管（outflow tube）等部件。它们的作用是将瓣膜压缩、装载到 CDS 头端,并避免损伤瓣膜,这些部件为一次性使用的。瓣膜装载的步骤见图 1 - 6 - 10。

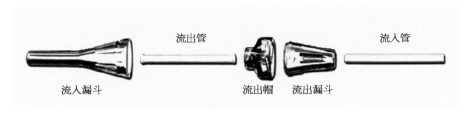

图 1 - 6 - 9　CoreValve 装载系统

包括流入漏斗、流入管、流出帽、流出漏斗及流出管

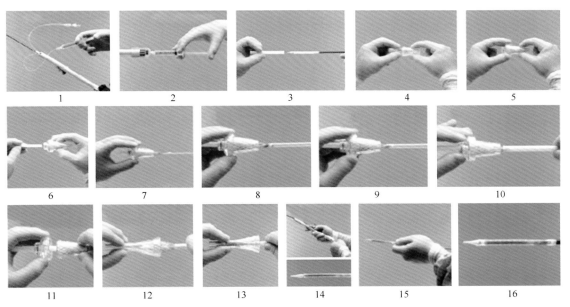

图 1 - 6 - 10　CoreValve 装载步骤

1. 冲洗鞘管;2. 冲洗内腔;3. 将流出管送进 CDS 内;4. 将瓣膜旋转压缩成条状,送入流出漏斗（应确定瓣膜的方向是正确的）;5. 将流出帽锁到流出漏斗上,此时瓣膜被锁在两者的腔内;6. 从流出帽插入流入管,使之通过瓣膜的中央,从而让瓣膜支架微打开;7. 从流出漏斗插入 CDS,使之插进瓣膜支架的中央;8. 旋转 CDS 末端把手上的按钮以后撤外套管,使得内芯里面两个小钩子露出,将瓣膜支架主动脉端上两个"耳朵"套进小钩子,使瓣膜支架能够固定在 CDS 末端;9. 旋转 CDS 末端把手上的按钮以缓慢推进外套管,使得外套管套入瓣膜支架两个"耳朵";10. 推进流出管,使得瓣膜支架塑形入流出管内,利于后面外套管的前进,后旋转 CDS 末端把手推进外套管,将瓣膜支架套进 CDS 外套管内;11. 当瓣膜支架装载到外套管内一半左右时,卸下流出漏斗、流出管及流入管;12. 放入流入漏斗,将张开的瓣膜套进漏斗里面。13. 将流出管送入流入漏斗内;14. 旋转 CDS 末端把手再次推进外套管;15. 拽住外套管向后拉 CDS,使外套管与 CDS 鼻端（nose）间隙消失;16. 卸下流出管及流出漏斗

(八) 球囊扩张

主动脉瓣球囊扩张术（BAV）在 TAVR 发明前即已运用于临床。主要通过撕裂瓣膜交界来增加瓣膜的活动性,增加瓣口面积,减轻主动脉瓣狭窄。BAV 已成为 TAVR 的一个步骤。

该步骤操作的要点如下。

1. 器械准备

球囊扩张时需要完成前面步骤（二）~（六），只不过如果只做单纯 BAV 而不做 TAVR，使用 14F 动脉引导鞘管即可，而不需 18F 鞘管。BAV 最主要的器械是扩张球囊，通常使用 NuMed（Corbwall，ON，Canada）公司的 Z-Med 球囊导管（图 1-6-11）。该导管长 120 cm，导管（柄）为 9F，球囊长度为 40 mm，球囊直径为 18~28 mm 大小不等。除了准备球囊，还需要准备临时起搏器、起搏导管、耐高压延长管、高压注射器（或加压泵）等。

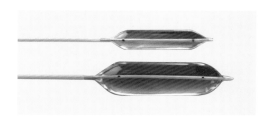

图 1-6-11　NuMed 公司的 Z-Med 球囊

2. 球囊大小的选择

与单纯的 BAV 不同，TAVR 术中 BAV 的目的不是取得最佳的血流动力学效果，而是充分地扩张瓣口、增加瓣膜的柔和性，以便能够将装载人工瓣膜的 CDS 跨过瓣口。单纯的 BAV 需要从小到大使用扩张球囊依次扩张，直至取得满意的效果，要求较高，并发症发生率较高；TAVR 术中 BAV 一般只需选择一种型号球囊预扩张，而不要求达到预定的血流动力学效果，因此安全性较好。应避免选择过大的球囊，以免撕裂瓣环。球囊大小的选择依据所选瓣膜型号的大小，后者取决于所测瓣环的大小。一般来说，对于 26 mm CoreValve 瓣膜和 23 mm Edwards 瓣膜，可选择 18~20 mm 大小的球囊；29 mm CoreValve 瓣膜和 26 mm Edwards 瓣膜，可选择 23 mm 大小的球囊。然而，对于 29 mm CoreValve 瓣膜和 26 mm Edwards 瓣膜但瓣膜有巨大钙化团块或主动脉弥漫钙化，可先选用 20 mm 球囊，再以 23 mm 球囊扩张。这里还要提到，扩张球囊除了可以扩张瓣口外，扩张时球囊的显像情况还可以作为瓣环内径大小的一个参考依据（图 1-6-12）。此时，需要在球囊扩张时同步行主动脉根部造影。

3. 球囊体外准备

球囊选择好以后，需要在体外进行排气、充气测试，检验球囊有无漏气（可放进水里看打气后有无气泡溢出）。注入球囊的造影剂需要用盐水稀释（稀释到 1:4 左右），稀释好的混合物可以放到 X 线下透视观看其浓度是否适宜。

4. 快速起搏

进行球囊扩张时，应行快速右心室起搏以减少心搏出量及心排血量，从而减少球囊受到的冲击力，避免球囊滑动，使球囊扩张更易于进行[5]。对于射血分数正常者，起搏频率可选择

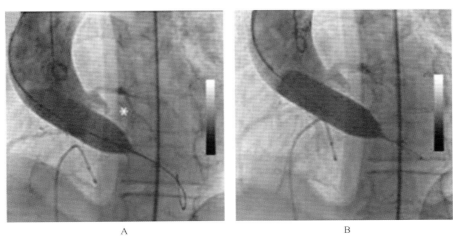

图 1-6-12　球囊扩张时同步进行主动脉根部造影,协助判断主动脉瓣瓣环大小

A. 球囊偏小,瓣环内径较球囊内径大;B. 主动脉瓣环内径与球囊相当

180~220 次/min,而射血分数严重低下者(<30%),可以选择 150~160 次/min。起搏频率选择依据是起搏后 5 s 之内可以使收缩压降至 60 mmHg 以下。对于不能 1∶1 夺获而不能达到预计的心室率者,可注射 1 mg 阿托品。球囊扩张前应先测试起搏器带动情况及血压的下降情况。

5. 操作要点

完成前面(二)~(七)步骤后,即放好右心室起搏电极、猪尾巴导管、左心室加硬导丝及 18F 引导鞘后,从 18F 鞘内送入 Z-Med 球囊导管,使之跨过主动脉瓣瓣口(DSA 取前述主动脉根部造影角度)。球囊在透视下有三个标记,代表球囊的两端及中间,应将中间的标记放在瓣环平面水平(图 1-6-13)。球囊扩张前应注意基线的血压情况,如果初始血压过低(收缩

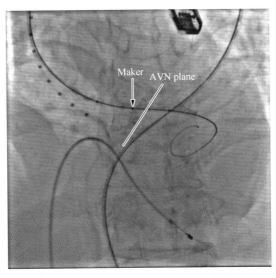

图 1-6-13　球囊扩张前的位置(中间的标记放在瓣环平面水平)

压<100 mmHg），则不能行快速右心室起搏。此时可用缩血管药物升高血压后再起搏。起搏数秒后，当收缩压<60 mmHg、脉压差小于 20 mmHg 时，快速充分地扩张球囊、快速抽瘪球囊，随后停止起搏（图 1-6-14）。要求球囊充气、排气一定要非常快速，总时间要在 5 s 左右，总起搏时间应小于 15 s，以免长时间低灌注造成严重的并发症。球囊扩张的 X 线透视影像见图 1-6-15。右心室起搏过程中容易发生心室颤动，应加强心电监护，做好除颤准备。此步骤要求主术者（负责握住球囊导管，调整球囊导管位置，喊口令）、高压注射器操纵者、临时起搏器操纵者三个人协调并密切配合。如果三者协调不好，例如，起搏未充分，血压还未下降就开始扩张球囊，可致球囊被血流冲走，严重时可撕裂瓣环；同样，如果球囊还未抽瘪，就停止起搏，也可导致同样的并发症。因此，术前应进行模拟，反复磨合协调三者步骤。一般由主术者喊口令，另外两个人听口令配合。

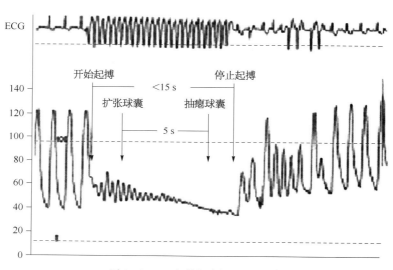

图 1-6-14　起搏与球囊扩张的配合

6. 并发症

单纯 BAV 的并发症发生率相当高，在 Mansfield Scientific 和 NHLBI 注册研究中，分别为 22.6% 和 25%，操作相关的死亡率分别高达 3% 和 4.9%[6,7]。TAVR 术中 BAV 的并发症的发生率要比单纯的 BAV 低，但确切的发生率还未有相关文献报道。主要的并发症包括：① 心血管崩溃，当球囊扩张时，左心室射血被阻挡，可引起心血管崩溃，特别是患者心肌活性本来就很差或者冠状动脉病变严重时，或者扩张后产生严重的主动脉反流时。为了避免该并发症发生，术前应该加强评估，患者 LVEF<20% 时手术中要非常谨慎，扩张前应把血压升高到正常水平，预先干预狭窄的冠状动脉。② 左心室穿孔及心脏压塞。应将加硬导丝头端塑形使其在左心室内形成圆圈以减少冲力，进球囊时应固定好加硬导丝。③ 瓣环撕裂、主动脉夹层。如前所述，应注意术者之间的密切配合。④ 脑卒中。瓣环扩张中钙化瓣口的脱落以及低灌注都可

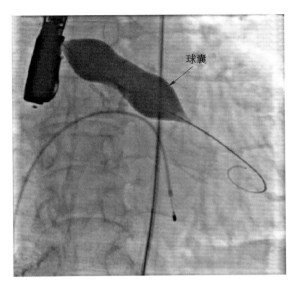

图 1 - 6 - 15　球囊扩张的 X 线影像

以引起脑卒中。⑤ 心律失常。在球囊扩张时,室性期前收缩及非持续性室性心动过速常见。有些患者可出现完全性传导阻滞,特别是患者术前已经存在右束支传导阻滞时,这是因为球囊损伤室间隔传导组织。快速起搏耐受性通常较好,约只有 3% 的患者会出现持续性室性心动过速或心室颤动。但球囊扩张时仍应加强心电监护,做好除颤准备。当患者存在低血压、心功能较差、冠状动脉病变时,球囊扩张时容易出现室性心律失常。

7. 球囊扩张的其他用途

球囊扩张除了有预扩作用外,还有另外两个重要作用(此时可在球囊扩张后同时行主动脉根部造影):一是协助判断瓣膜型号的选择,可以通过球囊扩张后有没有腰征或造影剂泄露来判断;二是协助判断冠状动脉堵塞的风险,可通过观察冠状动脉显影的情况来判断。

(九) 送入输送系统(CDS)

由于技术的改进,目前的 CDS 采用特殊涂层技术,摩擦力较低,如果能将 18F 引导鞘管放置到腹主动脉内,在加硬钢丝的支撑下将 CDS 推进到主动脉根部并跨过主动脉瓣口并不存在难度。但是,在某些情况下,如主动脉弓部严重钙化、存在锐角且瓣环夹角过大,18F CDS 在跨主动脉弓或者瓣口时会有一定困难。此时需要使用"圈套器"导管技术完成该步骤:穿刺对侧动脉,送入圈套器到腹主动脉,经右股动脉送入 CDS 到腹主动脉,调整圈套器使它套住 CDS 的头端,然后一起推进圈套器及 CDS 至主动脉弓或瓣口(即难跨越的部位),一边推进 CDS,一边回撤圈套器,使 CDS 系统尾端打弯,这样就能顺利让 CDS 向前推进(图 1 - 6 - 16)。对于引导鞘管较大可以同时容纳圈套器者,可使用同一个鞘管进入圈套器圈套输送系统。有时也

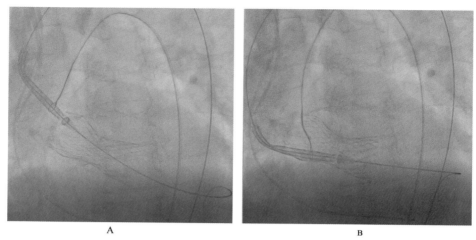

A   B

图 1-6-16　使用圈套器帮助输送系统跨瓣

输送系统到达升主动脉(A),牵拉圈套器,使得输送系统打弯,朝向主动脉瓣口后跨瓣(B)

可以使用扩张球囊对严重狭窄的部分进行适当的扩张,利于 CDS 的推进。此外,导丝塑形也影响输送系统的送入,将导丝的主动脉侧进行塑形(双弯塑形)可利于 CDS 进入左心室。

(十) 释放瓣膜

将瓣膜释放在合适、理想的位置是 TAVR 手术最为关键的一个步骤。瓣膜释放得太低,可以引起完全性传导阻滞、瓣周漏及影响二尖瓣功能,瓣膜释放得太高,可能堵塞冠状动脉入口,瓣膜容易移位,易发生瓣周漏。此步骤可在 DSA 引导下或在经食管心脏超声引导下完成。完成此步骤前,术者必须对患者的主动脉根部解剖(见本章第一节)、瓣膜型号及结构设计有较深理解(见本章第四节)。

瓣膜释放前,应将猪尾巴导管放置在无冠窦,行主动脉根部造影,调整血管造影机(DSA)角度,以使三个窦下方在同一平面时为最佳,整个瓣膜的释放过程都是在此角度下完成。该角度可参考术前 CTA 作为指导。主动脉根部造影后可以清楚看到三个窦的下缘(最低点)。这里要提到一个概念——瓣膜置入深度(depth of valve implantation),指的是瓣膜最下缘与主动脉瓣瓣环的距离,在 X 线透视下可用瓣膜的最下缘与无冠窦最低点的距离表示(由于无冠窦往往是三个窦里面最低的,所以以无冠窦为参考)。瓣膜释放前,应将猪尾巴导管放置在无冠窦内,紧紧贴着无冠窦的最低点,这样可以将猪尾巴导管最低点作为瓣环的参考线。有时瓣膜存在严重钙化团块,使得猪尾巴导管不能到达无冠窦的最低点,这时这些钙化的影像可作为释放过程中瓣环位置的标志,以指导瓣膜的放置深度。CoreValve 瓣膜理想的置入深度为 4~6 mm(图 1-16-17、图 1-16-18),但在 0~8 mm 都较合适。由于 CoreValve 瓣膜的裙边只有 12 mm 高,瓣膜置入深度如果超过 12 mm 将引起严重瓣周漏;此外,研究显示 CoreValve 瓣膜置入深度如果超过 10 mm,完全性传导阻滞的发生概率大大增加。需要提到的是,CoreValve 瓣膜支架网上的节点在透视下清晰可见,可作为距离的测算标志(见本章第四节),两个节点之间的距离为 4 mm,而一个菱形单元格(cell)长度为 8 mm(两个节点)。

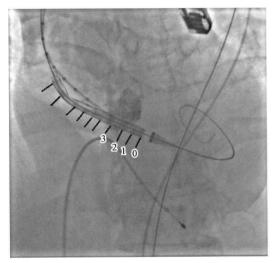 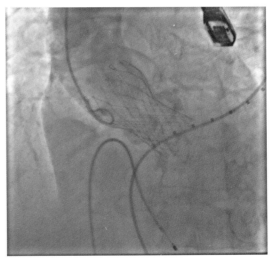

图 1-6-17 CoreValve 瓣膜释放前最佳置入深度为 4~6 mm(第 1 节点至第 1.5 个节点之间)　　图 1-6-18 CoreValve 瓣膜释放后最佳置入深度为 4~6 mm(第 1 节点至第 1.5 个节点之间)

　　虽然可以将猪尾巴导管放在无冠窦的最低点作为瓣环的参考线来判断瓣膜置入深度以指导瓣膜释放,但是我们仍建议,对于初步开展 TAVR 手术者,仍需反复进行主动脉根部造影,以更准确判断瓣膜的置入深度及走向。在瓣膜释放过程中,如果瓣膜位置不理想,需要进行微调后再进一步释放。此步骤需要两位术者,主术者握住 CDS,调整瓣膜深度,而第二术者,操作 CDS 尾端旋转按钮以释放瓣膜。瓣膜深度的调整可用两种方式,一种是推拉输送系统,另外一种是推拉支撑钢丝。如果瓣膜位置过深,可以拉输送系统或推钢丝使瓣膜升高;如果瓣膜位置过高,则可以通过推送输送系统或者推拉钢丝使瓣膜变深。瓣膜释放过程可以总结为"三段释放"及"四次造影",具体是指(图 1-6-19):释放前先造影,确认瓣膜处于理想位置(第 1 次造影,图 1-6-19A);然后由助手缓慢地旋转导管头端的释放装置以释放瓣膜(慢释放),当瓣膜打开约一半面积时复查主动脉根部造影,确认瓣膜处于理想位置(第 2 次造影,图 1-6-19B);此后应快速旋转释放装置释放瓣膜(快释放),可同时快速右心室起搏,以防止未完全打开的瓣膜受血流冲击发生移动,并减少主动脉瓣瓣环的抖动带来释放位置的变动;在瓣膜支架将要完全释放前停止旋转,复查主动脉根部造影(第 3 次造影,图 1-6-19C);最后撤走造影的猪尾巴导管(以防被瓣膜支架夹住),再完全释放瓣膜(终释放),行主动脉造影(第 4 次造影,图 1-6-19D)及经食管超声心动图评估瓣膜工作状态和瓣周漏的情况。在

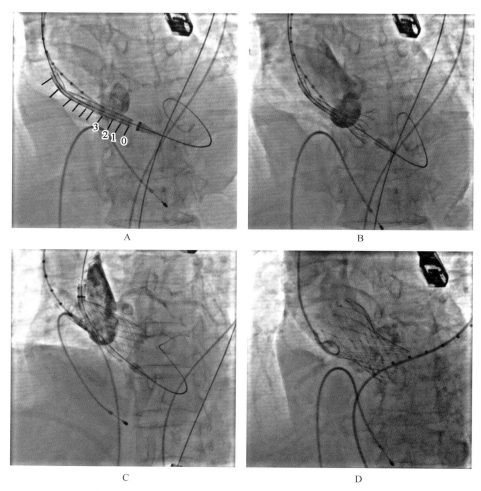

图 1-6-19　CoreValve 瓣膜释放的过程：3 段释放及 4 次造影

A. 行主动脉根部造影，调整瓣膜至释放前的最佳高度，后开始缓慢释放瓣膜（慢释放）；B. 当瓣膜打开约一半面积时复查主动脉根部造影，确认瓣膜处于合适高度后快速释放瓣膜（快释放）；C. 瓣膜完全释放前复查主动脉根部造影，若瓣膜位置过低，可以后拉输送鞘以调整瓣膜的位置，此后撤回猪尾巴导管，最终释放瓣膜（终释放）；D. 瓣膜完全释放，复查主动脉根部造影

此过程中，应该了解瓣膜打开状态对血流动力学的影响，密切监测血压的情况。在支架瓣膜打开一半左右之前（慢释放阶段），由于瓣膜支架张开面积小，虽然堵住一部分主动脉瓣口，但对血流动力学影响不会很大，因此这一阶段瓣膜可以较缓慢地释放。当瓣膜支架面积打开将近一半时，将对左心室流出道、主动脉瓣口造成堵塞，且此时人工瓣膜未完全打开而不能开放，对血流动力学影响较大，因此，此阶段需要较快释放，并密切观察血压的情况，可同时快速右心室起搏，以减少血流对未完全打开瓣膜的冲击力。在终释放前，虽然支架未完全打开，但瓣膜已打开并进入工作状态，此时瓣膜不需要快速释放，可以较从容地复查造影，调整瓣膜的深度（此阶段为调整瓣膜的最后一次机会），撤出猪尾巴导管。

(十一) 释放后评估、再处理及退出输送系统

瓣膜释放后需要评估手术的效果,包括行主动脉造影及经食管超声心动图来评估瓣膜的位置、瓣膜的工作状态及瓣周漏的情况(图1-6-20),以及通过体表超声、导管测压来评估跨瓣压差(图1-6-21)。

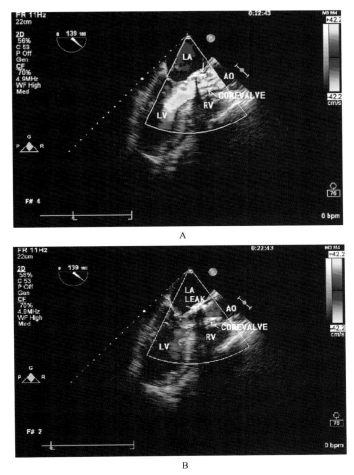

图1-6-20 经食管超声显示 CoreValve 瓣膜位置合适、
开放良好(A)、少许瓣周漏(B)

这里需要提到 CoreValve 瓣膜深度不合适的一些处理策略:① 如果瓣膜还未完全释放时发现瓣膜位置过低,后拉 CDS 即可,但可能会造成左心室流出道组织损伤、完全性传导阻滞;② 如果瓣膜前半部分已打开还未完全释放时发现瓣膜位置过高,此时只能把瓣膜拉回腹主动脉,收回 18F 引导鞘里,再退出体外(图1-6-22),但这样会造成主动脉组织刮伤,甚至造成脑梗死、主动脉夹层(图1-6-23)。③ 如果支架瓣膜已完全释放,发现瓣膜位置过高或者瓣膜移位、脱落,可采用"瓣中瓣"技术,在原来瓣膜里再置入一个瓣膜(图1-6-24)。

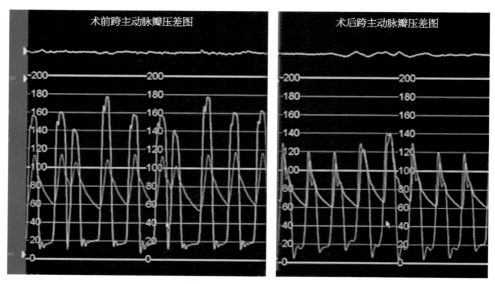

图 1 - 6 - 21　术前、术后跨主动脉压差比较

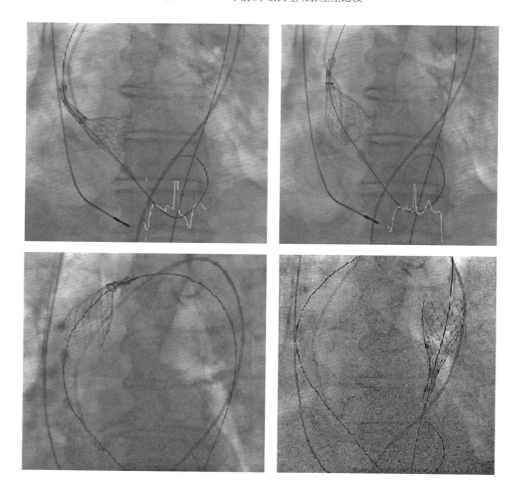

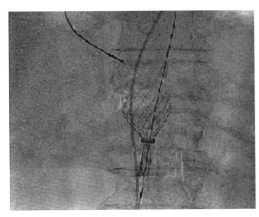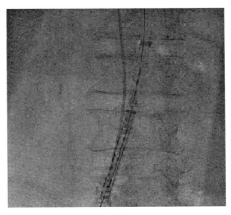

图 1-6-22 CoreValve 瓣膜位置过高但未完全释放，可拉回主动脉收回引导鞘内

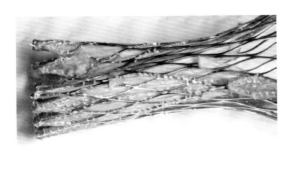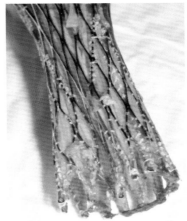

图 1-6-23 拉回 CoreValve 瓣膜造成主动脉刮伤，主动脉组织附着于支架上

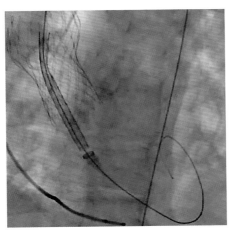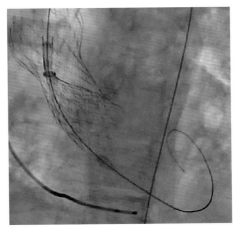

图 1-6-24 支架瓣膜位置过高，可采用"瓣中瓣"技术弥补

④ 如果支架瓣膜已完全释放,发现瓣膜位置过低产生瓣周漏,可以采用"瓣中瓣"技术,在原来瓣膜里再置入一个瓣膜;也可采用圈套器或者抓捕器将瓣膜远端套住,再将瓣膜后拉(图 1 - 6 - 25),但存在主动脉夹层风险,除非对瓣膜钙化很轻的患者,否则应该慎用。

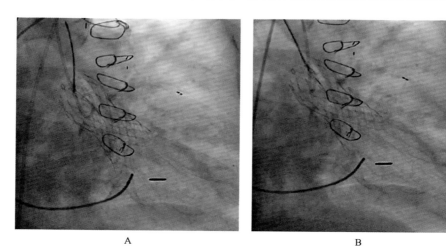

图 1 - 6 - 25　支架瓣膜位置过低,可采用圈套器套住瓣膜(A)并调整瓣膜的位置(B)

CoreValve 瓣膜释放后大多存在着不同程度的瓣周漏,一般程度较轻,随着瓣膜的内皮化,瓣周漏会减轻。如果释放后存在着较多的瓣周漏,其原因可能为:① 瓣膜位置不合适,过高或过低,其处理策略如上。② 原来主动脉瓣钙化严重,特别是存在巨大的钙化团块,使得瓣膜贴壁不良,膨胀不全。这种情况下,可以采用后扩张技术,使用比测量出来的瓣膜支架最窄内径大 2~3 mm 的球囊进行后扩张,使支架瓣膜更好地与主动脉瓣瓣环贴合。③ 所选的支架瓣膜太小,这种情况尚无有效的处理方法。术前应该精确测量瓣环大小,慎重选择瓣膜的型号。目前的瓣膜在克服瓣周漏方面仍需改进。

瓣膜释放后,如果位置、效果满意,需要撤回 CDS。先将 CDS 拉回到腹主动脉,然后推动 CDS 柄上的滑动按钮,将 CDS 头端(用于装载瓣膜)部分收回套管内,然后一起收回 18F 引导鞘管内并退出体外。之后经加硬导丝放猪尾巴导管到左心室内,将加硬导丝从猪尾巴导管内退出测量跨瓣压,最后撤出猪尾巴导管及其余的导管(包括 18F 引导鞘),但留置临时起搏导管。

(十二) 缝合血管及术后处理

在手术结束阶段应该常规性从对侧进行入路血管造影,以排除入路血管并发症。若发现有血管夹层、破裂,可使用外周覆膜支架、外周血管球囊等技术进行处理,必要时行外科缝合手术。右侧的 18F 鞘动脉穿刺点由于伤口较大,处理有一定难度。可采用外科缝合、Prostar 或 ProGlide 缝合等策略。处理完右侧伤口后,对左侧的 6F 动静脉穿刺点可按常规的方法压迫止血。缝合后等待患者清醒,撤除麻醉设备。最后将患者送入心脏监护室密切观察,以阿司匹林(0.1 g,每天 1 次)和氯吡格雷(75 mg,每天 1 次)口服 3~9 个月,静脉运用抗生素 3 日。

最后,将使用 CoreValve 瓣膜行 TAVR 手术的步骤及使用的器械总结于表 1-6-1。

表 1-6-1 使用 CoreValve 瓣膜行 TAVR 手术的步骤及使用的器械

步　　骤	使 用 器 械
1. 静脉复合麻醉,中心静脉置管,导尿	麻醉机
2. 穿刺非入路侧的股动脉、股静脉,放置 6F 动脉鞘管	穿刺针、6F 动脉鞘
3. 放置临时起搏电极至右心室,测试起搏器	临时起搏电极、临时起搏器
4. 放置猪尾巴导管至无冠窦	5F 或 6F 猪尾巴导管
5. 从对侧股动脉放置猪尾巴导管至入路股动脉作为标记,穿刺入路股动脉,置入鞘管(可预先放置 Prostar XL 动脉缝合装置)	Terumo 超滑导丝、5F 猪尾巴导管、穿刺针、6~9F 动脉鞘(Prostar XL 动脉缝合装置)
6. 放入加硬导丝至胸主动脉,退出 6~9F 鞘管,置入 18F 引导鞘管	Amplatz Extra-stiff 0.035″×2.6 m 加硬导丝、18F 引导鞘管(Check-Flo™, Cook Medical Inc., IN, USA; Ultimum™, St. Jude Medical Inc., MN, USA; 或 DrySheath™, Gore Medical Inc., AZ, USA)
7. 主动脉根部造影	5F 或 6F 猪尾巴导管
8. 用 J 形导丝将诊断导管送到主动脉根部,后交换为直头导丝,将直头导丝送进左心室	Amplatz L 导管、0.035″×1.5 m 常规 J 形造影导丝、Terumo 0.032″×2.6 m 直头超滑导丝
9. 取 RAO 30°,将诊断导管(Amplatz L)送入左心室,后将直头导丝交换为 J 形造影导丝,再交换为猪尾巴导管,测量跨瓣压	5F 或 6F 猪尾巴导管(第 2 根)、0.035″×1.5m 常规 J 形造影导丝
10. 加硬导丝塑形,经猪尾巴导管送入左心室(取 RAO 30°)	0.035″×2.6 m Amplatz Extra-stiff
11. 装载 CoreValve 瓣膜	CoreValve 瓣膜、18F CoreValve CDS、CoreValve 装载系统、冰盐水装载台
12. 体外测试 Z-Med 球囊,稀释造影剂,退出猪尾巴导管,送入 Z-Med 球囊导管至主动脉瓣瓣处,快速起搏下快速扩张,抽瘪球囊(DSA 取主动脉根部造影角度)	Z-Med 球囊导管(NuMed, Corbwall, ON, Canada, 20 mm, 23 mm, 25 mm×40 mm)、临时起搏器、起搏导管、耐高压延长管、高压注射器(或加压泵)、加硬导丝
13. 退出 Z-Med 球囊,经加硬导丝送入输送系统	18F CoreValve CDS、备用 7F 圈套器(25 mm、35 mm)
14. 释放瓣膜: 行主动脉根部造影,调整瓣膜至释放前的最佳高度,后开始缓慢释放瓣膜(慢释放);当瓣膜打开约一半面积时复查主动脉根部造影,确认瓣膜处于合适高度后快速释放瓣膜(快释放);瓣膜完全释放前复查主动脉根部造影,若瓣膜位置过低,可以后拉输送鞘以调整瓣膜的位置,此后撤离猪尾巴导管,最终释放瓣膜(终释放),复查主动脉根部造影	CoreValve 瓣膜、18F CoreValve CDS
15. 先将 CDS 拉回到腹主动脉,将 CDS 头端(用于装载瓣膜)部分收回套管内,然后一起收回 18F 引导鞘管内退出体外	18F CoreValve CDS
16. 送入猪尾巴导管,回收加硬导丝,留置起搏导管,入路血管造影确定无血管并发症后拔除剩余导管及鞘管(包括 18F 引导鞘)	∕
17. 缝合血管	Prostar™ 和 ProGlide™
18. 等待病变清醒,撤除麻醉设备	∕

注:其他备用物品包括 ACT 仪、IABP 机、血管切开包、心包穿刺包、外周血管覆膜支架、除颤仪等

三、Edwards Sapien 瓣膜系统 TAVR 操作要点

Edwards Sapien 瓣膜系统的置入过程与 CoreValve 瓣膜系统有许多类似之处,但也有些差异。Sapien 瓣膜系统既可以经动脉系统置入,也可以经心尖置入。下面就分别对这两种方法进行阐述。由于有些技术操作要点在前面介绍 CoreValve 瓣膜系统 TAVR 术时已有介绍,这里就不再详细阐述。

(一) 经动脉置入 Sapien‑XT 瓣膜系统

1. 准备工作

一般准备、上台准备、穿刺血管、送入 18F 引导鞘、主动脉根部造影、直头导丝跨瓣、放置加硬导丝至左心室、主动脉瓣球囊扩张、导管撤出、血管缝合。前面已详细介绍,不再阐述。需要说明的是,Sapien‑XT 瓣膜系统有公司自产的专用 18F 引导鞘。

2. 装载瓣膜

Sapien 瓣膜的装载与 CoreValve 瓣膜不同,需要一个压缩器,将瓣膜支架卷缩(crpimp)到 CDS 里。其装载过程相对 CoreValve 瓣膜简单(图 1‑6‑26)。Sapien 瓣膜起初将支架装载在 CDS 的球囊上,体积较大(RetroFlex™ 输送系统,图 1‑4‑3A)。新近的 Novaflex(图 1‑4‑3C)和 Novaflex plus(图 1‑4‑3D)系统首先将瓣膜装载在输送外鞘上,等瓣膜到达主动脉根部后,再推送至球囊上,因此体积更小,只有 18F。而 Sapien 3 只有 14F。

3. 输送 CDS

Sapien 瓣膜由于支架更短,所以对瓣膜支架定位精确度要求更高。其 CDS 与 CoreValve 瓣膜不同,含有调弯系统,以帮助将瓣膜支架精确放置在主动脉瓣瓣环处。首先将装载瓣膜的 CDS 经加硬导丝送入引导鞘管(引导鞘管必须放在腹主动脉以上),缓慢前进,一般情况下,CDS 前进会比较顺利,一旦出现阻力,应该在透视下观察 CDS 的情况。若出现这种情况,一般有两个原因(Sapien 瓣膜专用的引导鞘管较软,更容易出现以下情况):一是血管严重狭窄处压迫引导鞘管,使管腔被压瘪。出现这种情况可以把引导鞘后撤 2~3 cm,再推进 CDS。二是体内血管走向弯曲角度较大,使得引导鞘管在体内急剧弯曲或打折。一旦发生这种情况,可以尝试前面的方法,若仍无法通过则需要退出该引导鞘管,换用新的引导鞘管。经过原来引导鞘扩张后的血管扭曲度会下降、柔韧度会增加,换用新的引导鞘后,新的引导鞘在血管内的走向会更光滑,再进入 CDS 往往会顺利通过。如果这两种方法都不能奏效,可换用质地较硬的 Cook 引导鞘管(CoreValve 系统所用的引导鞘)。一旦 CDS 末端已经露出引导鞘管,由于摩擦力下降,术者会感到有种突破感,此过程应避免用力过猛,并在透视下操作,以免损伤主动脉。CDS 在主动脉内前进的过程中,有时会遇到严重的狭窄或者弯曲时会有较大的阻力,此时,应

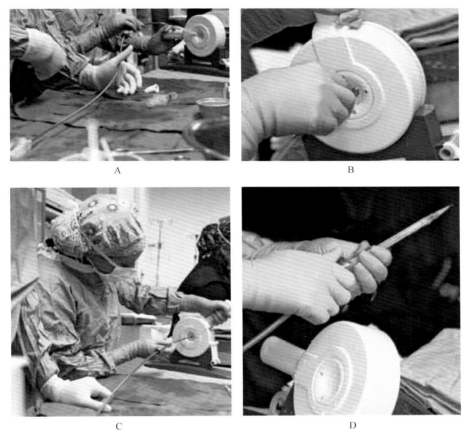

图 1 - 6 - 26　Sapien 瓣膜系统装载过程

A. 将 Sapien 瓣膜以及 CDS 放在压缩器中央的管道位置, 注意瓣膜支架应准确定位在 CDS 相应的位置上;
B、C. 操纵压缩器上的把柄, 将瓣膜压缩在 CDS 上, 此过程压缩器中央管道需要放置一套内径逐步变小的硬管子
支撑中央管道, 使得瓣膜逐步缩小, 而不是一下子缩小到最小内径。D. 压缩完毕后, 检查瓣膜在 CDS 上的位置、
压缩程度及稳固程度

避免粗暴地前行, 可将 CDS 后撤数毫米后, 必要时稍转动 CDS 方向再前行, 但有时需要一起后撤加硬导丝再前行才能奏效。

　　当 CDS 到达主动脉弓后, 应将 DSA 调整至左前斜位(这个体位能更好显示主动脉弓的弯曲度), 并开始缓慢旋转 CDS 上的调弯按钮使得 CDS 适当打弯, 以更好地通过主动脉弓, 然后再推进 CDS。当 CDS 到达升主动脉时, DSA 必须调整到主动脉根部造影体位。在调弯系统打开后, CDS 一般能较容易地跨过主动脉瓣口。但如果加硬导丝嵌顿在半月瓣连接处, 通过瓣膜会有困难。此时, 应该调整或者塑形加硬钢丝, 使之位于瓣口中央再通过 CDS(见本节"二、CoreValve 瓣膜 TAVR 操作步骤及要点")。切勿强行推进 CDS, 以免引起瓣环撕裂或者主动脉夹层。其他方法包括: ① 稍微关闭打弯系统, 调整 CDS 尾端弯曲度。② 在圈套器协助下通过(见本节"二、CoreValve 瓣膜 TAVR 操作步骤及要点");③ 测出 CDS 外套系统 6～8 mm, 这样内芯部分更柔软, 容易跨瓣。需要指出的是, 既往的 RetroFlex 系统瓣膜压缩在球囊上,使得瓣膜相对于 CDS 是外突的,所以在推送 CDS 的时候,摩擦力大,容易受阻于狭窄或瓣口处,新的 Novaflex 系统末端有个鼻头(nose),球囊及瓣膜外有个光滑的外套管,使得 CDS 推进更加顺畅和容易,在减少手术难度的同时也减少了并发症的产生。

4. 释放瓣膜

当 CDS 进入左心室,继续推进,将人工瓣膜送入左心室,然后快速完成以下步骤。首先是回撤 CDS 的外套系统,以减少 CDS 对流出道的梗阻。接着回撤 CDS,调整瓣膜的位置,使其在理想的高度,此时可以放置在无冠窦的猪尾巴导管或者严重的钙化点为参照。精确的定位需要在猪尾巴导管造影或者在经食管心脏超声引导下完成。Sapien 瓣膜支架较短,因此精确定位尤为重要。在瓣膜释放的过程中,即使在快速心室起搏条件下,球囊及人工瓣膜受到血流的冲击,会向主动脉方向移动,而自体的主动脉瓣开关也会导致球囊及人工瓣膜上下移动,这样的净效益一般造成人工瓣膜在释放过程中向主动脉一侧移动 1～3 mm,但偶尔也会向左心室侧移动。瓣膜释放后,流出道侧的支架会缩短,也会使得瓣膜看起来向主动脉侧移位。目前,随着认识的加深,有经验的术者会将瓣膜支架大部分放在瓣环以上(7:3 或者 8:2),这样可以减少传导阻滞的发生。

释放前应该行主动脉根部造影,了解冠状动脉开口的位置,以排除堵塞冠状动脉的可能。一旦精确定位后,Sapien 瓣膜释放过程较为简单,在 10～20 s 内即可完成,过程及原则类似BAV(见本节"二、CoreValve 瓣膜 TAVR 操作步骤及要点")。先暂停呼吸机,消除呼吸对器械移动的影响,然后快速心室起搏,频率在 180～220 次/min,然后迅速扩张、抽瘪球囊以扩张和释放瓣膜,然后回撤 CDS 及停止起搏(图 1-6-27)。应注意主术者、起搏器操纵者、注射器操纵者三者之间的密切配合。需要强调的是,此过程对起搏要求和术者之间协调性要求更

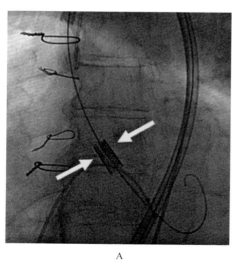 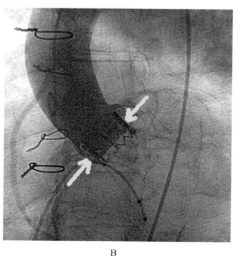

图 1-6-27　Sapien 瓣膜的定位及释放

A. 定好位、释放前瓣膜的位置,瓣膜支架 2/3 在瓣环下(黄色箭头);B. 瓣膜释放后的位置(瓣膜在瓣环中间位置)

高,否则瓣膜及球囊可能由于血流冲击而发生移位。必须保证起搏是稳定的 1:1 夺获,且使得收缩压<50 mmHg,脉压差<10 mmHg。扩张中需要造影以确定瓣膜支架位于理想位置。

瓣膜释放后可能出现以下几种情况或并发症,其处理策略如下。① 严重瓣周漏:出现原因包括瓣膜位置过高或过低,或者瓣膜贴壁不密切。对于前两种情况,如果瓣周漏严重,可以采取"瓣中瓣"技术再置入一个瓣膜,对于后一种情况,采取球囊后扩张技术(一般使用原先释放球囊)解决。② 瓣膜位置过高:手术经验不足时常会导致瓣膜释放位置过高,如果造成严重瓣周漏,可以采取"瓣中瓣"技术再置入一个瓣膜。③ 瓣膜脱落、栓塞:瓣膜释放位置极度过高,造成人工瓣膜向主动脉内漂移。由于导丝、输送系统还在并套在瓣膜中央,瓣膜支架与主动脉同轴且瓣膜是打开的,一般不会造成远端血流堵塞。一旦出现这种情况,可以送入一个扩张球囊把人工瓣膜扩张而贴在主动脉壁上,或者在主动脉置入一个支架,将人工瓣膜打开、贴在主动脉上。④ 冠状动脉堵塞:可以引起血压急剧下降、恶性心律失常。一旦出现这种情况,可以行急诊PCI,在冠状动脉内置入支架,但有时需要急诊外科手术。⑤ 瓣膜位置过低,放入流出道:可产生严重的瓣周漏,可以采取"瓣中瓣"技术再置入一个瓣膜。若产生完全性传导阻滞,需要置入永久起搏器。

(二) 经心尖置入 Sapien 瓣膜系统

经心尖置入 Sapien 瓣膜系统需要外科医生的帮助,最好在杂交手术室里实施。目前TAVR 越来越倾向于经动脉入路,经心尖途径将越来越少。这里只对该技术做简单介绍。目前,经心尖途径已有专用的 CDS 即 Ascendra 2 输送系统(图 1-4-18)。其步骤如下。

(1) 一般准备,包括全麻、放置猪尾巴导管于主动脉根部。

(2) 在左胸壁前外侧、第 5 或第 6 肋间处做一小切口,暴露左心室心尖部(图 1-6-28)。

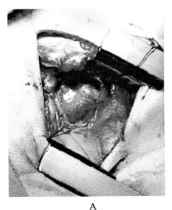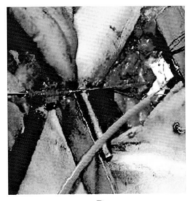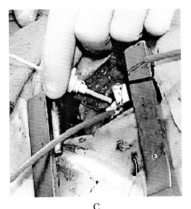

A   B   C

图 1-6-28 心尖区小切口暴露心尖部(A),穿刺心尖部(B),置入6F 动脉鞘(C)

经允许引自:Lichtenstein SV, Cheung A, Ye J, et al. Transapical transcatheter aortic valve implantation in humans:
initial clinical experience. Circulation, 2006;114:591-596.

（3）用0~2号线在心尖部预先做一个荷包并放置心外膜起搏电极。

（4）准备CDS，将Edwards瓣膜卷缩到CDS上。

（5）穿刺心尖部，先插入6F动脉鞘（图1-6-28），送入软导丝跨过主动脉瓣口，然后退出6F鞘，经导丝插入14F软头（30 cm）鞘管，经14F鞘管置入Judkin右冠导管，再将软导丝交换为Amplatz 0.035″×2.6 m加硬硬钢丝至降主动脉。

（6）经14F鞘管放入扩张球囊至主动脉瓣瓣环处，在快速起搏下扩张瓣口。

（7）退出球囊，送入CDS至主动脉瓣口，在主动脉根部造影或超声引导下精确定位。

（8）在快速起搏下，扩张CDS上的球囊，释放瓣膜。

（9）缝合心尖穿刺点，拔除其余鞘管。

手术过程中主要的DSA图像见图1-6-29。

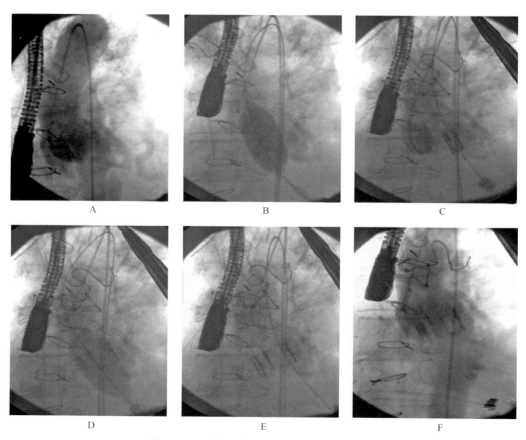

图1-6-29　经心尖置入Sapien瓣膜系统的过程

A. 开始时主动脉根部造影；B. 将加硬导丝放到降主动脉，经加硬导丝将14F动脉鞘经心尖放入左心室，再放入球囊行主动脉瓣成形术；C. 退出球囊，送入装载瓣膜的CDS；D. 扩张CDS上球囊，释放瓣膜；E. 瓣膜支架完全扩开、释放；F. 复查主动脉根部造影，了解瓣膜工作状态。（经允许引自 Lichtenstein SV, Cheung A, Ye J, et al. Transapical transcatheter aortic valve implantation in humans: initial clinical experience. Circulation 2006；114：591-596.）

四、术后监护

即使手术顺利完成,患者术后仍可发生致命性的并发症。因此,患者术后需要送到特定的心脏监护单元进行监护。传统的冠心病监护治疗病房(CCU)在患者血流动力学监测方面具有丰富经验,但在经导管心脏瓣膜治疗(TVT)术后大尺寸穿刺伤口或外科手术伤口处理方面缺少经验。而心外科监护室虽然在伤口处理方面经验较足,但在 TVT 术后急剧的血流动力学改变处理方面也缺少经验。因此,《2017 年经导管主动脉瓣置换团队建设及运行规范中国专家建议》[3] 提出有必要建立一个独立的监护室,将 TVT 患者集中放到该监护室,以丰富医生的临床经验,便于团队人员的培训及处理方案制定。术后(至少 3 天)需要监测生命体征、心律失常的情况,听诊心脏杂音,评估心肺功能,检查神经体征、肢体末端情况及外周动脉,随访肾功能、心肌酶、血常规,必要时复查床旁心脏超声。患者术后可能出现的并发症及其处理策略如下。

1. 心脏传导阻滞

患者术后数小时至数天内仍可以出现传导阻滞,尤其是置入 CoreValve 瓣膜者,因此,需要对患者持续的心电监护(至少 3 日)。术后患者应留置临时起搏器,可将临时起搏器设在较低频率(40~50 次/min)以起到保护作用。患者万一出现持续性或间歇性的Ⅱ度至Ⅲ度房室传导阻滞,观察一段时间仍不能恢复者,需要置入永久心脏起搏器。

2. 室性心律失常

严重室性心律失常发生率为 1%~3%,尤其见于左心室功能不全、心肌缺血、电解质紊乱者。必要时可以静脉用胺碘酮。对于持续性出现恶性心律失常者,可置入 ICD。

3. 心包积液

心包积液、心脏压塞大多在术中发生,但偶尔也会出现在术后。一旦怀疑有心包积液,应立即行床旁心脏超声检查,因为急性心包积液有时是致命的。其发生机制包括加硬导丝导致左心室穿孔、临时起搏电极导致右心室穿孔、主动脉球囊扩张导致主动脉破裂以及经心尖法穿刺处漏血等。一旦明确有心包积液,应该停用抗栓药,予以补液、升压、心包引流,若这些方法仍不能奏效,应该及早行外科心包切开、穿孔缝合术。

4. 急性心肌梗死

TAVR 可导致心肌损伤,术后心肌酶及肌钙蛋白均有轻度的升高。真正的心肌梗死通常发生率小于 1%,临床表现包括心肌酶明显升高及心电图动态变化,其发生机制包括瓣膜钙化斑块脱落到冠状动脉、瓣膜支架或者自体瓣膜堵塞冠状动脉口、冠状动脉内斑块破裂。一旦怀疑有急性心肌梗死,应该行急诊冠状动脉造影,必要时行 PCI 术。

5. 低心排血量、心源性休克

发生原因包括急性心肌梗死、心律失常、心功能恶化、心脏穿孔、瓣膜疾病。治疗策略是针

对病因处理,并予以升压、抗休克治疗,必要时可以进行心脏再同步化治疗或置入主动脉内球囊反搏(IABP)。

6. 血管并发症

包括穿刺血管闭塞、夹层、穿孔、撕裂、血栓栓塞,在经股动脉 TAVR 者中发生率可达 12%。发生的危险因素包括鞘管与入路血管内径不匹配,血管严重钙化、扭曲,或者粥样斑块。在手术结束阶段应该常规性从对侧行入路血管造影,以排除入路血管并发症。术后应注意患者有无肢体缺血的症状,并检查患者远端肢体的温度、皮肤颜色、脉搏情况以及穿刺处有无渗血、血肿,必要时行血管彩超、CT 或者外周动脉造影。处理方法包括外周压迫止血、置入覆膜支架以及外科手术干预。

7. 肾衰竭

肾衰竭是 TAVR 术后死亡风险的一个预测因素。其发生机制包括造影剂肾病、低灌注。术后应监测尿量,随访肾功能,必要时应予水化预防造影剂肾病。一旦出现肾衰竭,可予以乙酰半胱氨酸等保肾治疗,有些患者需要床旁透析治疗。

8. 肺部并发症

TAVR 是在全麻情况下完成的,术中需要人工机械通气。有些患者术后可能不能立刻脱机,需要延长通气时间,特别是年老体弱或者本身肺功能较差者。这些患者术后应该斜躺,以减少肺部并发症的发生。每天应该至少听诊肺部 2 次,以早期发现肺部感染以及肺水肿,必要时行床旁胸片检查。

9. 神经并发症

包括短暂脑缺血发作(TIA)、卒中、延迟性缺血性神经功能障碍等。神经并发症是 TAVR 一个主要的并发症,通常发生在术中,但有些患者发生在术后数小时至数天内。术后患者每天应该至少行一次神经系统的检查,以排除神经并发症。一旦怀疑有该并发症,应该马上行头颅 CT 或 MRI 检查。有些患者术后可能苏醒较慢,此时应该判断是麻醉药物的作用还是脑部并发症导致的,必要时行头颅 CT 检查。通常情况下,很难判断患者神经并发症是由于血栓或者钙化斑块脱落导致的。因此,溶栓治疗的益处难以判断。应该在神经内科医生的协助下制定治疗措施。有些患者还可能出现精神方面的症状,可予以相应的抗精神失常药物。

10. 血液方面并发症及感染

有些患者可能出现血小板减少,发生机制包括肝素诱导血小板减少、应用体外循环机等。可根据情况给予相应治疗,极其严重者应输注血小板。有些患者术后出现发热、感染(肺部、尿路、伤口感染或败血症),应予抗感染治疗。

五、麻醉处理

虽然在一些有经验的心脏中心,TAVR 可以在局麻下完成。但是由于全麻下循环可控性强,同时有利于减少瓣膜释放时体动引起的球囊和瓣膜移位,因此对初步开展 TAVR 的中心,还是建议在全麻下实施 TAVR。麻醉医师在 TAVR 手术中起着不可或缺的作用,是多学科心脏团队(MDHT)的重要成员。TAVR 麻醉方面的处理包括术前评估、术中协作、术后监护三方面[3]。

1. 术前评估

麻醉医师应在术前常规查看患者,通过回顾患者的病史、体格检查、实验室检查及影像学检查,综合了解患者的一般情况、非心脏基础疾病病史及认知能力等,以评估患者麻醉的风险。询问用药史和过敏史,并常规行气管评估。术前用药可以帮助患者缓解入室后麻醉诱导前紧张焦虑的情绪,也可避免患者因心动过速诱发不良心脏事件。

2. 术中协作

对于拟行 TAVR 的患者,需至少开放一条通畅的粗静脉通路(推荐中心静脉置管),同时监测有创血压。术中必要的监测项目包括:心电图、指脉氧饱和度、体温、呼气末二氧化碳分压、中心静脉压、活化凝血时间(active clotting time,ACT)。为了纠正任何可能出现的心律失常,麻醉诱导前需安置好体外心电复律的电极片并连接好备用。刚刚起步的 TAVR 中心,一般推荐实施全身麻醉(单腔气管导管插管)以配合手术。麻醉诱导应做到缓慢平稳,麻醉管理全程尽可能维持正常窦性心律。注意维持足够的前负荷,避免使用扩血管药物,以保证心室充盈压。可小剂量使用去甲肾上腺素或去氧肾上腺素维持体循环阻力,避免低血压,保证肥厚的心肌获得足够灌注。防止心动过速的同时也需避免严重的心动过缓。常用的麻醉药物包括:静脉麻醉药如依托咪酯、异丙酚、氯胺酮,阿片类药物如芬太尼、舒芬太尼、瑞芬太尼(小剂量静脉泵注),吸入麻醉药如七氟醚、地氟醚,肌松剂如罗库溴铵、顺式阿曲库铵等。在使用麻醉药时,一方面考虑 TAVR 患者普遍年龄偏高,另一方面如拟于术毕拔除气管导管,不推荐使用苯二氮䓬类药物。如果选择吸入麻醉药,注意控制药物吸入浓度,避免过度抑制心肌。

在 TAVR 经验丰富的心脏中心,也可选择局部麻醉联合镇静下实施 TAVR。局部麻醉镇静禁用于下列情况:严重的睡眠呼吸暂停、预计困难气管、患者不能平卧、严重的胃食管反流、精神障碍或交流障碍、术中必须使用经食管超声心动图监测等。镇静药物一般选择右美托咪啶持续静脉泵注,在放置股动脉鞘管时可加用小剂量阿片类药物,球囊扩张前根据需要给予异丙酚,以不抑制呼吸为准则。术中可监测脑电双频谱指数(bispectral index,BIS),维持 BIS 在 65~75,手术全程必须严密监测患者的呼吸和循环状况,并做好全身麻醉的准备。如术中出现意外,立即改为全身麻醉。如患者出现舌后坠等上呼吸道梗阻情况,可尝试唤醒或给予口咽通气道开放气道;如出现胸壁僵硬或脉搏血氧饱和度(pulse oxygen saturation,SpO$_2$)明显下降等情况,试行面罩通气,如无明显改善应立即转为全身麻醉。

3. 术后监护

如果选择于全身麻醉下完成手术,则提倡术后早期拔管。建议术后将患者送至监护室看护,监测并记录患者术后恢复情况,包括生命体征、认知功能、容量及出血等情况。床旁连续评估患者心功能恢复情况,严密观察手术入路创口愈合情况,警惕出血、血肿或假性动脉瘤、血栓栓塞的形成。适当的个体化镇痛有助于患者更快恢复。

参 考 文 献

[1] 中国医师协会心血管分会结构性心脏病专业委员会,中华医学会心血管分会结构性心脏病学组.经导管主动脉瓣置换术中国专家共识[J].中国介入心脏病学杂志,2015,23(12):661-667.

[2] Otto CM, Kumbhani DJ, Alexander KP, et al. 2017 ACC expert consensus decision pathway for transcatheter aortic valve replacement in the management of adults with aortic stenosis: a report of the American college of cardiology task force on clinical expert consensus documents [J]. J Am Coll Cardiol, 2017, 69(10): 1313-1346.

[3] 中国医师协会心血管分会结构性心脏病专业委员会,中华医学会心血管分会结构性心脏病学组.经导管主动脉瓣置换团队建设及运行规范中国专家建议[J].中国介入心脏病学杂志,2018,26(1):2-6.

[4] 李明飞,潘文志,张蕾,等.基于单中心经导管主动脉瓣置换术治疗主动脉瓣狭窄初步临床疗效分析[J].中国临床医学,2018,1:5-8.

[5] Webb JG, Pasupati S, Achtem L, et al. Rapid pacing to facilitate transcatheter prosthetic heart valve implantation [J]. Catheter Cardiovasc Interv, 2006, 68(2): 199-204.

[6] McKay RG. The Mansfield Scientific Aortic Valvuloplasty Registry: overview of acute hemodynamic results and procedural complications [J]. J Am Coll Cardiol, 1991, 17: 485-491.

[7] NHLBI Balloon Valvuloplasty Registry. Percutaneous balloon aortic valvuloplasty. Acute and 30-day follow-up results in 674 patients from the NHLBI Balloon Valvuloplasty Registry [J]. Circulation, 1991, 84(6): 2383-2397.

第七节·经心尖 TAVR 操作技巧及临床研究结果

魏来 杨晔

一、概述

经股动脉 TAVR 技术已被广泛应用于外科高危或无法耐受常规手术的患者,但其应用仍有一定的局限性,包括外周动脉入路条件不佳、冠状动脉开口较低、单纯主动脉瓣反流患者等。而经心尖经导管介入主动脉瓣置换术(TA－TAVR)作为另一种重要的瓣膜置入手段,填补并扩充了 TAVR 的适应证。

2006 年 Ye 等报道了首例 TA－TAVR 手术[1],历经 10 余年的发展,特别是近年来新一代带有定位装置的经心尖 TAVR 瓣膜面世,TA－TAVR 技术表现亮眼,多个 TA－TAVR 相关临床试验在全球开展,并显示出良好的安全性及有效性[2,3]。

值得一提的是,2014 年中国自主研发的 J－Valve 瓣膜(苏州杰成医疗科技有限公司)开始 TA－TAVR 上市前的临床研究。作为世界上首款带有分离式定位装置且分步释放的自膨胀式短支架 TAVR 瓣膜,J－Valve 中国临床试验共纳入 107 例高危主动脉瓣病变患者,结果显示手术成功率高达 95.0%,并发症和不良事件发生率低,置入主动脉瓣膜功能良好,并将于近期开始美国及欧洲上市前研究。

二、TA－TAVR 器械

目前市场上最主流的三款 TA－TAVR 器械包括 Sapien 系列瓣膜(Edwards Lifesciences, Irvine, California)、Jena Valve 瓣膜(JVT Research & Development Corporation, Irvine, California)以及中国的 J－Valve 瓣膜。

(1)Sapien 瓣膜系统:属于第一代 TA－TAVR 系统,其经心尖途径的瓣膜与经股动脉途径使用的瓣膜结构完全相同,只是由于置入路径差异,装载时瓣膜朝向相反,整个释放过程类似,适应证也类似。

(2)Jena Valve 瓣膜系统(图 1－7－1):属于第二代 TA－TAVR 系统,由 Hans－Reiner Figulla 医生及 Markus Ferrari 医生共同研发完成。于 2011 年 9 月获得了欧洲 CE 认证用于经心尖途径治疗主动脉瓣狭窄,2013 年成为首个获得欧洲 CE 认证用于治疗主动脉瓣反流的

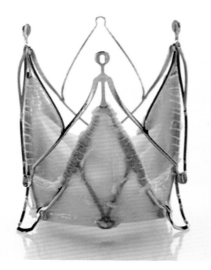
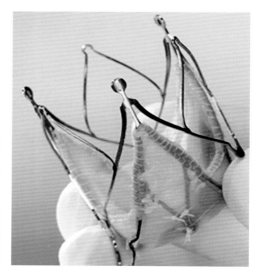

图 1 - 7 - 1　Jena Valve 瓣膜

TAVR 系统。但其后由于设计缺陷暂时退出市场，目前处于重新设计阶段。

（3）J - Valve 瓣膜系统：属于第二代 TA - TAVR 系统，是由中国苏州杰成医疗科技有限公司研发生产的拥有自主知识产权的新一代心脏瓣膜。J - Valve 瓣膜系统由两部分组成：J - Valve™生物瓣膜和 Ausper 置入系统。前者由医用布桶、猪主动脉瓣膜、定位件、支架和缝线扣五部分组成，结构如图 1 - 7 - 2 所示。其中，定位件、支架由形状可记忆性镍钛合金材料制成。目前该瓣膜有 21 mm、23 mm、25 mm、27 mm、29 mm 五个尺寸可供选择。后者由瓣膜装载系统、操作系统和其他附件组成，结构如图 1 - 7 - 3 所示。

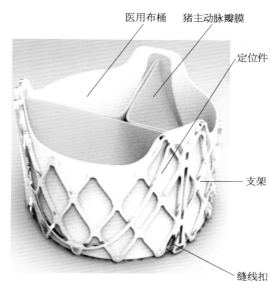

医用布桶　猪主动脉瓣膜

定位件

支架

缝线扣

图 1 - 7 - 2　J - Valve™生物瓣膜

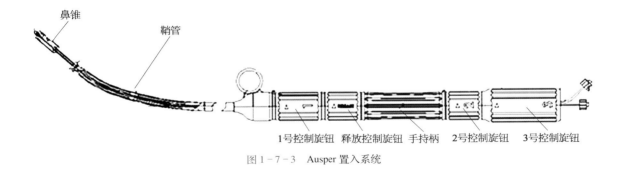

图 1 - 7 - 3　Ausper 置入系统

三、术前评估

经心尖入路 TAVR 的术前心脏影像学评估与经股动脉入路相似,超声心动图和 MDCT 是最主要的评估手段。需要注意的是,TA - TAVR 最理想的瓣膜置入投照角度为同时显示三个主动脉瓣窦且窦底位于同一直线,最理想的心尖穿刺点为主动脉瓣瓣环的中心垂线在心尖的投影点(图 1 - 7 - 4)。因此,通过术前 MDCT 测定最佳投照角度及心尖穿刺点的体表定位,对手术成功实施至关重要。

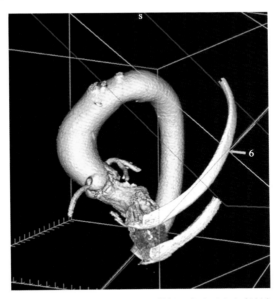

图 1 - 7 - 4　术前 MDCT 预测最佳投照角度及心尖穿刺点

四、操作要点

以使用 J - Valve 瓣膜系统为例简要介绍 TA - TAVR 操作要点。

（1）全麻后结合术前 CT 及经胸超声心动图再次确定心尖对应皮肤切口部位。

（2）经颈静脉或锁骨下静脉置入临时起搏电极至右心室心尖部。

（3）消毒，铺巾，暴露胸部及双侧腹股沟区，穿刺股动脉置入 6F 猪尾巴导管至主动脉根部，全身肝素化至 ACT>250 s。

（4）逐层切开左胸肋间，切口长度为 3~5 cm，悬吊心包，暴露心尖。

（5）用 3-0 聚丙烯滑线两针围绕心尖穿刺点缝两圈荷包呈六边形（图 1-7-5）。

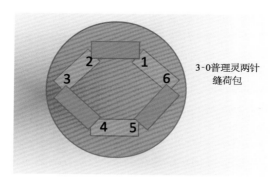

图 1-7-5　两针 3-0 聚丙烯滑线缝六边形荷包

（6）将 C 臂调整至最佳投照角度，调整窗宽大小，确保主动脉根部位于视野中心位置且以能同时观察到心尖穿刺点及升主动脉的最大窗宽为宜。

（7）行主动脉根部造影，观察左心室流出道、主动脉瓣、主动脉窦、左右冠状动脉、升主动脉和主动脉弓等形态，并可于显示屏上标记主动脉窦底、左右冠状动脉开口及升主动脉走行等以供参考（图 1-7-6A）。

（8）经心尖穿刺置入导丝，跨瓣并选择性进入降主动脉膈肌水平以下。如患者以主动脉瓣狭窄病变为主，先沿超硬导丝置入 14F 短血管鞘，导入扩张球囊至主动脉瓣最狭窄处，快速起搏至 180 次/min 扩张狭窄的主动脉瓣口（图 1-7-6B）。待心率血压稳定后以 24F 扩张器反复扩张心尖穿刺点。退出扩张器，沿导丝置入瓣膜输送器，确认瓣膜已完全进入升主动脉后，先旋转 1 号旋钮释放定位件（图 1-7-6C），缓慢后撤输送器将三个定位件拉入主动脉窦内，旋转 2 号旋钮将瓣膜主体降至瓣环水平并造影确认（图 1-7-6D），旋转 3 号旋钮完全打开瓣膜。等待瓣膜充分扩张、位置稳定后，旋转黄色释放旋钮，瓣膜与置入器脱钩。回复各旋钮，移除输送器（图 1-7-6E）。

（9）通过造影及经食管超声心动图评估瓣膜情况（瓣膜位置、瓣周漏、主动脉瓣跨瓣压差等）（图 1-7-6F）。如瓣膜形态不理想或主动脉瓣跨瓣压差较大可以球囊后扩一次（图 1-7-6G），并再次造影评估瓣膜功能情况。

（10）如患者以主动脉瓣反流病变为主，则无须球囊扩张和快速起搏，直接沿导丝扩张心尖穿刺点后按上述流程置入瓣膜。心尖穿刺点严密止血，放置胸腔引流管后关闭胸壁切口，股

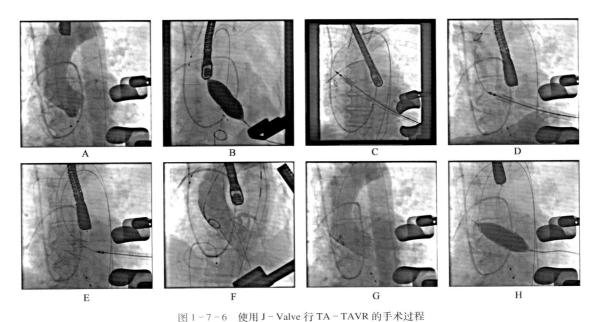

图 1 - 7 - 6　使用 J - Valve 行 TA - TAVR 的手术过程

A. 主动脉根部造影,标记瓣窦最低点;B. 主动脉瓣狭窄患者球囊前扩;C. 释放定位件;D. 定位件下拉至瓣窦,瓣膜进入瓣环平面;
E. 释放瓣膜,输送器撤离;F. 造影评估瓣膜形态及功能;G. 球囊后扩;H. 再次造影评估瓣膜形态及功能

动脉穿刺点压迫止血。

五、TA - TAVR 特点

（1）拓展了 TAVR 手术适应证,治疗单纯主动脉瓣反流病变和无钙化主动脉瓣狭窄安全有效。对于以上两类病变,以往主流的 TAVR 瓣膜都难以准确定位及锚定,容易导致置入瓣膜的移位或中到大量瓣周漏。因此美国及欧洲的瓣膜病相关指南对于以主动脉瓣反流为主（>3+级）或瓣叶无钙化病变的患者均不推荐 TAVR 手术[4,5]。而经心尖途径置入 J - Valve 瓣膜,由于其独特的三个"U"形定位件及分步释放设计,完美解决了这个问题[6-10],并得到中国国家食品药品监督管理总局批准可以用于主动脉瓣反流的治疗。

（2）几乎无外周血管并发症。TA - TAVR 可适用于外周动脉有严重病变而无法行经股动脉 TAVR 手术的患者,如严重髂-股动脉狭窄或畸形、主动脉瘤、主动脉夹层、大动脉炎、白塞病、瓷化主动脉等患者。

（3）瓣膜置入同轴性好,定位准确,瓣膜移位和中度以上瓣周漏发生率低。由于经心尖途径可以非常方便地控制心尖穿刺点与主动脉根部的同轴性,再辅以独特定位件设计,使得瓣膜定位更准确、瓣周漏发生率低,即使是横位心也能保证良好的手术效果。根据 J - Valve 瓣膜中国临床研究 1 年结果提示,术后即时中度以上瓣周漏发生率为 5.71%,术后 30 天及 1 年中度及以上瓣周漏发生率为 0%[9]。

（4）降低辐射总量和造影剂用量。经心尖途径 TAVR 导丝跨瓣时为顺血流方向,特别是对于主动脉瓣钙化严重、瓣口显著狭窄的患者可明显缩短导丝跨瓣时间,减少辐照总量及时间;同时由于瓣膜定位安全准确,无需反复注射造影剂来帮助判断瓣膜位置,笔者通常一次 TA－TAVR 手术总造影剂用量仅需 60~80 ml(碘海醇 350)[8,9],大大减少了造影剂肾功能损害的发生机会。

（5）瓣膜释放过程无需快速起搏,对高危患者更安全。目前绝大多数瓣膜释放过程中都需要快速起搏以实现瓣膜定位的准确性,但有可能增加心肌顿抑的发生率[11]。而经心尖途径置入 J－Valve 瓣膜在释放过程中可做到瓣膜与心脏同步位移,位置相对固定,无需快速起搏的配合。

（6）适用于冠状动脉开口堵塞高危的患者。文献报道 TAVR 手术冠状动脉开口梗阻发生率为 1%~2%,多见于主动脉瓣叶冗长或有大钙化斑块、冠状动脉开口较低(<1 cm)、主动脉窦部较小等高危患者。笔者对 10 余例符合上述条件的高危患者行 TA－TAVR 均安全避开冠状动脉开口,显示出对冠状动脉开口有很好的保护作用(图 1－7－7)[12,13];加上短支架的优势,基本不会对患者今后再次 PCI 治疗产生影响。

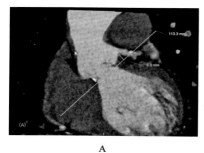 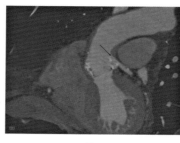 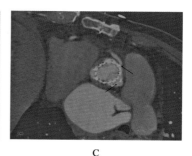

A B C

图 1－7－7 经心尖 TAVR 对冠状动脉开口有很好的保护作用

A. 左冠状动脉开口距瓣环高度仅有 6.9 mm;B. 定位键保护了冠状动脉开口,避免瓣膜堵塞冠状动脉开口;
C. 术后冠状动脉 CTA 提示瓣膜紧靠冠状动脉开口

（7）无需选择大于测量直径的瓣膜型号(oversize),大大降低了瓣环破裂、房室传导阻滞等风险。经心尖 J－Valve 瓣膜的锚定无需依赖支架对瓣环的径向支撑力,因此无需选择比测量直径大的瓣膜,相应降低了瓣环破裂、主动脉夹层、传导束受压等风险,目前国内 TA－TAVR 手术尚无瓣膜相关性夹层或瓣环破裂的报道[9],永久起搏器安装率仅为 4.95%[9]。

（8）瓣膜远期耐久性可能有优势。由于 TA－TAVR 输送系统外鞘较大,无需选择更薄的人工瓣叶材料,也无需过度压缩瓣叶造成损伤,因此与经股动脉置入瓣膜相比,理论上远期瓣叶的耐久性更有优势。这一优势在 TAVR 手术向低危化、年轻化的发展中更有意义。

参考文献

[1] Ye J, Cheung A, Lichtenstein SV, et al. Transapical aortic valve implantation in humans [J]. J Thorac Cardiovasc, 2006, 131: 1194－1196.

[2] Tung M, Wang X, Li F, et al. A versatile transapical device for aortic valvular disease: One-year outcomes of a multicenter study on the J－Valve system [J]. J Cardiol, 2018, 72(5): 377－384.

[3] Zhu L, Guo Y, Wang W, et al. Transapical transcatheter aortic valve replacement with a novel transcatheter aortic valve replacement system in high-risk patients with severe aortic valve diseases [J]. J Thorac Cardiovasc Surg, 2018, 155(2): 588－597.

[4] Holmes DR Jr., Mack MJ, Kaul S, et al. 2012 ACCF/AATS/SCAI/STS expert consensus document on transcatheter aortic valve replacement [J]. J Am Coll Cardiol, 2012, 59: 1200－1254.

[5] Vahanian A, Alfieri O, Andreotti F, et al. Guide-lines on the management of valvular heart disease (version 2012): the Joint Task Force on the Management of Valvular Heart Disease of the European Society of Cardiology (ESC) and the European Association for Cardio-Thoracic Surgery (EACTS) [J]. Eur Heart J, 2012, 42: S1－44.

[6] Zhu D, Hu J, Meng W, et al. Successful transcatheter aortic valve implantation for pure aortic regurgitation using a new second generation self-expanding J－Valve(TM) system — the first in-man implantation [J]. Heart Lung Circ, 2015, 24(4): 411－414.

[7] Zhu D, Chen Y, Zhang J, et al.Transapical implantation of a new second-generation transcatheter heart valve in patients with pure aortic regurgitation: a preliminary report [J]. Interact Cardiovasc Thorac Surg, 2015, 20(6): 860－862.

[8] Wei L, Liu H, Zhu L, et al. A New Transcatheter Aortic Valve Replacement System for Predominant Aortic Regurgitation Implantation of the J－Valve and Early Outcome [J]. JACC Cardiovasc Interv, 2015, 8(14): 1831－1841.

[9] Luo X, Wang X, Li X, et al. Transapical transcatheter aortic valve implantation using the J－Valvesystem: A 1-year follow-up study [J]. J Thorac Cardiovasc Surg, 2017, 154(1): 46－55.

[10] Liu H, Yang Y, Wang W, et al. Transapical transcatheter aortic valve replacement for aortic regurgitation with a second-generation heart valve [J]. J Thorac Cardiovasc Surg, 2018, 156(1): 106－116.

[11] Laborde JC, Brecker SJ, Roy D, et al. Complications at the time of transcatheter aortic valve implantation [J]. Methodist Debakey Cardiovasc J, 2012, 8(2): 38－41.

[12] Qian H, Chen Y, Cheng Z, et al. An alternative solution for patient with high risk of coronary obstruction underwent TAVI procedure using a novel second-generation device — a case series [J]. J Cardiothorac Surg, 2019, 14(1): 47.

[13] Ye J, Lee AJ, Blanke P, et al. The first transapical transcatheter aortic valve-in-valve implantation using the J-valve system into a failed biophysio aortic prosthesis in a patient with high risk of coronary obstruction [J]. Catheter Cardiovasc Interv, 2018, 92(6): 1209－1214.

第八节 · **并发症及其预防**

潘文志 张蔚青 周达新

目前,TAVR 虽然取得突破性进展,其临床疗效业已被许多大型注册研究及 PATRNER 随机对照研究所证明,但该手术风险仍较大,其并发症(尤其是完全性房室传导阻滞和血管并发症)仍较高。TAVR 的高并发症是限制 TVAR 广泛推行的一个主要限制因素,未来我们应该加强研究,以期克服该缺陷。TAVR 的并发症及其处理策略在前面的章节已有涉及。本节在回顾最新文献的基础上,从总体上对 TAVR 的并发症及其预防措施再做一梳理。

TAVR 的常见并发症包括传导阻滞、脑卒中、瓣周漏、冠状动脉阻塞或心肌梗死、局部血管并发症、主动脉夹层、心脏压塞、瓣膜移位或脱落、急性肾损伤等。为了统一各并发症的定义,方便各研究之间的对比,瓣膜学术研究联盟(VARC)发表了 TAVR 临床研究终点标准定义[1]。TAVR 并发症相关研究进展如下。

一、传导阻滞

传导阻滞是 TAVR 最常见的并发症之一。TAVR 可引起左、右束支传导阻滞和房室传导阻滞。由于 Sapien 瓣膜支架较 CoreValve 瓣膜支架短,Sapien 瓣膜支架嵌入左心室流出道的部分非常少,而 CoreValve 支架有相当一部分嵌入左心室流出道。因此,CoreValve 瓣膜比 Sapien 瓣膜更易压迫到传导系统,更易发生传导阻滞[2,3]。CoreValve 瓣膜致需置入起搏器的传导阻滞的发生率可高达 20%~40%,而 Edwards 瓣膜大多<10%。90% 以上的房室传导阻滞发生于 TAVR 术后 1 周内,但有些病例发生在术后 1 个月至半年内[4]。研究显示,TAVR 传导阻滞发生的危险因素包括术前存在右束支传导阻滞、支架嵌入左心室流出道的深度(>6 mm)及直径、术前 QRS 波宽度、室间隔厚(>17 mm)、既往有心肌梗死[3,4]。避免将瓣膜支架放得太低、避免选择直径过大的瓣膜、对已存在右束支传导阻滞的患者选用 Sapien 瓣膜等措施,可减少这一并发症的发生。另外,一项研究显示 TAVR 手术导致的传导异常 46% 发生在球囊扩张时,提示选择内径适当偏小的球囊可能减少传导阻滞的发生[5]。研究显示,置入心脏起搏器可能影响 TAVR 患者的预后[6]。

二、瓣周漏

TAVR 术后,几乎所有的患者会存在着不同程度的瓣周漏(有些患者存在瓣膜反流),但绝大多数的患者为轻微至轻度的反流且不会随着时间延长而恶化。随着瓣膜支架的内皮化及瓣环钙化的进展,瓣周漏可能会逐渐减轻。然而,PARTNER-A 研究 2 年随访的结果显示,术后瓣周漏是影响患者生存率的主要因素[7]。使用球囊再扩张瓣膜支架可以减少瓣周漏,但有些病例扩张后可能仍存在严重瓣周漏,可再次置入瓣膜支架("瓣中瓣"技术)来纠正,也可以使用封堵器进行封堵[8]。TAVR 导致瓣周漏的相关因素包括自体瓣膜过度钙化、人工瓣膜尺寸过小以及人工瓣膜深度不合适。研究显示,术后瓣周漏的程度与主动脉瓣膜的钙化严重程度明显相关,而与钙化的空间分布无关;此外,瓣膜钙化程度高的患者更需要置入后球囊扩张[9]。严重钙化的瓣膜组织质地较硬,球囊扩张后可能不能使其变平而仍有残余部分突向主动脉管腔,因此,置入的瓣膜支架不能很好地贴壁,更易出现瓣周漏。新型的瓣膜在设计上对人工瓣膜裙边进行优化,使之能更好地贴壁,有望减少瓣周漏。Détaint 还发现,瓣周漏的发生与人工瓣膜的覆盖指数[cover index,覆盖指数=(人工瓣膜直径−经食管超声测得的瓣膜直径)/人工瓣膜直径×100%]相关(覆盖指数越低越易发生,覆盖指数>8%患者均未发生瓣周漏),提示置入瓣膜过小可导致瓣周漏,选择合适型号的瓣膜支架可减少瓣周漏的发生[10]。人工瓣膜上有裙边,可以防止瓣周漏,但是裙边高度只有 12 mm 左右,瓣膜放置过高或过低,使得裙边不能封闭瓣环,可引起瓣周漏。近年来,通过使用新型设计的经导管置入的心脏瓣膜,以及对优化瓣膜大小、裙边及置入技术理解的加深,瓣周漏的发生率显著降低。2017 年公布的 SURTAVI 及 PARTNER Ⅱ 研究中,中至重度瓣周漏发生率分别为 5.4% 和 3.7%。

三、脑卒中

TAVR 术后 30 天脑卒中发生率为 3.3%±1.8%,1 年内发生率为 5.2%±3.4%[11]。TAVR 术后 30 天内发生的脑卒中明显增加患者的死亡率[11]。新近研究使用 MRI 扫描 TAVR 术后患者头颅后发现,70%~80% 患者术后出现缺血性脑损伤,尽管大部分损伤不引起临床症状[12]。如前所述,一些研究显示 TA-TAVR 发生脑卒中的可能性更低,许多专家因此认为 TAVR 相关的脑卒中是输送系统经过主动脉时损伤主动脉导致主动脉粥样斑块脱落引起的。然而,PARTNER-A 研究中[13],TA-TAVR 与经股动脉 TAVR 具有相同的脑卒中发生率,因此,有些专家认为脑卒中产生的原因还可能为球囊扩张使得主动脉瓣上钙化物质脱落造成。关于 TAVR 相关脑卒中产生的机制有待于今后进一步的研究。为了减少 TAVR 脑卒中发生,一些血栓保护装置如 Embrella、TriGuard、Sentinel 和 Embol-X 已相继被发明并相继展开各自临床试验。目前所公布的部分结果显示,通过 MRI 发现血栓保护装置在减少无症状性脑缺血损害方面有益,但并未减少新发损害及脑神经不良事件[14]。另外,置入的瓣膜及支架仍有发生附壁血栓的可能,因此,TAVR 术后数月内仍有发生脑卒中可能。为了减少血栓形成及脑卒中发生,TAVR 术后 3~6 个月应进行双联抗血小板治疗。

四、局部血管并发症

局部血管并发症(尤其是经股动脉途径)也是常见的并发症。先前使用 21F 甚至更大的动脉血管鞘及输送系统时,由于创口较大,血管并发症较高。随着 18F 甚至是 14F 输送系统的研发和采用,该并发症发生率明显减低[15]。需要提到的是,目前研发的血管缝合装置(prostar closure device)使用简便,不像先前那样需要外科医生切开缝合,心内科医生即可完成动脉血管闭合。荟萃分析研究显示[16],经股动脉途径 TAVR 术的局部血管并发症相当一部分是由于血管缝合装置使用失败导致的,大型号的输送鞘管、女性、血管过细(鞘管/血管面积比>1.05)是局部血管并发症的主要影响因素[17]。随着术者经验的积累、某些技巧的采用及输送系统的改进,该并发症已逐渐减少。

五、冠状动脉阻塞及心肌梗死

几乎所有 TAVR 患者均会出现心肌损伤,但只有极少数患者(<1%)出现心肌梗死[18,19]。冠状动脉阻塞及心肌梗死是 TAVR 严重的并发症。TAVR 冠状动脉阻塞的主要机制是钙化的自体瓣膜上翻堵住冠状动脉口。此外,瓣膜支架(特别是 Sapien 瓣膜)放置过高,可使裙边挡住冠状动脉窦口,也可引起冠状动脉阻塞及心肌梗死。TAVR 术时应该避免将瓣膜放置过高,并应行主动脉造影,确认瓣膜不阻挡冠状动脉入口。另外,术前应测量主动脉窦宽度(应>30 mm)、高度以及冠状动脉高度(应>12 mm),对于解剖结构不合适的患者应避免行 TAVR 术。研究显示,冠状动脉高度<12 mm、主动脉窦内径<30 mm、使用球囊扩张瓣膜或外科生物瓣者是发生冠状动脉阻塞危险的预测因素[19]。

六、血栓

虽然临床上 TAVR 术后显著的瓣膜血栓是罕见的,但在 TAVR 随机试验中报道了亚临床小叶血栓形成。后来经过一系列的登记研究发现,这是在所有经导管和外科换瓣术后一个常见的影像学表现[20],其发生率已达到 10%~15%,且在任何类型的经导管心脏瓣膜术后 1~3 个月均可能被发现。亚临床小叶血栓可通过 MDCT 发现,与经食管超声心动图检查具有高度的一致性。需注意的是,低密度的小叶增厚的 CT 特征与瓣叶活动减弱相关。这两点表现对于诊断亚临床小叶血栓形成有重要价值。尤其是平均跨瓣压差≥20 mmHg 及瓣叶增厚同时出现对瓣膜血栓形成的诊断特异性高达 94%[21]。在 2017 年 AHA/ACC《心脏瓣膜病管理指南》更新中,新增加了对于出血风险较低的行 TAVR 手术患者,术后至少使用 3 个月的维生素 K

拮抗剂（VKA）使 INR 达到 2.5 的推荐（Ⅱa，B）。

七、其他并发症

大型临床研究显示，TAVR 心包积液的发生率为 15%～20%，心脏压塞发生率为 2% 左右。TAVR 最易引起心脏压塞的步骤是进输送鞘、置入瓣膜时[22]。此时加硬导丝受到向前的冲力可能刺破左心室。因此应将加硬导丝头端塑形使其在左心室内形成圆圈以减少冲力，进输送鞘管时应固定好加硬导丝。直头导丝进左心室时，应避免用力过猛，否则可引起主动脉窦部或者左心室穿孔。主动脉夹层、撕裂是 TAVR 致命的并发症。准确地测量主动脉瓣瓣环的大小、使用相对小号的扩张球囊（特别是后扩张时勿过分追求完美使用过大球囊）可避免这一并发症的发生。急性肾功能损害也是 TAVR 常见的并发症，并且其与患者预后相关[23]。随着技术的成熟，瓣膜的脱落及移位目前已很少见，避免选择过小的瓣膜支架可以有效地防止该并发症的发生。

八、死亡原因分析

一项纳入 1 223 例患者的荟萃分析显示[24]，术中出现死亡的为 28 例（2.3%），术后 1 个月内出现死亡的为 119 例（9.7%）。术中常见的死亡原因为心脏压塞（39%）、心力衰竭（21%）、心脏骤停（18%）、血管意外或出血并发症（18%）。术后 1 个月内，心力衰竭与多器官功能衰竭为最常见的死因，占所有死因的 24%；猝死或心脏骤停为 17%；血管意外及出血并发症为 17%；脑血管意外为 11%；败血症为 11%；心脏压塞为 10%。在术后 1 个月内因心源性死亡的患者较术后 1 个月后的多（56% vs. 34%，$P=0.000\,1$）。CoreValve 瓣膜与 Edwards 瓣膜相比，1 个月内因血管意外或出血并发症导致死亡的患者比例更低（3% vs. 22%，$P=0.019$）；而心脏压塞（26% vs. 6%，$P=0.019$）和主动脉关闭不全比例（10% vs. 0%，$P=0.03$）却较高。

九、学习曲线

和其他的新技术一样，TAVR 也存在学习曲线。研究显示，随着术者经验的积累（完成 20～25 例 TAVR），手术操作时间、X 线曝光时间会明显缩短，患者的生存率明显提高，并发症明显减少[25]。

参 考 文 献

[1] Leon MB, Piazza N, Nikolsky E, et al. Standardized endpoint definitions for transcatheter aortic valve implantation clinical trials：a

consensus report from the Valve Academic Research Consortium [J]. Eur Heart J, 2011, 32(2): 205 – 217.

[2] Kappetein AP, Head SJ, Généreux P, et al. Valve Academic Research Consortium – 2. Updated standardized endpoint definitions for transcatheter aortic valve implantation: the Valve Academic Research Consortium – 2 consensus document [J]. J Thorac Cardiovasc Surg, 2013, 145(1): 6 – 23.

[3] Godin M, Eltchaninoff H, Furuta A, et al. Frequency of conduction disturbances after transcatheter implantation of an Edwards Sapien aortic valve prosthesis [J]. Am J Cardiol, 2010, 106(5): 707 – 712.

[4] Bleiziffer S, Ruge H, Hörer J, et al. Predictors for new-onset complete heart block after transcatheter aortic valve implantation [J]. JACC Cardiovasc Interv, 2010, 3(5): 524 – 530.

[5] Erkapic D, De Rosa S, Kelava A, et al. Risk for permanent pacemaker after transcatheter aortic valve implantation: a comprehensive analysis of the literature [J]. J Cardiovasc Electrophysiol, 2012, 23(4): 391 – 397.

[6] Jørgensen TH, De Backer O, Gerds TA, et al. Mortality and Heart Failure Hospitalization in Patients With Conduction Abnormalities After Transcatheter Aortic Valve Replacement [J]. JACC Cardiovasc Interv, 2019, 12(1): 52 – 61.

[7] Kodali SK, Williams MR, Smith CR, et al. Two-year outcomes after transcatheter or surgical aortic-valve replacement [J]. N Engl J Med, 2012, 366(18): 1686 – 1695.

[8] Gafoor S, Franke J, Piayda K, et al. Paravalvular leak closure after transcatheter aortic valve replacement with a self-expanding prosthesis [J]. Catheter Cardiovasc Interv, 2014, 84(1): 147 – 154.

[9] John D, Buellesfeld L, Yuecel S, et al. Correlation of Device landing zone calcification and acute procedural success in patients undergoing transcatheter aortic valve implantations with the self-expanding CoreValve prosthesis [J]. JACC Cardiovasc Interv, 2010, 3(2): 233 – 243.

[10] Détaint D, Lepage L, Himbert D, et al. Determinants of significant paravalvular regurgitation after transcatheter aortic valve: implantation impact of device and annulus discongruence [J]. JACC Cardiovasc Interv, 2009, 2(9): 821 – 827.

[11] Eggebrecht H, Schmermund A, Voigtländer T, et al. Risk of stroke after transcatheter aortic valve implantation (TAVR): a meta-analysis of 10,037 published patients [J]. EuroIntervention, 2012, 8(1): 129 – 138.

[12] Ghanem A, Müller A, Nähle CP, et al. Risk and fate of cerebral embolism after transfemoral aortic valve implantation: a prospective pilot study with diffusion-weighted magnetic resonance imaging [J]. J Am Coll Cardiol, 2010, 55: 1427 – 1432.

[13] Leon MB, Smith CR, Mack M, et al. Transcatheter aortic-valve implantation for aortic stenosis in patients who cannot undergo surgery [J]. N Engl J Med, 2010, 363: 1597 – 1607.

[14] Lansky AJ, Schofer J, Tchetche D, et al. A prospective randomized evaluation of the TriGuard™ HDH embolic DEFLECTion device during transcatheter aortic valve implantation: results from the DEFLECT III trial [J]. Eur Heart J, 2015, 36(31): 2070 – 2078.

[15] Van Mieghem NM, Nuis RJ, et al. Vascular complications with transcatheter aortic valve implantation using the 18 Fr Medtronic CoreValve System: the Rotterdam experience [J]. EuroIntervention, 2010, 5(6): 673 – 679.

[16] Sharp AS, Michev I, Maisano F, et al. A new technique for vascular access management in transcatheter aortic valve implantation [J]. Catheter Cardiovasc Interv, 2010, 75(5): 784 – 793.

[17] Van Mieghem NM, Tchetche D, et al. Incidence, predictors, and implications of access site complications with transfemoral transcatheter aortic valve implantation [J]. Am J Cardiol, 2012, 110(9): 1361 – 1367.

[18] Rodés-Cabau J, Gutiérrez M, Bagur R, et al. Incidence, predictive factors, and prognostic value of myocardial injury following uncomplicated transcatheter aortic valve implantation [J]. J Am Coll Cardiol, 2011, 57(20): 1988 – 1999.

[19] Ribeiro HB, Webb JG, Makkar RR, et al. Predictive factors, management, and clinical outcomes of coronary obstruction following transcatheter aortic valve implantation: insights from a large multicenter registry [J]. J Am Coll Cardiol, 2013, 62(17): 1552 – 1562.

[20] Jilaihawi H, Asch FM, Manasse E, et al. Systematic CT Methodology for the Evaluation of Subclinical Leaflet Thrombosis [J]. JACC Cardiovasc Imaging, 2017, 10(4): 461 – 470.

[21] Spartera M, Ancona F, Barletta M, et al. Echocardiographic features of post-transcatheter aortic valve implantation thrombosis and endocarditis [J]. Echocardiography, 2017.

[22] Grube E, Schuler G, Buellesfeld L, et al. Percutaneous aortic valve replacement for severe aortic stenosis in high-risk patients using the second-and current third-generation self-expanding CoreValve prosthesis: device success and 30-day clinical outcome [J]. J Am Coll Cardiol, 2007, 50: 69 – 76.

[23] Elhmidi Y, Bleiziffer S, Piazza N, et al. Incidence and predictors of acute kidney injury in patients undergoing transcatheter aortic valve implantation [J]. Am Heart J, 2011, 161(4): 735 – 739.

[24] Moreno R, Calvo L, Salinas P, et al. Causes of peri-operative mortality after transcatheter aortic valve implantation: a pooled analysis of 12 studies and 1223 patients [J]. J Invasive Cardiol, 2011, 23(5): 180 – 184.

[25] Wendt D, Eggebrecht H, Kahlert P, et al. Experience and learning curve with transapical aortic valve implantation [J]. Herz, 2009, 34(5): 388 – 397.

第九节 · **TAVR 中国现状(2017 年)**

潘文志 周达新 葛均波

近年来,心脏瓣膜疾病介入领域发展迅速,成为心血管病学发展最为迅速的几个方向之一。其中,经导管主动脉瓣置换术(TAVR)进展最快,技术最为成熟。TAVR 在全世界范围内已累计进行 30 万例以上,在国外某些心脏中心早已成为常规的治疗手段。我国目前 TAVR 正进入快速发展阶段,本文对我国 TAVR 的现状做一总结。

一、国内外现状比较

1. 国外概况

基于越来越多令人鼓舞的研究结果,目前国外指南已将 TAVR 推荐为外科手术禁忌、高危及中危主动脉瓣狭窄(AS)患者的一线治疗手段[1-3]。一些 TAVR 的器械已获得美国食品药品监督管理局(FDA)的审批。爱德华公司的 Sapien 瓣膜及美敦力公司的 CoreValve 瓣膜已相当成熟,两者在全世界各有 15 万例以上的应用。一些新型瓣膜也已获得欧洲 CE 认证。TAVR 技术越发成熟,手术并发症在逐渐下降,围手术期死亡率已降至 1% 左右[4]。在欧美等技术成熟地区,TAVR 已成为常规治疗手段,在某些心脏中心 TAVR 已占到所有主动脉瓣置换的 50%。

虽然 TAVR 出现已有 15 年之久,但它仍然是一项相对年轻的技术,正在不断发展和完善之中。第一代主动脉瓣主要包括美敦力公司的 CoreValve 瓣膜和爱德华公司的 Sapien 及 Sapien-XT 瓣膜。CoreValve 瓣膜由镍钛合金支架和猪心包瓣膜构成,为自膨胀式瓣膜。Sapien 系列瓣膜由钴铬合金及牛心包瓣膜构成,为球囊扩张式瓣膜。第一代瓣膜输送系统尺寸比较大,基本为 18F 或以上;没有防瓣周漏设计,瓣周漏发生概率比较高;不可回收,不可调整位置,一旦放置位置错误或者出现并发症,几乎无逆转可能。笔者将第二代介入性主动脉瓣膜定义为"具有防瓣周漏、可回收、小输送系统(<18F)或者自动定位等两个以上特性的瓣膜"。相对于第一代瓣膜,目前第二代瓣膜有所改进,并已获得较大规模的临床研究数据的支持。Sapien 3(爱德华)、Evolut R(美敦力)、Centera(爱德华)、Accurate neo(Symetis)、Portico(波士顿科学公司)、Direct Flow、Lotus 瓣膜等为较成熟的第二代瓣膜(表 1-4-2)已做明显改进,已攻克了瓣周漏及不可回收的问题,输送系统尺寸进一步缩小,有些瓣膜具有自动定位的功能。目前较大样本临床试验证实新一代的瓣膜并发症发生率明显下降,手术安全性明显

提高,为 TAVR 向外科手术低危患者迈进创造了技术条件。

2. 国内概况

我国 TAVR 发展相对滞后。2007 年,海军军医大学(原第二军医大学)附属长海医院秦永文教授和江苏省人民医院孔祥清教授团队开始瓣膜支架的研制和动物实验研究,并最终取得动物实验的成功[5,6]。2010 年 10 月 3 日,复旦大学附属中山医院葛均波院士成功实施国内首例人体 TAVR[7],开创了我国经导管心脏瓣膜置换的先河。此后,北京阜外心血管病医院、北京 301 医院、海军军医大学附属长海医院、浙江大学附属第二医院、四川华西医院等医院也相继开展了 TAVR 术。这些医院起先使用的都是国外的瓣膜,除海军军医大学附属长海医院使用 Edwards Sapien 球囊扩张式瓣膜外,其余医院使用的都是美敦力公司的 CoreValve 自膨胀式瓣膜。2012 年 9 月,北京阜外心血管病医院首次使用国产瓣膜(Venus - A)成功进行 TAVR,并启动了该瓣膜临床注册研究,标志着 TAVR 瓣膜国产化时代的到来[8]。

目前全国有 10 多个省市、40 家医院共完成 900 余例 TAVR 手术。其中,北京阜外心血管病医院、浙江大学附属第二医院、四川华西医院、复旦大学附属中山医院这四家医院手术量较大,累计病例均超过 100 例,是比较成熟的 TAVR 中心。目前国内 TAVR 所使用的瓣膜包括 CoreValve 瓣膜(约 100 例)、Edwards Sapien - XT(50 例)、Venus - A 瓣膜(约 400 例)、J - Valve(约 200 例)、VitaFlow - Valve(约 140 例)、Lotus(约 40)、Taurus One(10 例)。

二、国内 TAVR 的特点

1. 患者特点不同于西方人群

相对于西方,我国 TAVR 的候选患者和西方国家存在着一些差异:① 二叶主动脉瓣比例较高。各大心脏中心经验显示,我国 TAVR 候选患者及完成的病例中,二叶主动脉瓣占到 50% 左右。② 主动脉瓣钙化程度较高。我国 TAVR 候选病例中,钙化程度明显高于西方人群。Jilaihawi H 等将我国 TAVR 候选病例和洛杉矶 TAVR 候选病例进行计算机断层扫描造影(CTA)结果比较,发现我国 TAVR 病例主动脉瓣钙化程度是西方人群的 3 倍(421 mm³ vs. 142 mm³)[9]。因此,针对我国人群设计的 TAVR 瓣膜应该注意到这一特点,其流入区的径向支撑力应该足够。③ 主动脉瓣反流多于主动脉瓣狭窄。我国主动脉瓣疾病流行病学特点可能不同于国外:国外是主动脉瓣狭窄比主动脉瓣反流发病率高,我国则是主动脉瓣反流比主动脉瓣狭窄常见[10-12]。④ 股动脉内径较细。相对于西方患者,我国患者身材较矮小,股动脉也较细。Jilaihawi H 等将我国 TAVR 候选病例和洛杉矶 TAVR 候选病例进行 CTA 结果比较,发现我国候选病例股动脉平均内径为 6.5 mm,而洛杉矶 TAVR 候选病例股动脉平均内径为 7.8 mm[9]。而目前的瓣膜系统对股动脉内径要求为 6.0 mm 以上,这样导致部分患者不能经股动脉途径行 TAVR。经颈动脉途径 TAVR 在我国患者中可能具有较大应用价值[13]。复旦大学附属中山医院心内科已完成 11 例经颈动脉途径 TAVR，显示该技术对我国患者的安全性和有效性。

2. 二叶主动脉瓣、反流经验领先世界

由于二叶主动脉瓣狭窄非常常见，国内医院在二叶主动脉瓣的 TAVR 方面积累了丰富经验，在世界上处于领先地位。目前就各大心脏中心的经验来看，二叶主动脉瓣和三叶主动脉瓣 TAVR 效果并无太大差异[14,15]。因此，《经导管主动脉瓣置换术中国专家共识》将二叶主动脉瓣作为 TAVR 的相对适应证，建议：二叶主动脉瓣伴重度钙化性狭窄，外科手术禁忌、存在主动脉瓣狭窄相关症状、预期术后寿命超过 1 年、解剖上适合 TAVR，可在有经验的心脏中心尝试 TAVR[16]。由于在二叶主动脉瓣积累较多经验，陈茂等提出了二叶主动脉瓣新分型[17]。国产 J－Valve 瓣膜也可以治疗主动脉瓣反流，所以在其临床试验中，相当比例的患者是主动脉瓣反流。我国在主动脉瓣反流 TAVR 方面积累了较多经验，处于世界先进地位[18]。《经导管主动脉瓣置换术中国专家共识》也指出，单纯性主动脉瓣反流将来也可能是 TAVR 的适应证[16]。

3. 国产瓣膜成为主流

目前国内完成的病例中，绝大多数使用的是国产瓣膜，国产瓣膜已成为国内 TAVR 的主流器械。Venus－A 瓣膜和 J－Valve 于 2017 年 5 月获得国家食品药品监督管理总局（CFDA）批准上市，这两个瓣膜已在全国进行商业化推广应用。VitaFlow－Valve 瓣膜已经完成临床注册认证研究，Tarus One 完成了 I 期临床研究，这两个瓣膜有望在未来几年获得批准上市。国外 Sapien－XT 瓣膜刚开始临床注册研究，其上市计划较国产瓣膜明显缓慢。因此，相信今后几年，国产瓣膜将仍是国内 TAVR 的主流产品。

三、国产瓣膜特点及临床评价

1. Venus－A 瓣膜

Venus－A 瓣膜是杭州启明医疗器械公司研发的自膨胀式瓣膜。人工瓣膜由三片裙体、三个瓣叶缝制成一体，最后将特殊加工的猪心包缝制在镍钛合金支撑架上而成。裙体距流入区底端处有三个显影点，便于瓣膜在术中定位。裙体部分采用全覆膜设计，有效地减少周漏，主要起血流导向及支撑作用。人工瓣膜部分采用吊索式设计，大大增加了瓣膜的疲劳寿命，增大了有效开口面积。由于人工瓣膜处于自生瓣之上（又称环上瓣），能更好适应各种形态的瓣膜，保证瓣膜功能[11]。与国外 CoreValve 瓣膜比较，Venus－A 瓣膜流入区底端径向支撑力更大，可适合高主动脉瓣钙化程度较大的患者。Venus－A 注册研究数据中，共纳入 101 例患者，平均年龄为 75.86 岁±6.45 岁，STS 评分为 6.68 分±3.72 分，手术成功率为 94.1%，30 天死亡率为 3.0%，起搏器置入率为 18.8%。该瓣膜于 2017 年 5 月获得 CFDA 批准上市，已在全国进行商业化应用。Venus－A 是国内目前应用最为广泛的瓣膜，其安全性和有效性已经

过临床的验证[19]。

2. J-Valve

J-Valve 经心尖主动脉瓣膜系统是由苏州杰成医疗科技有限公司研发的,是一种自膨胀式瓣膜,支架较短。其最大特点是在支架外面有 3 个锚定脚,手术时,将瓣膜系统穿心尖经左心室放至升主动脉,然后将其拉向主动脉窦,3 个锚定脚将自动卡在主动脉瓣底部。这样瓣膜就具有自动定位的功能,不需要医生去寻找主动脉瓣环、定位瓣膜。同时,因为具有锚定脚,该瓣膜除了可以治疗主动脉瓣狭窄,也可以治疗主动脉瓣反流[18]。2014 年 3 月,该瓣膜在四川华西医院成功完成人体首例置入。J-Valve 中国注册临床研究纳入 107 例患者,年龄为 74.4 岁±5.2 岁,EuroScore 为 27.5 分±8.3 分,30 天心源性死亡率为 2.8%,起搏器置入率为 2.8%。该瓣膜于 2017 年 5 月获得 CFDA 批准上市,已在全国进行商业化应用。目前,Venus-A 瓣膜主要在心内科应用,而 J-Valve 主要在心外科应用。

3. VitaFlow-Valve

VitaFlow-Valve 是上海微创医疗器械(集团)有限公司研发的自膨胀式介入性主动脉瓣膜。人工瓣膜由抗钙化的牛心包制成,缝制在镍钛合金支撑架上。镍钛合金支架较为稀疏,使得其更容易通过主动脉弓,不容易引起冠状动脉堵塞。流入区的裙边翻折至外面,使得其更好地防止瓣周漏。其释放系统采用电动释放,更容易操作,术者可以同时释放瓣膜和固定钢丝,手术协调性更好。该瓣膜于 2014 年 9 月在复旦大学附属中山医院首次完成置入,并由该医院牵头启动了多中心临床试验。目前临床注册研究已完成。初步研究结果良好,瓣膜表现令人满意,预计即将有望得到 CFDA 的审批。研究共纳入 110 例患者,平均年龄为 77.8 岁±4.8 岁,STS 评分为 8.5 分±4.1 分,30 天全因死亡率为 1.8%,起搏器置入率为 16.4%,中度以上瓣周漏发生率为 2.0%。

4. 国产新一代瓣膜

在研的新一代国产瓣膜中,杭州启明医疗器械公司预装的干瓣 Venibri 已完成 FIM 研究,证实了技术的可行性。该瓣膜手术使用更方便,无需装载瓣膜,便于紧急抢救时用。同时,可使输送系统更小。VitaFlow 瓣膜的二代产品在输送鞘管上做了改进,具有瓣膜可回收及鞘管调弯功能,即将进入临床试验。这些新的瓣膜将使我国 TAVR 更安全、广泛地推广。J-Valve 瓣膜经股动脉置入的型号也在研发中。

四、存在的问题及解决策略

目前,我国 TAVR 存在以下几个问题:① 器械昂贵。虽然国产器械已上市,但价格昂贵,国内大多数患者承受不起,故限制其在国内大面积推广。② 技术推广难度高。TAVR 手术较为复杂,风险高,需要多团队协助,资质要求高,技术推广有一定难度。③ 社会认知度不够。

由于手术对象都是高龄患者，许多患者及家属要么认为患者寿命已足，要么认为手术风险大更愿意选择保守治疗。④ 器械不够完善。目前国内上市的器械尚属于第一代瓣膜的范畴，不具有可回收和防瓣周漏的功能，输送系统仍较大。大面积推广具有较大挑战性。

针对这些问题，我们可采取的策略如下：① 加大器械研发，使得器械更多样化、竞争化，促使器械纳入医保，以降低器械的费用。② 加大技术培训及相关人才培养；③ 加大宣传，提高医生及社会对 TAVR 的认知度；④ 出台相关指导性文件，规范技术使用，布局资质认证，防止滥用。

五、总结及展望

目前，国产瓣膜已获批上市，TAVR 在我国已经进入高速发展阶段。我国主动脉瓣疾病患者的特点与西方患者有些不同，我国二叶主动脉瓣及反流治疗经验领先世界。数个国产瓣膜的安全性及有效性已被临床试验证实，它们将是我国 TAVR 的主流器械，但它们还有待改进的空间。现阶段在我国大面积推广 TAVR 仍存在一些限制，我们可采取一系列策略促进 TAVR 在我国的发展。我国有数百万的主动脉瓣疾病患者[20]，TAVR 是一种前景广阔的革命性新技术。和世界潮流一样，TAVR 必将在我国蓬勃发展，成为我国老年主动脉瓣疾病患者主要的治疗手段，二叶主动脉瓣、单纯性主动脉瓣反流以及中低危患者[21]将是我国 TAVR 适用人群。

参 考 文 献

[1] Nishimura RA, Otto CM, Bonow RO, et al. 2017 AHA/ACC Focused Update of the 2014 AHA/ACC Guideline for the Management of PatientsWith Valvular Heart Disease: A Report of the American College of Cardiology/American HeartAssociation Task Force on Clinical Practice Guidelines [J]. J Am Coll Cardiol, 2017, 70(2): 252-289.

[2] Nishimura RA, Otto CM, Bonow RO, et al. 2014 AHA/ACC guideline for the management of patients with valvular heart disease: a report of the American College of Cardiology/American Heart Association Task Force on Practice Guidelines [J]. J Am Coll Cardiol, 2014, 63(22): 2438-2488.

[3] 2017 ESC/EACTS Guidelines for the management of valvular heart disease [J]. European Heart Journal, doi: 10.1093/eurheartj/ehx391.

[4] Thourani VH, Kodali S, Makkar RR, et al. Transcatheter aortic valve replacement versus surgical valve replacement in intermediate-risk patients: a propensity socre analysis [J]. Lancet, 2016, 387(10034), 2218-2225.

[5] 顾明标,白元,宗刚军,等.带瓣膜主动脉瓣支架的研制及体外经导管植入实验[J].第二军医大学学报,2009(02): 117-119.

[6] 宋艳斌,蔡菁,孙伟,等.经导管人工生物主动脉瓣膜置换动物实验.南京医科大学学报(自然科学版),2011(8): 1097-1100.

[7] 葛均波,周达新,潘文志,等.经皮主动脉瓣植入术一例报道附操作要点[J].中国介入心脏病杂志,2010,18: 243-246.

[8] 雍伟哲.国家心血管病中心首次成功经导管置入国产主动脉瓣装置——我国国产经导管置入主动脉瓣装置临床试验正式启动[J].中华医学信息导报,2012(19): 5.

[9] Jilaihawi H, Wu Y, Yang Y,et al. Morphological characteristics of severe aortic stenosis in China: imaging corelab observations from the first Chinese transcatheter aortic valve trial [J]. Catheter Cardiovasc Interv, 2015, 85 Suppl 1: 752-761.

[10] Pan W, Zhou D, Cheng L, et al. Aortic regurgitation is more prevalent than aortic stenosis in Chinese elderly population: implications for transcatheter aortic valve replacement [J]. Int J Cardiol, 2015, 201: 547-548.

[11] 白一帆.成人心脏瓣膜病外科治疗 20 年回顾及危险因素变迁[D].第二军医大学,2012.

[12] 曹翔.成人主动脉瓣置换术后在院死亡危险因素分析[D].第二军医大学,2012.

[13] 潘文志,周达新,张蕾,等.经颈动脉途径行经导管主动脉瓣置入术一例[J].中华心血管病杂志,2016,44(4):348-349.

[14] Liu XB, Jiang JB, Zhou QJ, et al. Evaluation of the safety and efficacy of transcatheter aortic valve implantation in patients with a severe stenoticbicuspid aortic valve in a Chinese population [J]. J Zhejiang Univ Sci B, 2015, 16(3): 208-214.

[15] Xiong TY, Zheng MX, Wei X, et al. Hemodynamic changes after transcatheter aortic valve implantation during sequential follow-ups in patients with bicuspid aortic valve compared with tricuspid aortic valve [J]. Cardiol J, 2017, 24(4): 350-357.

[16] 中国医师协会心血管分会结构性心脏病专业委员会,中华医学会心血管分会结构性心脏病学组.经导管主动脉瓣置换术中国专家共识[J].中国介入心脏病学杂志,2015,23(12):661-667.

[17] Jilaihawi H, Chen M, Webb J, et al. A Bicuspid Aortic Valve Imaging Classification for the TAVR Era [J]. JACC Cardiovasc Imaging, 2016, 9(10): 1145-1158.

[18] Wei L, Liu H, Zhu L, et al. A New Transcatheter Aortic Valve Replacement System for Predominant Aortic Regurgitation Implantation of the J-Valve and Early Outcome [J]. JACC Cardiovasc Interv, 2015, 8(14): 1831-1841.

[19] 刘庆荣,吕守良,吴永健.国产 Venus A-Valve 人工主动脉瓣膜的设计特点[J].中国医刊,2015,50(1):9-10.

[20] Pan W, Zhou D, Cheng L, et al. Candidates for transcatheter aortic valve implantation may be fewer in China [J]. Int J Cardiol, 2013, 168(5): e133-134.

[21] 潘文志,周达新,葛均波.经导管主动脉瓣置换术在外科手术中低危患者中的研究现状及展望[J].中国介入心脏病学杂志,2016,24:107-109.

第二章

经导管二尖瓣修复术

二尖瓣的功能取决于其结构的完整性。正常的二尖瓣由瓣环、瓣叶、腱索和乳头肌组成，二尖瓣功能的完整性要求二尖瓣瓣环大小合适、瓣叶结构完整、乳头肌收缩牵拉腱索发挥瓣叶的支撑作用、左心室肌肉收缩产生关闭力量适当、心室形态及功能正常。这些因素中任何一个出现异常都会导致二尖瓣反流。故二尖瓣反流（MR）是最常见的心脏瓣膜疾病。近几年，随着二尖瓣瓣膜修复理念的不断更新以及介入相关技术和材料的发展，使得经皮二尖瓣修复及成形成为可能。目前不同类型的经皮二尖瓣修复技术和装置相继被推出，主要有缘对缘修复技术、瓣环环缩技术及瓣环环缩与瓣叶修复结合技术、瓣环成形术、腱索置入技术，各种技术各放异彩，但也有诸多局限性。其中，缘对缘修复技术历史最悠久、安全性高，在短中期内，其将继续领跑，成为临床广泛应用的经导管二尖瓣治疗技术。然而，相对于 TAVR，经皮二尖瓣修复术所积累的病例较少，临床研究仍不多，仍需更多大型的临床研究来证实其疗效，并进一步积累手术经验。在经皮二尖瓣置换术领域，诸多瓣膜处于研发中，该方向技术难度大，潜在问题较多，风险较高，即使短中期效果可行，但长期仍面临着瓣膜衰败及影响心功能的风险，其距离广泛应用于临床还有较长时间。

第一节 · **二尖瓣的应用解剖**

张蔚菁 潘文志 周达新

二尖瓣位于左心房与左心室之间,如同一个单向阀门,保证血液循环由左心房向左心室方向流动并通过一定的流量。二尖瓣复合体是一组功能和解剖结构复杂的装置,通常认为包括瓣环、瓣叶、腱索和乳头肌。二尖瓣的功能取决于其装置结构的完整性。正常的二尖瓣关闭时,两个瓣叶处在同一个平面且对合密切,能够完全地阻挡心室血流的回流。要达到这样的效果,要求二尖瓣瓣环大小合适、瓣叶结构完整、乳头肌收缩牵拉腱索发挥对瓣叶的支撑作用、左心室肌肉收缩产生关闭的力量适当、心室形态及功能正常[1,2]。

一、二尖瓣瓣环

二尖瓣瓣环为附着于左心房室孔边缘的纤维性组织带,是心脏支架的一部分。二尖瓣瓣环的前 1/3 为前瓣的附着缘,最为坚韧牢固;其后 2/3 为后瓣附着缘,纤维组织比较薄弱。心房肌纤维起源于瓣环的上缘,心室肌的螺旋肌起于瓣环的下缘,瓣环本身无肌性结构。在心动周期的不同阶段,二尖瓣瓣环的形态和周径有所不同,心室收缩期瓣环有所缩小,但仍保持"D"字形、近椭圆形(图 2 - 1 - 1)。二尖瓣瓣环并非在同一水平面上,而是为一立体的马鞍形(图 2 - 1 - 2)。

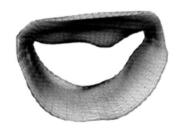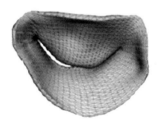

开放状态　　　　　　　　　　关闭状态

图 2 - 1 - 1　二尖瓣瓣环的"D"字形形状

前瓣环是左右纤维三角和主动脉瓣瓣环的共同延续部分。前瓣环的纤维组织最为致密、坚韧,伸展性较小,故在心动周期中其形态和长度无明显改变,是二尖瓣比较固定的一部分。二尖瓣前瓣环没有围绕瓣膜的环状结构,然而在二尖瓣前叶和左心室间存在带状结构,组织学上富含纤维组织而成一个整体,称为主动脉瓣-二尖瓣帘,包括主动脉瓣无冠瓣环的 1/2 和左冠脉瓣环

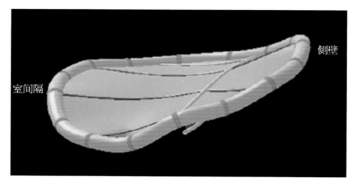

图 2-1-2　二尖瓣瓣环马鞍形的立体结构

经允许引自：Van Mieghem NM, Piazza N, Anderson RH, et al. Anatomy of the mitral valvular complex and its implications for transcatheter interventions for mitral regurgitation. J Am Coll Cardiol, 2010, 56(8): 617-626.

的 1/2、二尖瓣前叶以及左右纤维三角（图 2-1-3）。其中，右纤维三角与室间隔膜部相邻，后者含有心脏传导系统。由于前瓣环较坚韧、伸展性小，在二尖瓣成形术时，所选用的人造瓣环的大小必须由术中测得的前瓣环的长度决定，而且必须将人造瓣环的硬质部置于前瓣环。二尖瓣的后瓣环含有的纤维条索不连续且含有较多的脂肪组织，故相对于前瓣环，后瓣环较柔软、伸展性较大，故二尖瓣瓣环扩张时主要是扩张后瓣环。针对这一特性，外科的二尖瓣瓣环成形术主要针对后瓣环，要求后瓣环至少缩小 8 mm。经导管瓣环成形术使用的器械也是针对后瓣环。

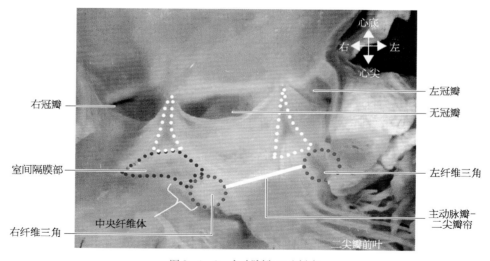

图 2-1-3　主动脉瓣-二尖瓣帘

包括主动脉瓣无冠瓣环的 1/2 的和左冠脉瓣环的 1/2、二尖瓣前瓣及左右纤维三角

二、二尖瓣瓣叶

二尖瓣顾名思义是由两个瓣叶构成，这两个瓣叶常被称为"前瓣"和"后瓣"。从严格意义

上讲,它们实际上是处于前上和后下的位置。同时,"前瓣"和"后瓣"又可分别称为主动脉瓣叶和壁瓣叶,这种叫法更好地说明了它们的解剖位置(图2-1-4)。前瓣毗邻左心室流出道及主动脉瓣,后瓣则附着在后下游离壁。二尖瓣的前瓣叶在瓣环上的附着只占整个瓣环的1/3,后瓣叶附着在2/3的瓣环上。正常的二尖瓣关闭时两个瓣之间对合良好、无缝隙,两个瓣的交界线呈"C"字形(图2-1-1)。如果二尖瓣瓣叶不完整,或者两个瓣叶对合不良(存在着裂隙或者错位),就会产生瓣膜反流。正常时,前后瓣叶有较大的对合面积,是左心室收缩时二尖瓣完整性的重要保证之一。对于正常的心脏,前瓣的面积已经与左心房室口的面积接近甚至超过之,所以前、后瓣叶的最大对合面积应接近后瓣的面积,这说明二尖瓣前瓣有很大的潜在代偿能力。二尖瓣瓣叶两端与中间部分在解剖上有些变化,有时甚至有分离,故每个瓣叶可划分为三个扇区,由外至内分别为A1、A2、A3(前瓣)及P1、P2、P3(后瓣)(图2-1-5)。经

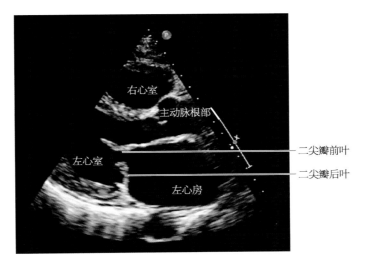

图2-1-4 经胸心脏超声左心室长轴观:二尖瓣前叶毗邻左心室流出道

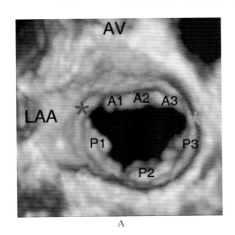
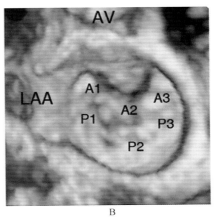

图2-1-5 三维心脏超声左心房观下的二尖瓣"三扇叶"分区

A. 舒张期;B. 收缩期。LAA,左心耳;AV,主动脉瓣

导管缘对缘二尖瓣修复时,要求瓣膜的反流最好来自 A2、P2 区(中间 2/3)。有时候二尖瓣可发生显著的变异,后瓣叶可以有 4 个、5 个甚至更多的组成部分。同时由于后瓣叶存在裂隙,常被分为 3 个大小不等的小瓣叶,中间的一片较大。临床上二尖瓣脱垂以后瓣叶脱垂多见,常有一片或多片小瓣叶膨入左心房,这与二尖瓣上述的结构特点有关。

三、腱索及乳头肌

支撑瓣叶的腱索要么发自乳头肌并附着到瓣叶游离缘或粗糙区,要么直接发自心室壁,例如基部腱索。腱索通常附着于瓣叶边缘,但是其附着的程度可有很大的变化。相邻的瓣叶间区域的末端通常由扇形腱索所支撑。除了扇形腱索以外,整个瓣叶的游离缘在正常情况下都有腱索支撑。位于瓣叶粗糙区的腱索表面突出,其从乳头肌发出并到达瓣叶的心室面。在二尖瓣中,一些位于粗糙区的腱索特别突出,它们被称为柱状腱索。还有第三种类型的腱索,它们从靠近房室交界的心室壁发出,并插入到瓣叶的心室面,这些被称为基部腱索。正常情况下,瓣叶的所有部分都能够得到腱索的良好支撑。缺乏腱索整体的支撑极有可能是导致瓣叶脱垂的发病机制。此外,在二尖瓣置换术中保留腱索的附着部分可以增强远期心室功能。

乳头肌是二尖瓣装置中的肌肉部分,作为功能单位,乳头肌应该包括其附着的部分心室壁肌。二尖瓣的乳头肌几乎总是粗大成对,并且位于左心室游离壁的前下和后上位置,没有一个乳头肌是从室间隔发出的。左心室大小和形状的改变可以导致乳头肌的位置紊乱,从而导致二尖瓣的功能丧失。二尖瓣的前乳头肌主要接受左冠状动脉的前降支、对角支和回旋支的血液供应。后乳头肌主要接受右冠状动脉的分支。腱索发自乳头肌的最上端,心室收缩时,乳头肌也收缩并牵拉腱索,继而对二尖瓣起到支撑作用。当相应的冠状动脉供血不足时,可导致乳头肌受到缺血性损伤,损害乳头肌的功能,从而导致二尖瓣关闭不全。

四、左心房及左心室对二尖瓣功能的影响

左心房和左心室房室交界处的肌肉对二尖瓣后叶起到支撑作用。二尖瓣后瓣瓣膜表面的心内膜与左心房后壁的心内膜相延续,故左心房扩大时可以牵拉后瓣,从而缩小后瓣的有效面积,造成二尖瓣关闭不全。左心室下后壁肌肉通过基部腱索对后瓣叶也起到支撑作用。因此,心室壁的形态及下后壁的肌肉功能也能影响二尖瓣功能。左心室扩大、心室成球形时,乳头肌及腱索向心尖部方向移位,过度牵拉二尖瓣瓣叶,导致二尖瓣对合不良,从而产生二尖瓣反流。心室重塑装置(iCoapsys)就是利用这一原理,将左心室前壁、后壁通过连接装置使之靠拢而改变心室的形态,从而改变乳头肌的走行方向以减少二尖瓣反流。

五、毗邻的冠状动脉、静脉解剖

二尖瓣后瓣环与冠状静脉窦、心大静脉及左冠状动脉回旋支邻近（图 2-1-6）。根据这一特性，有些学者设计出经皮间接二尖瓣瓣环成形装置（Carillon 及 Monarc），这些装置通过静脉系统到达右心房、冠状静脉窦及心大静脉，将装置的远端锚定设备放置在心大静脉的前室间隔沟处，近端锚定装置放在冠状静脉窦，装置释放后可沿着心大静脉的走行从外面挤压二尖瓣瓣环，减少二尖瓣后瓣环内径，继而减少二尖瓣反流。需要注意的是，冠状动脉回旋支在外侧壁交叉地穿过心大静脉的下方，这些装置走行于心大静脉，有可能压迫回旋支动脉引起心肌缺血甚至心肌梗死。

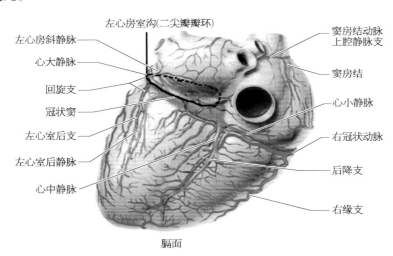

膈面

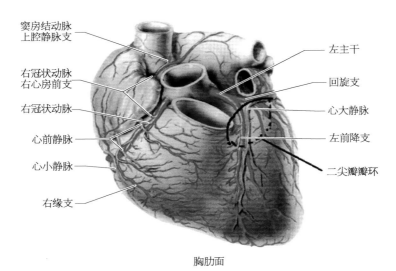

胸肋面

图 2-1-6 冠状动脉、静脉与二尖瓣瓣环的毗邻关系

参 考 文 献

[1] Van Mieghem NM, Piazza N, Anderson RH, et al. Anatomy of the mitral valvular complex and its implications for transcatheter interventions for mitral regurgitation [J]. J Am Coll Cardiol, 2010, 56(8): 617 – 626.

[2] 钱永军,曹霞,肖锡俊.二尖瓣解剖进展与临床[J].华西医学,2008,23(5): 1200 – 1201.

第二节·二尖瓣反流

张蔚菁 潘文志 周达新

一、流行病学

二尖瓣反流(MR)是最常见的心脏瓣膜疾病。美国一项研究显示,人群中,轻微(+)、轻度(++)、中度(+++)及重度(++++)二尖瓣反流发病率分别为19.2%、1.6%、0.3%及0.2%[1]。另一项研究显示,二尖瓣反流在总体人群中发病率为1.7%,并随着年龄增长而增加,在>75岁人群中达10%[2]。据估计,在美国,每年有超过25万例患者被诊断为二尖瓣反流,欧洲的患病率和发病率与之相似。在中国,二尖瓣反流的具体发病率尚不清楚,根据目前资料显示,二尖瓣反流为常见心脏瓣膜疾病,估测我国有1 000万例以上的二尖瓣反流患者[3,4]。

二、发病机制

正常的二尖瓣结构由瓣环、瓣叶、腱索和乳头肌组成,二尖瓣功能完整性要求二尖瓣瓣环大小合适、瓣叶结构完整、乳头肌收缩牵拉腱索发挥瓣叶的支撑作用、左心室肌肉收缩产生关闭力量适当、心室形态及功能正常。这些因素中任何一个出现异常都会导致二尖瓣反流。

(1)二尖瓣瓣环扩张。正常时,前后瓣叶有较大的对合面积,二尖瓣前瓣有很大的潜在代偿能力。如果瓣环扩张,两个瓣叶之间对合面积将减少,当瓣环极度扩张时,两个瓣叶不能完全对合,瓣叶之间出现孔隙,必将出现瓣膜反流。

(2)二尖瓣瓣叶损害。二尖瓣瓣叶畸形、穿孔、出现裂缝、挛缩或损害,破坏了瓣膜的完整性,可导致瓣膜反流。

(3)腱索及乳头肌损害。腱索发自心室或者起源于乳头肌的最上端,心室收缩时,乳头肌收缩并牵拉腱索,继而对二尖瓣起到支撑作用。当腱索出现损害或者乳头肌功能受损时,二尖瓣失去支撑作用,可导致二尖瓣脱垂,进而引起二尖瓣关闭不全。

(4)左心室收缩力太强。如果左心室收缩力过大,可导致心室内压力过大(如高血压、甲状腺功能亢进时),腱索及乳头肌支撑力不够,也会导致二尖瓣反流。

(5)左心室形态及肌肉功能异常。左心室下后壁肌肉通过基部腱索对后瓣叶起到支撑作用。因此,心室壁的形态及下后壁的肌肉功能也能影响二尖瓣功能。左心室扩大、心室成球形时,乳头肌及腱索向心尖部方向移位,过度牵拉二尖瓣瓣叶,导致二尖瓣对合不良,从而产生二尖瓣反流。

（6）左心房扩大。左心房、左心室房室交界处的肌肉，对二尖瓣后叶起到支撑作用。二尖瓣后瓣瓣膜表面的心内膜与左心房后壁的心内膜相延续，故左心房扩大时可以牵拉后瓣，从而缩小后瓣的有效面积，造成二尖瓣反流。这种二尖瓣反流新近被称为"房性功能性二尖瓣反流"（atrial functional mitral regurgitation）[5]。因此，二尖瓣反流和左心房扩大是互为因果的。需要注意的是，二尖瓣反流和心房颤动也密切相关。心房颤动可以导致心房扩大，继而产生二尖瓣反流；而二尖瓣反流也可导致心房扩大，继而引起心房颤动。

三、病因及功能分型

（一）病因

二尖瓣反流病变的病因可分为原发性瓣膜病变（瓣膜本身结构的病变导致）及继发性瓣膜病变（心脏本身或瓣膜支撑结构病变导致）。目前，随着社会老龄化现象突出，最常见的原发性二尖瓣病变为退行性病变，而在继发性二尖瓣反流中，缺血性二尖瓣反流及各种因素引起的心力衰竭后二尖瓣反流为主要因素。确定二尖瓣反流的病因对指导治疗至关重要，也是患者长期预后的重要预测因素。表2-2-1归纳了二尖瓣反流的各项病因[6]。

表2-2-1 二尖瓣反流的病因

1. 原发性瓣膜病	2. 继发性瓣膜病
先天性畸形	缺血性心脏病
炎症性疾病	扩张性心肌病
退行性疾病	肥厚性梗阻性心肌病
细菌性心内膜炎	房性瓣环扩张（心房颤动、限制性心肌病）
创伤性	
钙化性	
肿瘤/放疗后	

1. 先天性二尖瓣反流

（1）二尖瓣瓣叶裂缺。多见于部分型房室隔缺损，孤立性的二尖瓣前叶或后叶裂缺较少见。

（2）双孔型二尖瓣。包括完全桥型、不完全桥型和孔型三种解剖类型。双孔型二尖瓣可造成二尖瓣狭窄或反流，少数病例功能正常。

（3）二尖瓣横桥。二尖瓣乳头肌顶端出现一桥状纤维组织与二尖瓣前叶直接相连，二尖瓣前叶受牵拉而不能正常关闭。

2. 退变性二尖瓣反流

（1）二尖瓣脱垂综合征。二尖瓣黏液样变性，瓣叶冗长、松弛或折叠。

（2）自发性腱索断裂。自发性腱索断裂患者男性多于女性，常发生于二尖瓣后叶的腱索，发生机制不明。

（3）不伴瓣叶脱垂的二尖瓣退变。病理变化是二尖瓣瓣叶硬化或孤立性二尖瓣瓣环钙化，二尖瓣反流程度比较轻。

3. 感染性心内膜炎

可导致二尖瓣瓣叶赘生物、瓣叶穿孔、瓣周脓肿、腱索断裂和二尖瓣膨胀瘤等多种病理改变，引起不同程度的二尖瓣反流。

4. 缺血性二尖瓣反流

（1）乳头肌功能不全。可为一过性的，也可为永久性的。心肌缺血导致的乳头肌功能不全多发生于后内侧乳头肌。乳头肌基底部的室壁运动异常也可影响乳头肌功能而引起二尖瓣反流。

（2）乳头肌断裂。乳头肌断裂是急性心肌梗死的严重并发症，常发生于后内侧乳头肌，产生连枷状二尖瓣和严重反流。乳头肌完全断裂时若不进行急症手术治疗则迅速致命，存活者多为部分或单头断裂者。

5. 功能性二尖瓣反流

由于室壁瘤、心肌病、心肌炎、瓣膜疾病等任何病因导致左心室扩大，继而导致二尖瓣瓣环扩张；由于心房颤动、限制性心肌病造成房性瓣环扩张而造成二尖瓣反流。

6. 其他

如肥厚性梗阻性心肌病、马方综合征、胸部外伤、系统性红斑狼疮、风湿热、放射治疗损伤、嗜伊红细胞增生性心内膜心肌炎、心内膜心肌纤维化、心内膜弹力纤维增生症、心脏肿瘤等，都可导致二尖瓣反流。

（二）分型

二尖瓣反流按照超声检查特性（Carpentier 分型）可分为三种类型（图 2 - 2 - 1）[6]。

（1）Ⅰ型：瓣膜收缩期和舒张期瓣叶活动幅度正常，反流的原因为瓣叶穿孔或瓣叶对合不良（瓣环扩张）。

（2）Ⅱ型：瓣膜过度运动的瓣膜功能失调（瓣膜脱垂），为一个或多个瓣叶活动度增加，瓣叶的游离缘在瓣叶关闭时超过了瓣膜口关闭时的平面，血流动力学结果提示为瓣膜反流，其可以是由于腱索断裂或延长，或者乳头肌断裂。

（3）Ⅲ型：瓣叶活动受限的瓣膜功能异常，即在Ⅲ型功能失调中，Ⅲa 类是指一个或多个瓣叶的运动在瓣叶开放或关闭时受到限制，导致不同程度的狭窄或反流（瓣膜及瓣下组织增厚

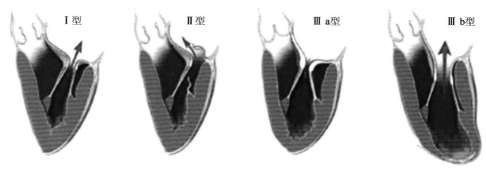

图 2-2-1　二尖瓣反流的 Capentier 分型

或钙化,常见于风湿性心脏病导致瓣膜损坏以及退行性病变所致的瓣叶钙化);Ⅲb 类是指一个或多个瓣叶的运动在瓣叶关闭时受到限制而导致的反流(此类病变多为缺血性因素导致)。

这种分型方法对指导二尖瓣介入治疗极其重要。例如,目前指南推荐的二尖瓣夹合术患者,主要针对Ⅱ型患者,而 COAPT 等研究显示Ⅰ型患者行二尖瓣夹合术能明显获益,这类人群也可能是二尖瓣夹合术的适合人群。

四、病理生理及临床表现

二尖瓣反流可导致左心房收缩期容量负荷过重和左心室舒张期容量负荷过重。左心房收缩期容量负荷过重可导致左心房扩大和左心房肺静脉压力升高,前者可引起心房颤动,后者可导致肺淤血,继而引起肺动脉高压。左心室舒张期容量负荷过重可导致左心室扩大及左心室功能不全。轻度二尖瓣反流可以在很长时间内不引起临床症状。但是,随着疾病的进展和左心室扩大,二尖瓣反流可持续加重,继而产生心悸、胸闷、气急等症状。严重的二尖瓣反流会引起左心室肥大及扩张,最终导致收缩功能障碍及心力衰竭。左心房压力也因为反流而增大,容易导致心房颤动和肺动脉高压。二尖瓣脱垂(Barlow 综合征)患者半数以上有胸痛,位于心前区,为钝痛、锐痛或刀割样疼痛,可以是一过性的,亦可持续数小时,含服硝酸甘油效果不一。偶尔可有典型心绞痛症状。胸痛可能是由于脱垂的瓣叶使乳头肌及其周围左心室壁过度牵张,引起缺血和冠状动脉痉挛所致。约半数有心悸,少数有头晕和晕厥。二尖瓣反流患者的最典型体征为二尖瓣区收缩期杂音,若出现心力衰竭、心房颤动、肺动脉高压等合并症,则可出现相应的体征。

急性二尖瓣反流患者耐受性很差,预后很差。重度二尖瓣反流患者 6～10 年内可出现症状[7,8]。慢性无症状性重度二尖瓣反流,5 年内全因死亡、心脏性死亡、心血管事件发生率分别为 22%±3%、14%±3%、33%±3%。有症状而未行手术者年死亡率为 5%左右[9,10],而出现严重心力衰竭者 5 年死亡率达 60%[11,12]。二尖瓣反流患者预后的预测因素包括症状、年龄、心房颤动、肺动脉高压、左心房扩大、左心室舒张期末内径、左心室射血分数(LVEF)。

五、诊断及治疗

二尖瓣反流的诊断主要靠超声心动图和左心室造影。针对原发性和继发性病因,二尖瓣反流的分级依据有所不同,其中,原发性二尖瓣反流根据瓣膜解剖、血流动力学等不同,以及症状的有无分为 A、B、C、D 四个级别,分别对应二尖瓣反流初期、进展期、无症状重度二尖瓣反流、有症状重度二尖瓣反流(表 2 - 2 - 2),而继发性二尖瓣反流根据瓣膜解剖、血流动力学、相关心脏疾病等不同,以及症状的有无分也分为 A、B、C、D 四个级别,同样对应二尖瓣反流初期、进展期、无症状重度二尖瓣反流、有症状重度二尖瓣反流(表 2 - 2 - 3)。如果超声心动图的结果示收缩期二尖瓣瓣叶显著向上移位,瓣叶闭合点超过二尖瓣瓣环 2 mm 以上,则称之为二尖瓣脱垂(mitral valve prolapsed,MVP)。如果由腱索断裂或瓣膜破损造成其中一叶瓣膜在收缩期突向心房,在舒张期伸向心室,则称之为二尖瓣连枷样改变(flail)。

表 2 - 2 - 2　2014 年 AHA/ACC 瓣膜病指南中原发性二尖瓣反流分级标准

分级	定　义	瓣膜解剖	瓣膜血流动力学	血流动力学后果	症　状
A	MR 初期	中度二尖瓣脱垂而瓣叶对接良好; 中度的瓣膜增厚和瓣叶活动受限	没有二尖瓣反流声束或者彩色多普勒检测反流面积处于中心,且小于心房面积的 20%; 多普勒反流狭径<0.3 cm	无	无
B	MR 进展期	重度二尖瓣脱垂而瓣叶对接良好; 风湿性瓣膜病造成瓣叶活动受限与中心对接不良; 感染性心内膜炎	彩色多普勒检测反流面积处于中心,且达到心房面积的 20%～40%,或者收缩晚期偏心性二尖瓣反流; 多普勒反流狭径<0.7 cm; 反流容积<60 ml; 反流分数<50%; 反流面积<0.4 cm^2; 左心室造影 1～2+	轻度左心房扩大; 无左心室扩大; 肺动脉压力正常	无
C	无症状性重度 MR	重度二尖瓣脱垂造成瓣叶对接不良或者二尖瓣连枷样改变; 风湿性瓣膜病造成瓣叶活动受限与中心对接不良; 感染性心内膜炎; 瓣叶增厚造成心脏其他疾病	反流面积处于中心,且大于心房面积的 40%,或者全收缩期偏心性二尖瓣反流; 多普勒反流狭径>0.7 cm; 反流容积>60 ml; 反流分数>50%; 反流面积≥0.4 cm^2; 左心室造影 3～4+	中至重度左心房扩大; 左心室扩大; 静息或者活动时可能出现肺动脉高压; C1：LVEF > 60%,且 LVESD<40 mm; C2：LVEF ≤ 60%,且 LVESD≥40 mm	无
D	症状性重度 MR	重度二尖瓣脱垂造成瓣叶对接不良或者二尖瓣连枷样改变; 风湿性瓣膜病造成瓣叶活动受限与中心对接不良; 感染性心内膜炎; 瓣叶增厚造成心脏其他疾病	面积处于中心并且大于心房面积的 40%,或者全收缩期偏心性二尖瓣反流; 多普勒反流狭径>0.7 cm; 反流容积>60 ml; 反流分数>50%; 反流面积≥0.4 cm^2; 左心室造影 3～4+	中重度左心房扩大; 左心室扩大; 出现肺动脉高压	活动耐量下降; 活动后气急

表 2-2-3 2014 年 AHA/ACC 瓣膜病指南中继发性二尖瓣反流分级标准

分级	定 义	瓣膜解剖	瓣膜血流动力学	相关的心脏异常	症 状
A	MR 初期	正常二尖瓣瓣叶、腱索、瓣环,主要指在冠状动脉病或心肌病患者中	没有二尖瓣反流声束或者彩色多普勒检测反流面积处于中心,且小于心房面积的 20%;多普勒反流狭径<0.3 cm	无或轻度的左心室扩大,同时有节段性室壁活动异常(心肌梗死或心肌缺血造成);原发性心肌病造成左心室扩张和收缩活动减弱	有心肌缺血和心力衰竭相关的症状,但在血运重建和合适的药物治疗后可缓解
B	MR 进展期	节段性室壁运动异常造成轻度二尖瓣活动不稳定;瓣环扩张造成轻度二尖瓣瓣叶中心对接不良	反流面积<0.4 cm²;反流容积<60 ml;反流分数<50%	节段性室壁运动异常伴左心室收缩活动减弱;心肌病造成左心室扩张和收缩活动减弱	有心肌缺血和心力衰竭相关的症状,但在血运重建和合适的药物治疗后可缓解
C	无症状性重度 MR	节段性室壁运动异常和左心室扩张造成重度二尖瓣活动不稳定;瓣环扩张造成重度二尖瓣瓣叶中心对接不良	反流面积≥0.4 cm²;反流容积>60 ml;反流分数>50%	节段性室壁运动异常伴左心室收缩活动减弱;心肌病造成左心室扩张和收缩活动减弱	有心肌缺血和心力衰竭相关的症状,但在血运重建和合适的药物治疗后可缓解
D	症状性重度 MR	节段性室壁运动异常和左心室扩张造成重度二尖瓣活动不稳定;瓣环扩张造成重度二尖瓣瓣叶中心对接不良	反流面积≥0.4 cm²;反流容积>60 ml;反流分数>50%	节段性室壁运动异常伴左心室收缩活动减弱;心肌病造成左心室扩张和收缩活动减弱	MR 造成的心力衰竭症状呈持续性,在血运重建和药物治疗无反应;活动耐量下降;活动后气急

急性二尖瓣反流者,可予硝酸酯类药物、硝普钠、利尿剂降低心脏充盈压力,减少反流。低血压者可予 IABP、正性肌力药物。慢性二尖瓣反流合并心力衰竭者还应予 ACEI、β 受体阻滞剂、螺内酯类药物以及植入性器械治疗(CRT 或 ICD)。二尖瓣脱垂并出现胸痛者,可用 β 受体阻滞剂减少心肌氧耗和室壁张力,减慢心率,减弱心肌收缩力,改善二尖瓣脱垂的程度,从而缓解胸痛。硝酸酯类药物可加重二尖瓣脱垂,应慎用。然而,临床试验显示药物治疗只能改善患者症状,而不能延长患者生存期或手术时机[13]。

外科手术瓣膜修复或置换术被认为是该疾病的标准治疗方法,已被证实能缓解患者的症状并延长其寿命,但对功能性特别是缺血性二尖瓣反流效果较差[14]。目前,二尖瓣反流外科手术指征为:症状性严重二尖瓣反流;伴有肺动脉高压(肺动脉平均压>50 mmHg)、新发心房颤动或左心室功能障碍(LVEF<60%或收缩期末内径≥45 mm)的无症状二尖瓣反流,(表 2-2-4、表 2-2-5)[15,16]。其中,与瓣膜置换术相比,瓣膜修复术具有更能改善患者左心室功能、死亡率更低且不用抗凝等优点,应该为首选术式[17]。但瓣膜修复术对瓣膜及瓣下解剖结构、术者的经验有较高的要求。低危、年轻患者接受二尖瓣修复术住院期间死亡率为 1%~2%,而高危或老年患者接受二尖瓣置换术的死亡率高达 25%[18,19]。另外,并不是所有患者都能耐受这样的大手术,许多患者由于其他伴发疾病或过度虚弱根本无法进行外科手术。在美国,仅有 2%(3 万例)的二尖瓣反流患者接受外科手术,49%的患者因为心功能低下、合并症多、高龄等因素导致手术风险过高而未能接受外科手术,另 49%的患者未至医院就诊而

未被治疗[20]。继发性二尖瓣反流的外科手术是一个挑战,患者手术死亡率较高、远期预后也不佳。对于缺血性二尖瓣反流,外科手术仍有争议,患者修复术后二尖瓣反流容易复发,并不能很有效地延长寿命。新近临床研究显示,缺血性二尖瓣反流患者外科修复效果远差于置换术[21]。二尖瓣反流外科手术瓣膜修复或置换术的手术风险可使用两个最广的心外科手术积分系统,即 EuroScore 和 STS 系统来预测,后者对瓣膜性心脏病有更特异的优势,但用户友好不如 EuroScore。这两个系统对高危患者预测效果较差,尤其是 EuroScore,常高估手术风险。因此,必须结合患者个体的特征,而不能依赖单一数字来评估患者的手术风险。二尖瓣反流患者外科术后预后预测因素包括年龄、心房颤动、肺动脉高压、术前左心室功能、瓣膜可修复性。

表 2-2-4　2014 年 AHA/ACC 瓣膜病指南原发性 MR 手术治疗建议

推　　荐	循证级别	证据水平
MV 外科手术推荐于:慢性症状性重度 MR(D 级患者)、左心室射血分数(LVEF)>30%	I	B
MV 外科手术推荐于:无症状的左心室收缩功能不全的慢性重度 MR(LVESD≥45 mm 和/或 LVEF 30%~60%)(C2 级患者)	I	B
如果预期可以耐受,应该首选二尖瓣修补术而不是置换术:慢性重度原发性 MR,且病变局限于后叶	I	B
如果预期可以耐受,应该首选二尖瓣修补术而不是置换术:慢性重度原发性 MR,病变累及前叶或前后叶均受累,当手术成功率相当高的时候	I	B
慢性重度原发性 MR 患者接受其他心脏外科手术时同期行二尖瓣修补术或置换术	I	B
MV 修复术推荐于:无症状的左心室收缩功能保留的慢性重度 MR(C1 级患者,LVEF>60%,LVESD<40 mm),瓣膜修复可能性大,手术风险低(无残余二尖瓣反流的手术成功率达 95% 以上,预期的死亡率<1%)	Ⅱa	B
MV 修复术推荐于:无症状的左心室收缩功能保留的慢性重度非风湿性 MR(C1 级患者),瓣膜修复可能性大,手术风险低,但出现新发的心房颤动或肺动脉高压(肺动脉收缩压>50 mmHg)	Ⅱa	B
慢性中度原发性 MR 患者接受其他心脏外科手术时同期行二尖瓣修复术	Ⅱa	C
MV 外科手术推荐于:左心室收缩功能严重低下(D 级患者,LVEF≤30%)的症状性慢性重度 MR	Ⅱb	C
MV 修复术可以施行:风湿性二尖瓣疾病,瓣膜修复可能性大,手术风险低,或者无法耐受长期抗凝治疗时	Ⅱb	B
经导管 MV 修复术可以施行:症状性慢性原发性重度 MR(D 级患者,NYHA 3/4)预期寿命较长,但由于严重的合并症存在外科手术禁忌时	Ⅱb	B
MV 置换术不推荐实施于:重度原发性 MR,病变只累及一半以下后叶时	Ⅲ	B

表 2-2-5　2014 年 AHA/ACC 瓣膜病指南继发性 MR 手术治疗建议

推　　荐	循证级别	证据水平
拟行 CABG 或主动脉瓣置换术(AVR)的慢性重度继发性 MR(C 和 D 级患者),同期行二尖瓣手术	Ⅱa	C
MV 外科治疗可以施行:症状严重(NYHA 3/4)的慢性重度继发性 MR(D 级患者)	Ⅱb	B
拟行其他心脏外科手术的慢性中度继发性 MR(B 级患者)可同期行 MV 修复术	Ⅱb	C

近几年,随着二尖瓣瓣膜修复理念的不断更新以及介入相关技术和材料的发展,使得经皮二尖瓣修复及成形成为可能。一些公司相继推出不同类型的经皮二尖瓣修复技术和装置。目前主要的投入临床应用的技术包括:经皮缘对缘二尖瓣修复术和经皮二尖瓣瓣环成形术。EVEREST 研究及欧洲、美国注册研究已经证实经皮缘对缘二尖瓣修复术成功率约为 75%,即使在患者一般状况较差的情况下,其安全和耐受性良好[22]。EVEREST 研究及欧洲、美国注册研究也显示经皮缘对缘二尖瓣修复术在继发性二尖瓣反流是可行的,风险低,短期内可提高左心室功能,改善心功能状态。但这一结果需要更多大型的长时间随访的随机对照研究来证实。经皮二尖瓣瓣环成形术(主要为冠状窦瓣环成形术)的研究数据有限且大部分已撤出研究。参考 2017 年 ESC/EACTS《瓣膜性心脏病处理指南》[16],对于存在外科手术禁忌或高手术风险的症状性重度原发性二尖瓣反流,若心脏超声评估适行经皮缘对缘二尖瓣修复术,则推荐行经皮缘对缘二尖瓣修复术(Ⅱb 类,证据水平 C 级)。而对于重度继发性二尖瓣反流患者,在血运重建无法施行、外科修复或置换手术风险较高、药物和器械治疗对缓解症状无效时,若心脏超声评估瓣膜形态适合,则推荐行经皮缘对缘二尖瓣修复术(Ⅱb 类,证据水平 C 级)。

参 考 文 献

[1] Jones EC, Devereux RB, Roman MJ, et al. Prevalence and correlates of mitral regurgitation in a population-based sample (the Strong Heart study) [J]. Am J Cardiol, 2001, 87: 298-304.

[2] Nkomo VT, Gardin JM, Skelton TN. Burden of valvular heart diseases: a population-based study [J]. Lancet, 2006, 368(9540): 1005-1011.

[3] Li J, Pan W, Yin Y, et al. Prevalence and correlates of mitral regurgitation in the current era: an echocardiography study of a Chinese patient population [J]. Acta Cardiol, 2016, 71(1): 55-60.

[4] Hu P, Liu XB, Liang J, et al. A hospital-based survey of patients with severe valvular heart disease in China [J]. Int J Cardiol, 2017, 231: 244-247.

[5] Gertz ZM, Raina A, Saghy L, et al. Evidence of atrial functional mitral regurgitation due to atrial fibrillation: reversal with arrhythmia control [J]. J Am Coll Cardiol, 2011, 58(14): 1474-1481.

[6] 中华医学会超声医学分会超声心动图学组,中国医师协会超声分会超声心动图专业委员会,中华医学会心血管病分会结构性心脏病学组,等.二尖瓣反流介入治疗的超声心动图评价中国专家共识[J].中国介入心脏病学杂志,2019.27(1): 43-49.

[7] Enriquez-Sarano M, Avierinos JF, Messika-Zeitoun D, et al. Quantitative determinants of the outcome of asymptomatic mitral regurgitation [J]. N Engl J Med, 2005, 352: 875-883.

[8] Rosenhek R, Rader F, Klaar U, et al. Outcome of watchful waiting in asymptomatic severe mitral regurgitation [J]. Circulation, 2006, 113: 2238-2244.

[9] Alvarez JM, Deal CW, Loveridge K, et al. Repairing the degenerative mitral valve: ten-to fifteen-year follow-up [J]. J Thorac Cardiovasc Surg, 1996, 112: 238-247.

[10] Ambler G, Omar RZ, Royston P, et al. Generic, simple risk stratification model for heart valve surgery [J]. Circulation, 2005, 112: 224-231.

[11] Ling LH, Enriquez-Sarano M, Seward JB, et al. Clinical outcome of mitral regurgitation due to flail leaflet [J]. N Engl J Med, 1996, 335: 1417-1423.

[12] Trichon BH, Felker GM, Shaw LK, et al. Relation of frequency and severity of mitral regurgitation to survival among patients with left ventricular systolic dysfunction and heart failure [J]. Am J Cardiol, 2003, 91: 538-543.

[13] Carabello BA. The current therapy for mitral regurgitation [J]. J Am Coll Cardiol, 2008, 52: 319-326.

[14] Bonow RO, Carabello BA, Chatterjee K, et al. American College of Cardiology/American Heart Association Task Force on Practice Guidelines. 2008 focused update incorporated into the ACC/AHA 2006 guidelines for the management of patients with valvular heart disease: a report of the American College of Cardiology/American Heart Association Task Force on Practice Guidelines (Writing Committee to revise the 1998 guidelines for the management of patients with valvular heart disease). Endorsed

by the Society of Cardiovascular Anesthesiologists, Society for Cardiovascular Angiography and Interventions, and Society of Thoracic Surgeons [J]. J Am Coll Cardiol, 2008, 52(13): e1 – 142.

[15] Nishimura RA, Otto CM, Bonow RO, et al. 2014 AHA/ACC guideline for the management of patients with valvular heart disease: executive summary: a report of the American College of Cardiology/American Heart Association Task Force on Practice Guidelines [J]. J Am Coll Cardiol, 2014, 63(22): 2438 – 2488.

[16] Baumgartner H, Falk V, Jeroen J, et al. Guidelines on the management of valvular heart disease (version 2017): The Task Force for the Management of Valvular Heart Disease of the European Society of Cardiology (ESC) and the European Association for Cardio-Thoracic Surgery (EACTS) [J]. Eur Heart J, 2017, 38(36): 2739 – 2791.

[17] Trichon BH, Glower DD, Shaw LK, et al. Survival after coronary revascularization, with and without mitral valve surgery, in patients with ischemic mitral regurgitation [J]. Circulation, 2003, 108(Suppl 1): II103 – 110.

[18] Goodney PP, Lucas FL, Birkmeyer JD. Should volume standards for cardiovascular surgery focus only on high-risk patients? [J]. Circulation, 2003, 107: 384 – 387.

[19] Haan CK, Cabral CI, Conetta DA, et al. Selecting patients with mitral regurgitation and left ventricular dysfunction for isolated mitral valve surgery [J]. Ann Thorac Surg, 2004, 78: 820 – 825.

[20] Head SJ, van Leeuwen WJ, Van Mieghem NM, et al. Surgical or transcatheter mitral valve intervention: complex disease requires complex decisions [J]. EuroIntervention, 2014, 9(10): 1133 – 1135.

[21] Acker MA, Parides MK, Perrault LP, et al. Mitral-valve repair versus replacement for severe ischemic mitral regurgitation. CTSN [J]. N Engl J Med, 2014, 370(1): 23 – 32.

[22] Feldman T, Foster E, Glower DD, et al. EVEREST II Investigators. Percutaneous repair or surgery for mitral regurgitation [J]. N Engl J Med, 2011, 364(15): 1395 – 1406.

第三节 · 经导管二尖瓣夹合术

张蔚菁 潘文志 周达新

一、技术原理及历史发展

外科二尖瓣修补术中缘对缘修补技术简单而独特,20 世纪 90 年代由意大利外科医生 Otavio Alfieri 首创。该手术将二尖瓣前叶中部与后叶中部缝合起来,使得在收缩期时,原本不能良好闭合的两个瓣叶对合在一起而消除或减少二尖瓣反流,而在舒张期二尖瓣从一个大孔变成两个小孔,并不影响二尖瓣的开放。因此,该技术又被称为"双孔技术"。与传统瓣叶修补术相比,该技术无需考虑二尖瓣反流的病因、损伤及解剖情况,技术虽然简单却有效,在退行性和功能性二尖瓣反流患者中均被证实行之有效。然而,一开始对这一技术颇有争议,主要存在两个问题:① 一些学者认为该技术不符合人体生理状态,担忧会导致二尖瓣狭窄,但后来一系列研究证实该技术效果良好,并不会导致二尖瓣狭窄。需要注意的是,缘对缘修补技术仍可以导致舒张期二尖瓣瓣口面积减少 40% ~ 50%,虽然大部分二尖瓣反流患者术前瓣口面积都比较大而不至于因该术而受到影响,但对于某些瓣口面积<4.0 cm² ,应避免采用此技术,否则术后瓣口面积可能<2.0 cm² 而导致二尖瓣狭窄。② 该技术一般与瓣环成形术一起运用,对单纯的缘对缘修补技术(不采用瓣环成形术)的效果还存有争议。对于瓣环扩张不严重的原发性(退行性病变)二尖瓣反流患者,该技术效果较好,一项长达 12 年的随访结果显示该手术效果良好[1,2];然而对于瓣环明显扩张的继发性(功能性病变)二尖瓣反流患者,手术效果可能较差。

在外科缘对缘修复技术的启发下,人们开始开发各种各样的经导管二尖瓣缘对缘缝合或夹合器械。Morales 在 1999 年首先运用一种无需体外循环的二尖瓣缘对缘修复装置[3]。Alfieri 接着报道一种经穿刺主动脉实施的二尖瓣缘对缘缝合装置的动物实验结果[4]。根据类似的原理、经静脉穿刺房间隔实施的二尖瓣缘对缘缝合装置 Mobius(Edwards Lifesciences,Irvine,California)随后在动物实验中被证明安全有效[5],但之后的 Milano Ⅱ 试验却证明该装置效果欠佳,该装置也因此被弃用[6]。以上各种装置由于设计上或技术上的缺陷最终未能广泛应用于临床,直到二尖瓣夹合器(MitraClip,Abbott Vascular,Santa Clara,CA,USA)系统的出现,经导管二尖瓣缘对缘修复装置才真正走向临床。经导管二尖瓣夹合术(MitraClip 术)是在外科缘对缘二尖瓣修复技术的启发下,采用类似的技术原理,在全麻状态下,使用一个特制的二尖瓣夹合器(clip),经股静脉进入,穿刺房间隔,进入左心房及左心室,在三维超声及

DSA 引导下,使用夹合器夹住二尖瓣前、后叶的中部,使得在收缩期时,原本不能良好闭合的两个瓣叶对合在一起而消除或减少二尖瓣反流(图 2-3-1)。MitraClip 术相对于外科手术有明显优势。外科手术创伤大,需要体外循环,许多高危患者不适合外科手术,术后患者需要较长的恢复期(通常为 6 周)。而 MitraClip 术通过股静脉将器械送入心脏,几乎无伤口,在操作过程中心脏正常搏动,不需要体外心肺循环支持,患者恢复较快,通常在术后 2~3 日可以出院,术后 1 周内就可以参加日常活动。

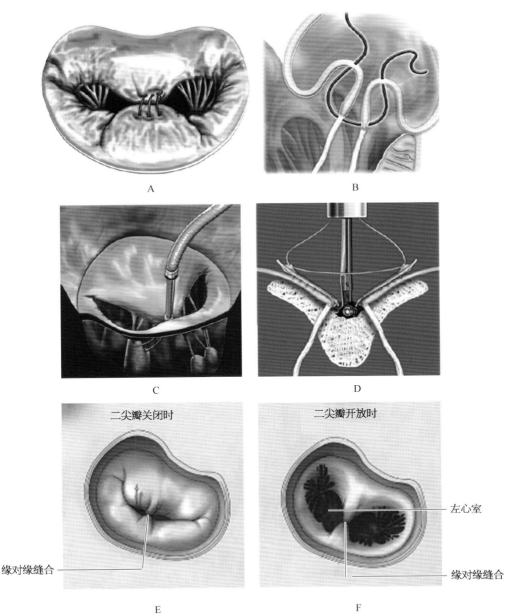

图 2-3-1 外科缘对缘二尖瓣修复术(A、B)、MitraClip 系统(C、D)及其技术原理(E、F)

2003 年人们报道了成功使用 MitraClip 系统的动物实验[7]。同年,世界上第一例使用 MitraClip 系统行经导管二尖瓣修复术(TMVR)亦取得成功[8]。2005 年,MitraClip Ⅰ 期临床试验(EVEREST Ⅰ 期)结果发表,初步肯定该技术的安全性和有效性[9]。2008 年 3 月 MitraClip 通过欧洲 CE 认证,并在欧洲、土耳其、以色列和澳大利亚陆续上市应用于临床。2011 年,具有里程碑意义的前瞻性、多中心、随机对照Ⅱ期研究(EVEREST Ⅱ)结果发表,再次证实了 MitraClip 系统在治疗二尖瓣反流方面的安全性和有效性[10]。从 2008 年 9 月至 2011 年底,欧洲大约有 50 个中心开展了此项技术,手术量在不断增加,2011 年 9 月时欧洲每个月的手术量为 120 例左右。MitraClip 术治疗二尖瓣反流正成为全球心脏病介入领域的又一热点,正被越来越多的医生和患者所接受,正从一项新兴技术逐步发展为成熟技术。2013 年 7 月,MitraClip 系统获得美国 FDA 批准上市。2018 年 9 月,COAPT 研究显示 MitraClip 术可以显著降低心力衰竭合并二尖瓣反流患者的死亡率[11]。截至目前,全球 MitraClip 手术量大约为 70 000 例。虽然国外关于 MitraClip 术的临床研究如火如荼,但国内无论是在动物实验还是临床运用上都远远落后。所幸,复旦大学附属中山医院于 2012 年 5 月在国内率先实施 3 例 MitraClip 术,3 例患者手术均成功,开创了我国经导管二尖瓣修复术的先河[12]。

二、适应证及禁忌证

2017 年 ESC/EACTS《瓣膜性心脏病处理指南》提出[13]:对于存在外科手术禁忌证或高手术风险的症状性重度原发性二尖瓣反流,若心脏超声评估适行 MitraClip 术,则推荐行 MitraClip 术(Ⅱb 类,证据水平 C 级)。而重度继发性二尖瓣反流患者,在血运重建无法施行、外科修复或置换手术风险较高、药物和器械治疗对缓解症状无效时,若心脏超声评估瓣膜形态适合,则推荐行 MitraClip 术(Ⅱb 类,证据水平 C 级)。

EVEREST 系列研究及欧洲、美国注册研究也显示 MitraClip 术对继发性二尖瓣反流是可行的。MitraClip 理想的解剖适应证为:① 二尖瓣开放面积>4.0 cm^2(避免术后出现二尖瓣狭窄);② 前后瓣叶 A2、P2 处无钙化,无严重瓣中裂;③ 二尖瓣反流主要来源于 A2、P2 之间,而不是其他位置;④ 瓣膜解剖结构合适:对于二尖瓣关闭时瓣叶被牵拉向心尖(见于功能性反流)者,瓣尖接合长度>2 mm,瓣尖接合处相对于瓣环深度<11 mm;对于二尖瓣脱垂呈连枷样改变者,连枷间隙<10 mm,连枷宽度<15 mm(图 2-3-2),后叶长度>10 mm。由于 MitraClip 大小有限(每个翼长 8 mm),如果瓣叶关闭时接合组织少,或两个瓣离得太远,MitraClip 两个翼将无法同时捕获两个瓣尖,也没有足够的瓣尖组织来固定夹合器。所以患者术前应行心脏超声检查,尽量满足以上的解剖标准,以保证手术的成功。MitraClip 参考禁忌证为:近期心肌梗死、感染性心内膜炎、心脏内血栓、LVEF 过低(<20%)、严重肝肾功能不全、存在抗栓禁忌证、全身状况差不能耐受心导管手术。EVEREST Ⅱ MitraClip 的适应证及禁忌证见表 2-3-1[14]。

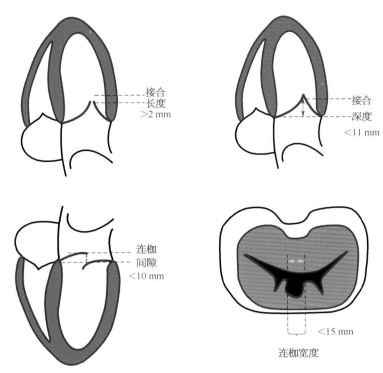

图 2-3-2 MitraClip 术超声入选标准

表 2-3-1 EVEREST Ⅱ 研究的患者入选及排除标准

入选标准

中重度(3+)或重度(4+)慢性二尖瓣反流,有症状且左心室射血分数≥25%、左心室舒张期末内径≤55 mm,或者无症状但合并以下一种以上情况者:① 左心室射血分数 25%~60%;② 左心室舒张期末内径≥40 mm;③ 新发心房颤动;④ 肺动脉高压(肺动脉收缩压静息时>50 mmHg,或运动时>60 mmHg)

需要二尖瓣修复或二尖瓣置换者

二尖瓣反流束来自二尖瓣 A2、P2 处,如果存在第二个反流束,该反流必须是无临床意义的

排除标准

12 周内发生急性心肌梗死

需要行其他心脏手术

30 天内行过任何血管内介入或者外科手术

左心室射血分数<25%或者收缩期末内径>55 mm

二尖瓣口面积<4.0 cm²

如果瓣叶呈连枷样改变,连枷宽度≥15 mm 或连枷间隙≥10 mm

如果瓣叶被牵拉向心尖,接合部长度<2 mm 或深度>11 mm

严重二尖瓣环钙化

瓣叶解剖不利于二尖瓣夹的置入:A2、P2 区钙化,A2、P2 区外存在明显反流,双叶严重脱垂,缺少一级或二级腱索支撑

（续表）

以前有二尖瓣手术史，或者目前已置入机械瓣或左心室辅助装置

心脏超声显示心脏内血栓、赘生物、肿块

感染性心内膜炎、风湿性心脏病史

症状性的房间隔缺损、卵圆孔未闭

三、器械介绍及术前准备

（一）器械介绍

MitraClip 系统最主要的手术器械包括夹合器（clip）、可调弯指引导管（steerable guide catheter，SGC）、输送系统（clip delivery system，CDS）及固定装置（stabilizer），系统组装后见图 2 - 3 - 3。

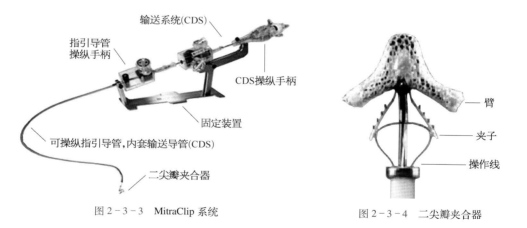

图 2 - 3 - 3 MitraClip 系统

图 2 - 3 - 4 二尖瓣夹合器

MitraClip 构成图见图 2 - 3 - 4。其由钴铬合金制成，表面覆盖有聚酯纤维，外形类似一个飞机，包括两个臂（arm）、两个夹子（gripper）及一个连接各元件的体部。它的工作原理如同中国的木偶，通过牵拉放置在里面并延长至 CDS 的细绳，可以打开和关闭两个臂及夹子。每个臂长 8 mm，连接部位长度为 4 mm，这样夹合器呈 180°打开时，长度为 20 mm。两个臂可以在 0°~270°内打开。两个夹子可通过操作线打开及关闭。操作线近端由弹性合金构成，由于金属的弹性，自然状态下夹子是向臂端关闭的，通过牵拉操作线，可以打开两个夹子；如果放松牵拉，则夹子可以回到关闭状态。夹子上附有钉子，这样，当夹子向臂端关闭时，能更好地夹紧二尖瓣瓣叶，使得夹合器不会脱位。

MitraClip 系统一般都是预装载在 CDS 上的。CDS 由前端的导管和末端的操纵手柄构

成。导管分为外套导管及内芯导管,前者可以在后者内进退及旋转(图 2 - 3 - 5B、C)。内芯导管内含一条实心金属条,前末端为螺丝样结构,套入夹合器内,通过旋转该金属条可以释放夹合器(图 2 - 3 - 5B),旋转内芯导管则可以旋转夹合器。将夹合器关闭后可以通过内芯导管将之一起拉入外套导管内,以便送入体内。CDS 末端为操纵手柄(图 2 - 3 - 5B)。操纵手柄上有固定螺丝、双臂锁杆(lock lever)、夹子操纵杆(gripper lever)、双臂开闭旋钮(arm positioner knob)、释放旋钮(actuator knob)等元件。内芯导管套入外套导管内,可以在后者里面进退及旋转,但若锁紧固定螺丝,则内芯套管无法在外套导管内运动。双臂锁杆的功能是限制双臂开闭旋钮,当其处于锁住状态时,只能关闭夹合器的双臂而不能打开双臂。操作时需要记住的是,要打开夹合器,必须先要打开双臂,应先解开双臂锁杆再旋转双臂开闭旋钮,然后再关闭双

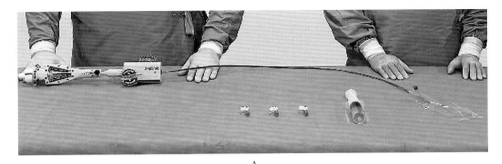

A

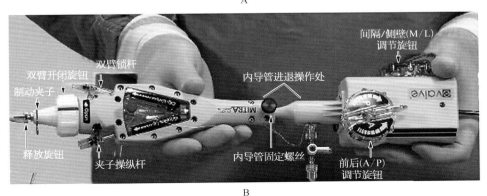

B

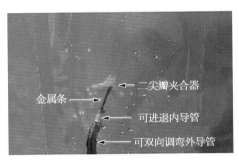

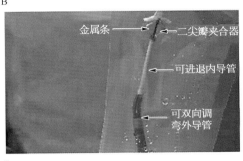

C

图 2 - 3 - 5　装载 MitraClip 的输送系统(CDS)

A. CDS 总体结构,由前端导管和末端操纵手柄构成;B. 操纵手柄详图;C. 导管前端详图

臂锁杆;如果要关闭夹合器,直接旋转双臂开闭旋钮关闭即可。夹子操纵杆的作用是打开和关闭夹子。双臂开闭旋钮的作用是通过旋转旋钮打开和关闭夹合器的双臂。释放旋钮是用来最终释放夹合器的,其前端有个小的金属制动夹子,要先扒掉该夹子,才可以启动该旋钮。外套导管由金属制成,前端可双向调弯,CDS 的操纵手柄上有两个不同方向的调弯旋钮。通过旋转旋钮,可使调弯系统在间隔/侧壁(M/L)、前/后(A/P)两个方向上弯曲。此外,CDS 上有数个外界通口,其上有阀门,用于排气及注入液体。

SGC 由前端可调弯导管、后端操纵手柄及内芯导管构成(图 2-3-6)。操纵手柄上的旋钮可以使 SGC 前端在某一个方向弯曲。内芯导管套入 SGC 内,其前端由细到粗且表面光滑,起到扩张血管通路、引导前进的作用。固定装置见图 2-3-7,起到固定 CDS 及 SGC 的作用。

目前 MitraClip 相继推出第二代产品 MitraClip NTR 和第三代产品 MitraClip XTP(图 2-3-8),前者改进了输送系统,使得输送系统更容易调弯进入左心室,后者夹合器变得更长,使得夹合更加容易。

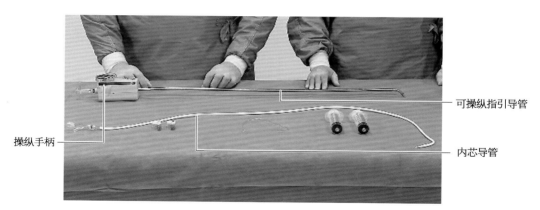

操纵手柄

可操纵指引导管

内芯导管

图 2-3-6 可调弯指引导管(SGC)

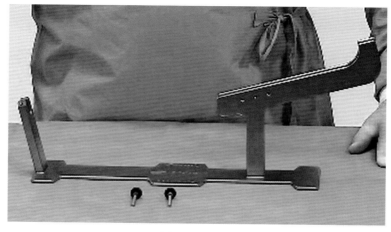

图 2-3-7 固定装置

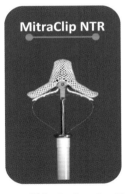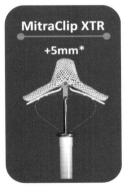

图 2 - 3 - 8　MitraClip 第二代和第三代产品

其他需要的手术器械主要包括 6F 动脉鞘管、18F 血管扩张鞘、房间隔穿刺鞘、加硬导丝（Amplatz Extra-stiff 0.035″×2.6 m）、ProGlide 血管缝合器、高压延长管等。

(二) 导管室要求及人员配备

该手术所需要的导管室大小要比普通导管室大,应该满足摆放麻醉设备、心脏超声设备的要求。该手术非常依赖于经食管心脏超声,必须配备成像清晰、有实时三维成像功能的经食管心脏超声探头及机器(目前运用较普遍的是 Philips IE33)。此外,在影像技术上要求能够将心脏超声图像传送到 DSA 屏幕上,以便术者实时观看、指导操作。目前,MitraClip 需要在全麻下实施,需要配备麻醉机、呼吸机。但我们相信,随着技术的成熟,该技术将来也可以在局麻下完成。该手术安全性较高,因此无需向 TAVR 那样需要心外科医师备台或配备主动脉球囊反搏机。手术团队至少应包括 2 个术者、1 个护士、1 个心脏超声医师、1 个麻醉师。

(三) 术前准备

根据我们的经验,术前需要进行以下准备。

(1) 查看患者近期的常规检查,排除手术禁忌,包括肝肾功能、电解质、三大常规、凝血功能;仔细复习患者术前检查资料。

(2) 备皮,导尿。

(3) 定血型,备血(2U 以上)。

(4) 核对手术器械;备好心包穿刺包、抢救药品。

(5) 开通中心静脉通路。

(6) 术前阿司匹林 0.3 g、氯吡格雷 0.3 g 口服;准备预防性使用的抗生素(第一、二代头孢菌素)。

(7) 准备好术后恢复床位,建议在心脏监护室内观察。

(8) 术前与患者家属充分沟通,签署知情同意书。

四、操作要点

(一) 房间隔穿刺(tanseptal puncture)

进行本术时房间隔穿刺点要比常规穿刺点高。由于 CDS 末端的弯轴长度是固定的,要求房间隔穿刺点要距离二尖瓣瓣环平面 3.5~4.0 cm,才能保证 CDS 末端能够在左心房里面充分打弯、旋转、进退。为了达到这个要求,房间隔穿刺点需在经食管心脏超声引导下完成。其步骤如下。

(1)首先将房间隔穿刺鞘放于上腔静脉,指向 5 点钟位置,DSA 取正位,经食管心脏超声取两腔切面,并调整到能看清房间隔穿刺鞘前尖端。在经食管心脏超声指导下,缓慢地回撤房间隔穿刺鞘至卵圆窝,当穿刺鞘到达卵圆窝时会有跳跃感,通过经食管心脏超声确认穿刺鞘是否位于卵圆窝(图 2 - 3 - 9A)。

(2)将经食管心脏超声切换至短轴基底切面并使之能看到穿刺鞘,观察穿刺点是否位于

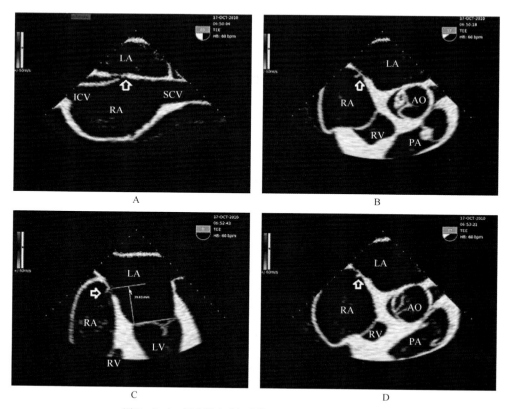

图 2 - 3 - 9 经食管心脏超声指导房间隔穿刺步骤示意图

A. 两腔切面,将穿刺鞘从上腔静脉回撤至卵圆窝。B. 短轴基底切面,转动穿刺鞘使之位于房间隔中央;C. 四腔切面,测量穿刺帐篷点至二尖瓣瓣环的距离(3.5~4.0 cm 为最佳);D. 回到短轴基底切面,行最后穿刺。LA,左心房;RA,右心房;LV,左心室;RV,右心室;AO,主动脉;PA,肺动脉;SCV,上腔静脉;ICV,下腔静脉。箭头所指为穿刺鞘

房间隔的中央,判断穿刺后有无损伤主动脉或者左心房后壁的可能(图2-3-9B)。如果穿刺鞘位置不是在中央,可以通过转动穿刺鞘使之在合适的位置。

(3) 将经食管心脏超声切换至四腔切面并使之能看到穿刺鞘,测量穿刺帐篷点(tenting)与二尖瓣瓣环的距离,当距离为3.5~4.0 cm为最佳穿刺点(图2-3-9C)。如果距离不合适,可以通过推、拉穿刺鞘来改变距离。

(4) 再次将经食管心脏超声切换至短轴基底切面并使之能看到穿刺鞘,再次观察穿刺鞘位置是否合适,最后在经食管心脏超声指导下进行穿刺(图2-3-9D)。

(5) 穿刺成功后,退出穿刺针及内鞘管,将加硬导丝送至左上肺静脉内。

(二) 系统排气及调试(de-airing and test)

MitraClip系统手术器械主要包括夹合器、SGC、CDS及固定装置。在使用前需要对这些器械进行排气及体外调试。其中,CDS有数个体外连接口,内腔体积较大,排气较为复杂。需要将其连接于高压延长管,用高压、流动的生理盐水进行排气。在排气的同时,旋动操作手柄上的各个按钮,测试其功能是否正常。

(三) 送入SGC(introduce SGC)

由于指引导管粗大,为24F,可先使用18F血管扩张鞘扩张右股静脉后再送入SGC。在SGC送入前,装好扩张内鞘管,转动把手上的旋钮,使其处在伸直状态,并注意进入时导管末端的弯曲应指向房间隔。同时放好固定装置,在X线指引下,将导管送到右心房,后旋动调弯系统使之回到自然打弯状态,然后缓慢通过房间隔,使外鞘管通过房间隔2 cm左右(通过经食管心脏超声指导其进入的深度,图2-3-10A),位置理想后用螺丝将SGC固定在固定装置

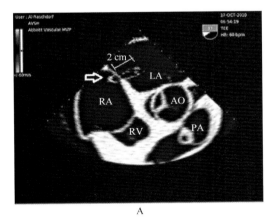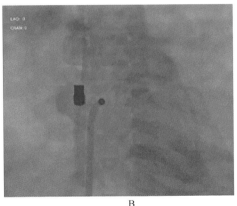

图2-3-10 将SGC放置到左心房内

A. 经食管心脏超声短轴基底切面;B. 正位X线透视图像。箭头所指为SGC,放入左心房内2 cm。
LA,左心房;RA,右心房;LV,左心室;RV,右心室;AO,主动脉;PA,肺动脉

上。之后一边退出内扩张鞘管,一边从操作手柄上的三通回抽血液,以避免气体进入体内。旋转操作手柄,在 X 线透视(图 2 - 3 - 10B)及超声图像短轴切面下观察指引导管在左心房内的运动情况。

(四) 送入 CDS(introduce CDS)

先把经食管心脏超声调至短轴基底切面,观察 SGC 尾端与左心耳的距离(图 2 - 3 - 11A),保证该距离足够大,以免送入 CDS 后损伤左心耳。注意 CDS 导管前端有一蓝线,应使之与 SGC 上的蓝线对齐,这样 CDS 就能沿着既定的轨道在 SGC 内滑行。将 CDS 插入 SGC 时,术者应不停地往 SGC 入口冲水,以避免气体进入体内。将 CDS 插入 SGC 内,然后使之缓慢前行。到达左心房时,在短轴基底切面下,缓慢地将 CDS 送入左心房,应避免其头端损伤左心耳(图 2 - 3 - 11B、C),必要时可调整 SGC 的弯度。同时,在 X 线透视下观察 CDS 进入深度,当 SGC 上的放射标记环骑跨(stradding)CDS 两个放射标记环中央时,为目标深度(图 2 - 3 - 11D)。位置理想后用螺丝将 CDS 固定在固定装置上。

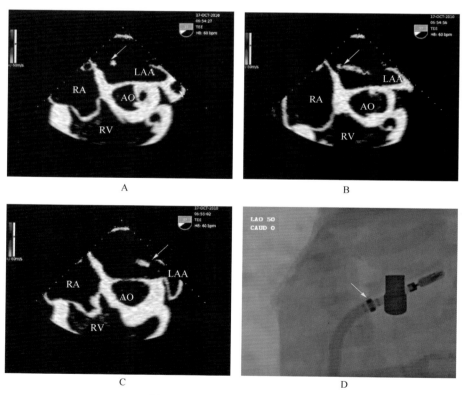

图 2 - 3 - 11　CDS 送入左心房过程

A. 在短轴基底切面,观察 SGC 末端(箭头)与左心耳的距离;B、C. 缓慢送入 CDS,注意 CDS 末端与左心耳距离,B 箭头为 SGC 末端,C 箭头为 CDS 末端;D. DSA 机取左前斜角度,使得 CDS 标记环处在 SGC 两个标记环中间,此为 CDS 最佳深度。LAA,左心耳;RA,右心房;RV,右心室;AO,主动脉

(五) 操纵 CDS(steer CDS)

进行此步骤时,首先需要了解操纵系统元件的功能。通过旋转 SGC 的操纵手柄使得 CDS 同步旋转,可以使 CDS 头端在左心房里面朝着前壁/后壁(A/P)方向转动:顺时针转动指向 P,逆时针则指向 A。旋转 CDS 的 M/L 旋钮,可使 SCD 头端打弯或伸直,即朝着间隔(M)或 侧壁(L)方向运动。有时,需要推送或后撤整个系统(包括固定装置),也可使 CDS 头端朝着 侧壁(L)或间隔(M)方向运动。这两种 M/L 调节方法的区别在于前者可使 CDS 头端在 M/L 方向打弯或伸直而产生一种钟摆样的运动,后者可使打弯好的 CDS 头端在 M/L 方向呈水平 运动。CDS 上还有 A/P 按钮,也可用于将 SCD 向 A/P 方向微调,但一般很少用到。松开 CDS 上的固定螺丝,可以使 CDS 内芯导管在外套导管内运动。往 CDS 外套导管里面推送操 作手柄,可以使 CDS 头端向左心室方向深入,反之则使其退回 CDS 外套导管即左心房内;而 旋转 CDS 手柄,可使 CDS 头端即夹合器在心腔里面旋转。CDS 头端原始状态是直的,此步骤 要使其打弯,并指向左心室长轴以便通过二尖瓣口进入左心室,整个步骤均在经食管三维超声 X 平面引导下完成,主要参考切面为 LVOT 切面、两腔切面及左心房外科视野切面,要调整夹合 器使其在 LVOT 切面呈"V"字形展开,在二尖瓣交界两腔切面呈一条线,在左心房外科视野切面 垂直瓣膜开放线,同时要确认夹合器在上述平面中均位于瓣口中央。具体操作步骤如下。

(1) 在短轴基底切面,调整心脏超声图像始终能清楚显现 CDS 的头端(即夹合器),轻微 转动 CDS 的 M/L 旋钮,使得 CDS 头端向 M(间隔部)打弯(M 步骤,图 2-3-12A),此时, CDS 头端同时会向心房前壁(主动脉)靠近,故接着应顺时针转动 SGC 操纵手柄,使得 CDS

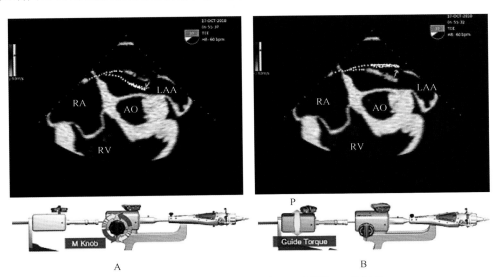

图 2-3-12　短轴基底切面,调整 CDS 头端的 M-P 运动

A. M 向运动:旋转 CDS 上的 M/L 旋钮,使得 CDS 头端向 M 方向运动,靠近主动脉;B. P 向运动:旋转 SGC 操作手柄,
使得 CDS 头端向后壁运动,远离主动脉。LAA,左心耳;RA,右心房;RV,右心室;AO,主动脉

的头端向后壁转动以远离心房前壁、主动脉（P 步骤，图 2 - 3 - 12B）。再次重复以上 M - P 步骤数次，直到心脏超声图像出现类似四腔心的图像。注意，操作过程中要不断调整经食管心脏超声的探头，使得图像能清楚显现 CDS 的头端，避免 CDS 头端碰到心房壁引起心脏穿孔。

（2）转至左心室流出道（LVOT）切面（即三腔切面）观察、调整 CDS 头端，看其是否位于二尖瓣瓣口的中央，如果不位于中央，可以通过上述 A/P 旋转，将其调整至中央（图 2 - 3 - 13）；在两腔切面，观察、调整 CDS 头端，看其是否位于二尖瓣瓣口的中央，如果不位于中央，可以通过上述 M/L 旋转，将其调整至中央。再重复上述步骤，直到 CDS 头端均位于中央。

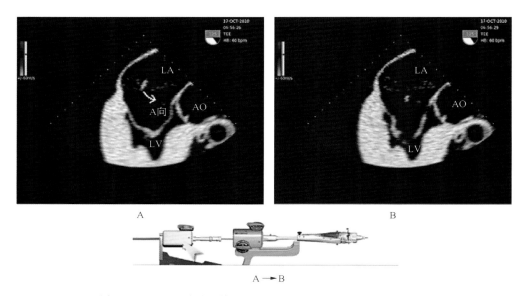

图 2 - 3 - 13　左心室流出道切面，调整 CDS 头端的向前壁（A）方向运动

A. 显示 CDS 头端太靠后壁，故旋转 SGC 操纵手柄，使得 CDS 头端向 A 方向运动；
B. 调整后的图像。LA，左心房；LV，左心室；AO，主动脉

（3）转至 LVOT 切面，推送 CDS 操作手柄，使 CDS 头端向左心室方向深入，向二尖瓣瓣口靠近，观察其前进时是否位于瓣口中央且垂直于二尖瓣瓣环平面（即与左心室长轴平行），如果不是，可以通过上述 A/P 旋转，将其调整至中央。同样，转至两腔切面，推送 CDS 操作手柄，使 CDS 头端向左心室方向深入，向二尖瓣瓣口靠近，观察其前进时是否位于瓣口中央且垂直于二尖瓣平面，如果不是，可以通过上述 M/L 旋转，将其调整至中央（图 2 - 3 - 14）。若 CDS 头端已经垂直二尖瓣瓣环平面但不位于瓣口中间，则可通过移动固定装置来调节 CDS 的位置。每次测试完后，要将 CDS 头端退回至左心房。此步骤称之为测试入路（test pass）。

（4）打开锁杆，旋转双臂开闭旋钮，先向"关闭"的方向（逆时针）转半圈，再往"打开"方向（顺时针）旋转，打开夹合器至 180°（经 DSA 确认），然后关闭锁杆（每次打开夹合器后，应记得关闭锁杆）。操作夹子操纵杆，打开夹子，以便跨瓣后可以捕获瓣膜。在经食管三维心脏超声左心房外科视野下，旋转 CDS 末端的操纵手柄，使得夹合器与二尖瓣闭合线垂直（图 2 - 3 - 15）。

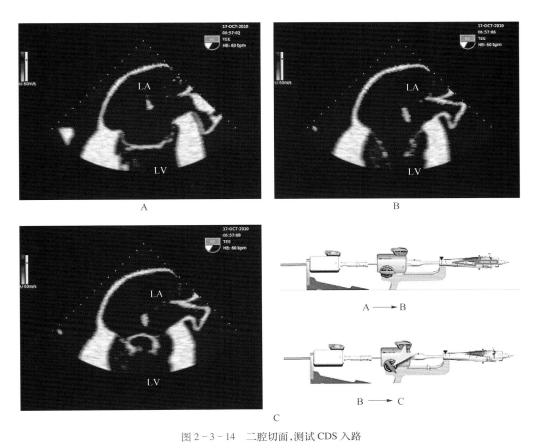

图 2-3-14 二腔切面,测试 CDS 入路

A. 测试前 CDS 头端状态;B. 显示 CDS 头端深入后,太靠近侧壁(L),故旋转 M/L 钮,使之向间隔(M)靠近;
C. 调整后的图像。LA,左心房;LV,左心室

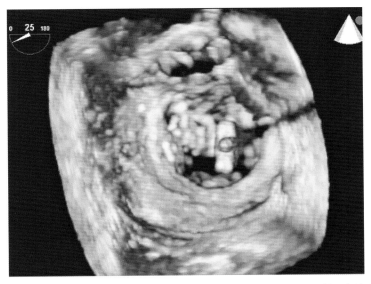

图 2-3-15 经食管三维心脏超声左心房外科视野,旋转夹合器至与二尖瓣闭合线垂直

注意,应当一边旋转手柄,一边稍微前后运动手柄,以释放蓄积在系统里面的旋转力量。

（5）打开夹合器及夹子后,重复步骤(3)的测试入路步骤。

（6）在经食管三维心脏超声左心房外科视野下,确认夹合器与二尖瓣闭合线垂直（图2-3-15）,且位于二尖瓣最大反流束处。回到LVOT切面,将装载有夹合器的CDS于心脏舒张期跨过瓣膜送入左心室中间水平,准备捕获瓣膜。

（7）注意,在整个步骤过程中,CDS的外套管可能会移位,应该经常性地观察X线透视图像中SGC的放射标记环是否仍骑跨在CDS两个环放射标记环中间,如果不是,应该及时调整CDS的位置。一旦夹合器送入左心室后,用螺丝固定CDS末端的操纵手柄,在之后的操作中一般不再使用该步骤中的与操作相关的旋钮。一般只能用推进或后撤固定装置来调整夹合器在左心室内的位置。

（六）捕获瓣膜(grasp valves)

此为该手术最关键的步骤之一,难度较大,有时耗时会比较长,操作时一定要耐心、精细。整个过程基本上是在经食管三维心脏超声X平面下完成的,手术的工作切面为LVOT切面（三腔切面）及二尖瓣交界两腔切面。在捕获瓣膜前,要调整夹合器使其在LVOT切面上呈"V"字形展开,在两腔切面上呈一条线,这样才能使瓣膜臂垂直于瓣膜开放线。具体步骤如下。

（1）DSA取左前斜(LAO)切面,将夹合器的两个臂关闭至120°。经食管心脏超声取上述工作切面,缓慢回撤夹合器,必要时稍微调整其位置（即侧向移位,通过推进或后撤固定装置）,使其位于两个瓣叶之间的中间位置。

（2）继续缓慢回撤输送系统,当二尖瓣瓣尖都贴在夹合器两个臂时,迅速关闭夹子,同时捕获二尖瓣两个瓣尖（图2-3-16）。要同时捕获两个瓣叶,有一定难度。如果夹合器太靠近心尖,可导致双瓣叶不能贴臂（图2-3-17A、B）。操作时经常出现一个瓣叶贴在夹合器臂上,另一个瓣叶不能贴在臂上（图2-3-17C、D）,此时需要微调夹合器的位置（侧向移位）。有时会出现只捕获一个瓣叶的情况,此时,需要打开夹合器,重新操作。

（3）确认稳固捕获两个瓣叶后,旋转双臂开闭旋钮,将夹合器两个臂关闭至60°。

（4）行经食管心脏超声观察夹合器是否固定良好、是否充分捕获（即瓣叶深入夹合器组织较充分）,二尖瓣反流是否减轻。

（5）如果效果满意,则将夹合器关闭至10°,再次行经食管心脏超声评估。若效果满意,则准备释放瓣膜。如果效果不满意,如未能夹住最大反流处,则打开夹合器双臂及夹子,将其往左心室心尖部方向推送,重复上述步骤,重新捕获瓣膜。

（6）如果始终无法同时捕获两个瓣膜,可能为夹合器的位置不理想、与瓣叶不够垂直,需要把夹合器打开至270°,然后退回左心房,调整夹合器的位置及其与瓣膜闭合线夹角,再重新进入左心室捕获瓣膜［重复(五)及(六)步骤］。

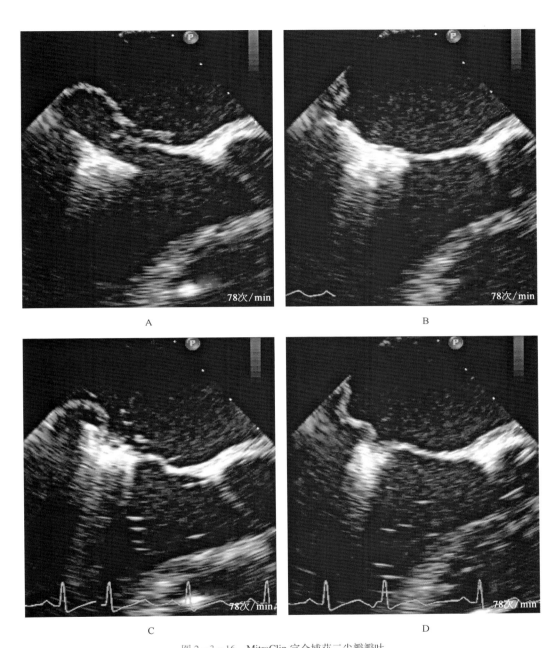

图 2 - 3 - 16　MitraClip 完全捕获二尖瓣瓣叶

A、B. 未关闭夹子及双臂,两个瓣叶贴在双臂上。A 为二尖瓣关闭时,B 为二尖瓣开放时。这种情况下,应该迅速关闭
夹合器夹子及双臂,捕获双瓣,捕获后效果如 C 和 D,C 为二尖瓣关闭时,D 为二尖瓣开放时

(七) 释放夹合器

经食管心脏超声确认夹合器固定良好、效果满意后,可考虑释放夹合器。在双臂锁杆锁住
状态下,旋转双臂开闭旋钮,看看能不能打开双臂,如果双臂不能打开,表示系统正常,此操作

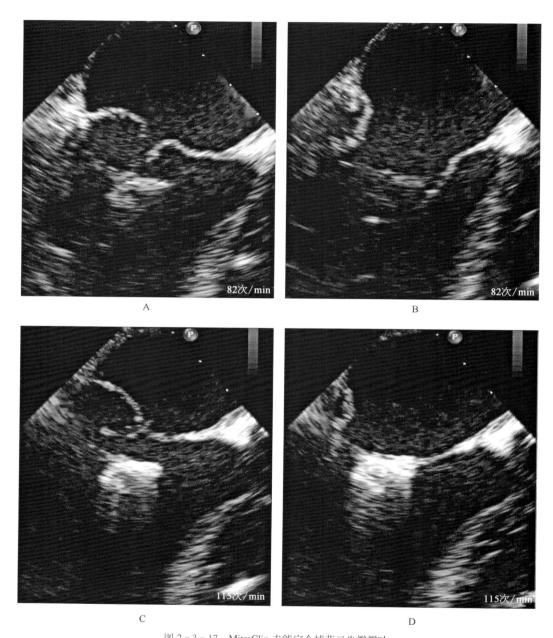

图 2 - 3 - 17　MitraClip 未能完全捕获二尖瓣瓣叶

A、B. 夹合器离瓣叶太远(太靠心尖),两个瓣叶未能贴在双臂上,A 为二尖瓣关闭时,B 为二尖瓣开放时。
C、D. 只有前叶能贴在夹合器臂上,而后叶未能贴在臂上。C 为二尖瓣关闭时,D 为二尖瓣开放时

称之为测试解锁(test unlock)。解开夹子操纵杆上的帽子,拉着两条细线,来回拉动,看细线是否断掉(两条细线在系统内构成一回路)。之后打开双臂锁杆上的帽子,将里面的细线抽出体外。再次测试解锁 1 次。之后拔掉制动夹子,旋转释放旋钮 8 圈,释放夹合器。再次行经食管心脏超声评估夹合器是否移位,若无移位,则可以拉出夹子操纵杆上的细线,最终释放夹合器。

若夹子脱位,这条细线可以起到最终拴住夹合器的作用,以免夹合器脱落造成栓塞。

(八) 退出导管

夹合器释放后,如果效果满意,无需再放第二个夹合器,则应退出 CDS 及 SGC。若需要再放第二个夹合器,则只需退出 CDS。退出 CDS 需要在经食管超声指导下进行,也要非常小心,以免引起心脏穿孔。此步骤刚好逆着步骤(五):首先回撤 CDS 内导管至外套导管内,然后逆着 M-P 步骤,采用 L-A 操作,使得 CDS 头端逐步伸直,然后将其抽回 SGC 中。如果 CDS 抽回有难度,应该通过操纵 SGC 操纵手柄上的旋钮使 SGC 头端伸直,这样有利于 CDS 的回撤。一旦 CDS 撤回 SGC 后,就可先退出体外。然后送入加硬钢丝及 SGC 的内扩张鞘管,将 SGC 撤出体外。如果手术无法捕获双叶瓣膜,手术失败,需要撤出夹合器时,则需先把夹合器打开至 270°,撤回左心房,再关至 0°。然后采用 L-A 操作,使 CDS 头端逐步伸直,将其抽回 SGC 中。此时,若 CDS 抽回 SGC 中有难度,应该先使 SGC 头端伸直,以利于其回撤。所有导管撤出后,可采用血管缝合器缝合血管。

总之,该手术虽然较安全,但是操作复杂且精细。该手术非常依赖于经食管实时三维心脏超声的引导。技术娴熟的超声医师、性能良好的超声机器是手术成功不可或缺的要素。但是,术中也许要经常性使用 DSA 机透视,观看 CDS 及夹合器的位置(图 2-3-18)。

五、并发症及处理

该手术有较高的安全性,主要的并发症如下[9,10]。

(1) 心脏穿孔、心脏压塞。主要发生于房间隔穿刺时,发生率为 1%~3%。因此,房间隔穿刺时应反复查看心脏超声,确认在合适位置后方能进行穿刺。此外,CDS 操纵不慎也可引起心脏穿孔。一旦发生心脏穿孔或心脏压塞,其处理原则同一般心导管术,包括中和肝素、补给液体、心包引流和紧急外科手术。

(2) 局部血管破裂导致出血。需要输血 2U 以上的出血发生率为 3.7%~13%。虽然是通过静脉系统入路,但由于 SGC 较大(24F),故局部出血发生率仍较高。输送 SGC 及 CDS 应避免粗暴进行,以免损伤血管。一旦出现局部出血,可通过缝合血管或必要时行外科手术解决,并加强补液,必要时可输血。

(3) 术后需要长时间的机械通气(2%)。由于手术使用全麻,某些患者心肺功能较差,术后需要较长时间的机械通气。长时间通气者,应该注意半卧位并及时排痰,避免呼吸机相关肺炎的发生。

(4) 夹合器脱落造成栓塞。术后最令人担心的并发症是夹合器脱落造成栓塞,但迄今为止,罕有夹合器完全脱落的报道。但是,有 6%~9% 的患者发生夹合器单边脱位(两个臂中的

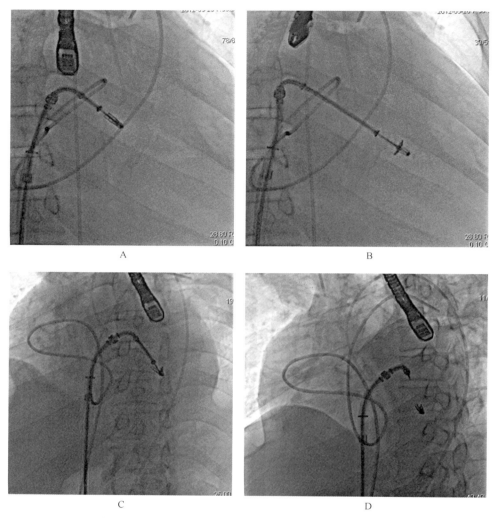

图 2-3-18 使用 MitraClip 术行经导管二尖瓣修复 X 线透视图像

A. 将 CDS 送至左心房;B. 打开夹合器至 180°并将之送至左心室;C. 夹合器已捕获二尖瓣瓣尖
（双臂关闭至 60°）;D. 释放夹合器

一个臂与二尖瓣瓣叶脱离），虽然未引起并发症,不需紧急处理,但夹合器单边脱位会导致二尖瓣反流加重而致手术失效。因此,手术时应确定夹合器充分捕获两个瓣叶且固定良好后方可释放夹合器,以避免该并发症发生。

（5）由于夹合器是异物,放置于体内可能形成血栓导致栓塞。术后需使用阿司匹林、氯吡格雷双联抗血小板 1~3 个月。但该手术导致血栓栓塞的风险目前还未能明确。在 EVEREST Ⅱ 研究中,MitraClip 术组只有 1 例患者发生大卒中;而外科手术组有 2 例患者发生脑卒中。

（6）损伤腱索及乳头肌时可导致二尖瓣反流加重及手术失效。CDS 在左心室内运动时,有可能损伤腱索。夹合器拉回左心房时,需要打开至 180°以上,否则很可能会损伤腱索及瓣膜。

（7）其他的并发症,如心内膜炎、气体栓塞、出血等,发生原因及处理同一般心导管术。

六、临床研究进展

MitraClip 术的临床研究证据最主要来源于 EVEREST 系列的研究。EVEREST Ⅰ期 6 个月的临床研究结果初步肯定该技术的安全性和有效性[9]。该研究入选 27 例中至重度二尖瓣反流患者。24(89%)例成功置入夹合器,无患者死亡,85%的患者 30 天内无主要不良事件发生。主要不良事件包括:1 例患者由于术后低血压发生非栓塞性脑卒中;3 例患者出现夹合器部分脱位,但未引起并发症,之后接受外科手术。另外 3 例患者因术后二尖瓣反流无减少而接受外科手术。这样,共有 18 例患者无需接受外科手术。63%的患者术后 1 个月二尖瓣反流≤2+,如果排除每个术者所做的第 1、2 例手术病例,这个比例达 82%。此外,术后 1 个月二尖瓣反流≤2+的患者,93%在术后 6 个月时二尖瓣反流≤2+,提示该手术良好的中期疗效。

EVEREST 初步队列研究纳入 107 例中至重度二尖瓣反流患者[15]。手术即刻成功(APS,定义为出院前二尖瓣反流≤2+)共有 79 例(73.8%),其中 51 例(64%)患者二尖瓣反流≤1+。30 天内 10 例(9%)患者发生主要不良事件:1 例非手术相关的死亡;9 例患者夹合器部分脱位(另有 1 例发生在 30 天后),但未引起并发症。30%患者在平均 3.2 年内接受外科手术。1 年随访时,66%患者达到有效终点(无死亡、无需外科手术,且二尖瓣反流≤2+)。23 例功能性二尖瓣反流患者具有类似的结果。该研究显示,MitraClip 术具有良好的安全性、较高手术即刻成功率及良好的中期持续效果。

EVEREST Ⅱ 是一项前瞻性、多中心、随机对照Ⅱ期研究,旨在比较 MitraClip 术与二尖瓣手术在治疗二尖瓣反流方面的安全性和疗效[10]。该研究入组 279 例反流程度为 3+或 4+、有或无症状的患者。27%的患者存在功能性二尖瓣反流,73%存在退行性二尖瓣反流。根据纽约心脏协会(NYHA)心功能分级标准,约 50%患者存在 3 级或 4 级心力衰竭。研究者将患者按 2∶1 比例随机分入 MitraClip 术组($n=184$)和二尖瓣瓣膜修复/置换术组($n=95$)。研究有效终点 12 个月时无死亡、无需外科手术且二尖瓣反流≤2+。12 个月时,MitraClip 术组有效终点率为 55%,而外科手术组为 73%($P=0.007$)。未达到有效终点原因:MitraClip 术组和手术组死亡率均为 6%,二尖瓣反流 3+~4+的发生率 MitraClip 术组和手术组分别为 21%和 20%,需要再次行外科手术者 MitraClip 术组和手术组分别为 20%和 2%。研究者按照性别、年龄、二尖瓣反流类型(功能型或退化型)及 LVEF 将受试者分为不同亚组,结果发现,在≥70 岁和功能性二尖瓣反流亚组中,外科手术在有效终点的优势不明显,提示≥70 岁和功能性二尖瓣反流患者更适合 MitraClip 术。在安全终点方面,MitraClip 术组和手术组不良事件发生率存在显著差异,分别为 15%和 48%;两组输血≥2U 者分别占 13%和 45%($P<0.001$)。排除输血因素后,MitraClip 术组的其他不良事件发生率低于手术组。在次要终点方面,1 年随访时,两组左心室收缩期末容积及左心室舒张期末容积都显著降低,以手术组为著;两组 LVEF 均降低,但

MitraClip 术组降低得较少。MitraClip 术组和手术组 1 年时 NYHA 分级为 3~4 级的患者比例分别为 2% 及 13%（$P = 0.002$）。两组患者的生活质量均显著改善，但手术组术后 30 天的生活质量较 MitraClip 术组低。该研究结论是 MitraClip 术在改善二尖瓣反流方面稍劣于传统外科手术，但安全性更高，而在改善临床终点方面两者效果类似。

EVEREST Ⅱ 还有一个高危组分析，入选了 STS 评分 ≥12 分的患者[16]。患者平均年龄为 77 岁，>50% 的患者之前已接受过心脏外科手术，46% 的患者为功能性反流，32% 的患者为退行性病变。研究纳入 78 例入 MitraClip 术组，同时回顾性入选同期 36 例基线特征相当的接受传统治疗对照组（只有 14% 接受外科手术）。术前 MitraClip 术组和对照组 STS 评分分别为 14.2% 和 14.9%。MitraClip 术组和对照组 30 天死亡率分别为 7.7% 及 8.3%，而 12 个月生存率分别为 76% 和 55%（$P = 0.047$）。随访 12 个月，MitraClip 术组中 79% 功能性、75% 退行性二尖瓣反流患者反流 ≤2+。左心室舒张期末容积由 172 ml 降至 140 ml、收缩期末容积由 82 ml 降至 73 ml（P 均 =0.001）。术前 89% 患者 NYHA 分级为 3~4 级，12 个月时只有 26% 患者 NYHA 分级为 3~4 级（$P < 0.001$）。因充血性心力衰竭再入院率比预计下降了 45%（$P < 0.002$）。该研究显示，外科手术高危患者接受 MitraClip 术具有较高安全性，大部分患者二尖瓣反流降低、左心室逆重构、心功能得到改善、生活质量提高，与传统保守治疗相比，12 个月生存率升高。虽然该研究样本量较小，并非随机对照研究，但居于目前证据，MitraClip 术安全性良好且能逆转左心室逆重构，我们相信，MitraClip 术可降低外科手术禁忌者的死亡率。但需要开展随机对照研究，以评估与传统保守治疗相比，MitraClip 术在外科手术高危或禁忌的重度二尖瓣反流患者，特别是晚期心力衰竭患者中的益处。

EVEREST 研究者也对夹合器的稳固性和兼容性进行了观察[17]。夹合器置入瓣膜后会经历长期的瓣膜运动和血液冲刷，为探讨其是否出现组织学上的变化，研究者从 50 例患者体内取出 67 枚夹合器，夹合器置入时间为 1~1878 天不等。研究者将置入时间分为急性期（<30 天）、亚急性期（31~90 天）、慢性期（91~300 天）和长期（>300 天），总结各期夹合器的组织学特点。结果发现，夹合器在患者体内经历了血小板纤维蛋白沉积、炎症反应、肉芽组织形成等过程，最终夹合器两臂之间形成了纤维组织桥，表面被机化的纤维组织完全包裹，两个瓣叶的联系更加稳固。在取出的 67 个夹合器中，未发现心内膜炎、机械性磨损、装置破裂或腐蚀现象。该研究显示了夹合器具有良好的稳固性和组织兼容性。

MitraClip 系统上市后，观察性队列研究 ACCESS EU[18] 共纳入 567 例重度二尖瓣反流患者行 MitraClip 术，这些患者来自欧洲 14 家研究中心。这些患者 EuroScore 基础得分为 23.0 分 ±18.3 分；84.9% 的患者 NYHA 分级为 3 或 4 级；52.7% 的患者射血分数 ≤40%。这些患者中，二尖瓣夹合器置入成功的概率为 99.6%。MitraClip 术后 30 天内死亡人数为 19 人（3.4%）。Kaplan-Meier 生存分析 1 年内生存率为 81.8%。患者术后 ICU 监护时长为 2.5 天 ±6.5 天，住院时长为 7.7 天 ±8.2 天。共有 27 例（4.7%）患者出现夹合器单边脱落。所有患者均未发现

MitraClip 设备(二尖瓣夹合器)导致的血栓形成。36 例患者在接受 MitraClip 术后一年之内接受了二尖瓣外科手术治疗。大部分患者 MitraClip 术后 12 个月时二尖瓣反流均有很大改善，其中 78.9%的患者已无二尖瓣反流。术后 12 个月时，71.4%的患者 NYHA 分级为 2 或 1 级。患者 6 分钟步行试验增加了 59.5 m±112.4 m，Minnesota 心力衰竭评分提高了 13.5 分±20.5 分。研究人员得出结论，在欧洲，行 MitraClip 术的患者多为病情高危的老年患者，且多为功能性二尖瓣反流。在这些人群中，MitraClip 术效果较佳，住院死亡率以及不良事件发生率均较低。

到目前为止，全球已开展 70 000 余例 MitraClip 术，最新欧美指南均将外科手术高危或禁忌、症状性重度原发性二尖瓣反流作为 MitraClip 术的适应证。在刚公布的 STS/ACC TVT 注册研究中[19]，入选了 2 952 例患者，平均年龄为 82 岁，STS 评分为 9.2%，为外科手术极高危患者，急性手术有效率为 92%，住院期间死亡率为 2.7%(远低于 STS 评分)。心脏压塞发生率为 1.0%，夹子单边脱落发生率为 1.5%，夹子完全脱落栓塞发生率为 0.1%，大出血发生率为 3.9%。该大样本的研究显示，在目前临床实践中，MitraClip 术具有很高的短期手术效果及很高的安全性。

MitraClip 术的长期效果也被 EVERST－Ⅱ 研究 5 年随访所证实[20]。该研究将患者随机分配为外科手术组(n=80) 及 MitraClip 术组(n=178)。5 年随访时，两组的生存率无差异。MitraClip 术组终点二尖瓣反流复发到 3+以上(12.3% vs. 1.8%；P=0.02)或者需要再次外科手术(27.9% vs. 8.9%；P=0.003)概率明显高于外科手术组。然而，MitraClip 术组二尖瓣反流复发到 3+以上或者需要行外科手术大部分发生在 6 个月以内，如果从 6 个月后开始计算，两组中这两个终点无差异。需要注意的是，该研究完成于 2005—2008 年，当时术者的经验非常有限，且一项很重要的指导技术——三维超声并没有被应用于 MitraClip 术，导致手术成功率只有 77%(远低于目前的 90%～95%)，所以短期手术效果低于外科手术可以理解。如果是目前再做同样的研究，其相对于外科手术的效果差距会大幅度降低。

越来越多的研究显示，MitraClip 术也可用于功能性(继发性)二尖瓣反流。关于 MitraClip 术治疗功能性二尖瓣反流的大型临床试验包括 COAPT、MITRA－FR、RESHAPE－HF－2、MATTER HORN、EVOLVE－HF。其中，COAPT 研究已公布结果[11]。COAPT 研究是一项多中心随机对照研究，入选美国和加拿大 78 个中心 614 例心力衰竭合并 3+～4+继发性二尖瓣反流患者，1∶1 随机分为标准药物治疗组及 MitraClip 术组，随访 24 个月。首要有效研究终点是 24 个月内的再住院率，安全终点 12 个月内 MitraClip 术相关并发症。次要终点包括：24 个月死亡率、12 个月二尖瓣反流>2+比例、6 分钟步行试验、生活质量评分、左心室舒张期末内径等。研究组和对照组年龄无差异(71.7±11.8 vs. 72.8±10.5)，LVEF 无差异(0.31±0.09 vs. 0.31±0.9)，STS 评分也无差异(7.8±5.5 vs. 8.5±6.2)。对照组年化再住院率为 67.9%，MitraClip 术组为 35.8%，相对下降了 47%(P<0.001)。对照组 2 年死亡率为 46.1%，MitraClip 术组为 29.1%，绝对下降比为 17%，相对下降比为 38%(P<0.001)。器械 12 个月安全率为 96.6%。在

MitraClip 术组存活者中,12 个月二尖瓣反流≤2+(即有效率)达 94.8%,2 年时达 99.1%,显示出优异的治疗效果,甚至优于著名的 CTSN 研究中外科手术效果(86%)。而 6 分钟步行试验改善(−2.2 m±9.1 m vs. 60.2 m±9.0 m,P<0,001)、生活质量评分改善(12.5±1.8 vs. −3.6±1.9,P<0,001)、NYHA 评级(P<0.001)、左心室逆重构(−3.7 ml±5.1 ml vs. 17.1 ml±5.1 ml,P<0.001)也都显著优于药物治疗组。

七、技术展望

MitraClip 术具有良好应用前景,无论是功能性还是器质性二尖瓣反流,无论是外科手术低危者还是手术高危、禁忌者,只要瓣膜解剖结构合适,都可行 MitraClip 术。目前研究已显示,MitraClip 术在外科手术高危或禁忌的中至重度二尖瓣反流患者,特别是晚期心力衰竭患者中的益处。晚期心力衰竭患者由于左心室扩大、瓣环扩张,大多合并中重度二尖瓣反流,基于 COAPT 研究结果,我们预测 MitraClip 术是未来晚期心力衰竭治疗的新手段。关于 MitraClip 术治疗功能性二尖瓣反流的其他大型临床试验,如 RESHAPE−HF−2、MATTER HORN、EVOLVE−HF 研究也正在进行中。我们期待着更多这方面的证据。MitraClip 治疗外科手术中危患者的临床试验 HiRiDe(STS 评分 3~10 分)以及治疗三尖瓣反流的临床试验也在进行中。

然而,相对于 TAVR 术,MitraClip 术所积累的病例较少,临床研究仍不多,仍需更多大型的临床研究来证实其疗效,并进一步积累手术经验。目前 MitraClip 系统已发展到第三代产品——MitraClip XTR,夹子较第一、第二代更长,输送系统也有所改进,使得手术操作更加容易。置入多个夹合器使二尖瓣瓣口成三孔状或多孔状可能会提高手术成功率。此外,MitraClip 术对瓣环扩张的功能性二尖瓣反流的效果较差,如果将 MitraClip 术与经皮瓣环成形术联合运用,将可能取得更好的治疗效果[21]。

参 考 文 献

[1] Maisano F, Vigano G, Blasio A, et al.Surgical isolated edge-to-edge mitral valve repair without annuloplasty: clinical proof of the principle for an endovascular approach [J]. EuroInterv, 2006, 2: 181−186.

[2] Maisano F, Caldarola A, Blasio A, , et al. Midterm results of edge-to-edge mitral valve repair without annuloplasty [J]. J Thorac Cardiovasc Surg, 2003, 126: 1987−1997.

[3] Morales DL, Madigan JD, Choudhri AF, et al. Development of an off bypass mitral valve repair [J]. Heart Surg Forum, 1999, 2: 115−120.

[4] Alfieri O, Elefteriades JA, Chapolini RJ, et al. Novel suture device for beating-heart mitral leaflet approximation [J]. Ann Thorac Surg, 2002, 74: 1488−1493.

[5] Naqvi TZ, Buchbinder M, Zarbatany D, et al. Beating-heart percutaneous mitral valve repair using a transcatheter endovascular suturing device in an animal model [J]. Catheter Cardiovasc Interv, 2007, 69: 525−531.

[6] Webb JG, Maisano F, Vahanian A, et al. Percutaneous suture edge-to-edge repair of the mitral valve [J]. EuroIntervention, 2009, 5: 86−89.

[7] St. Goar FG，James FI，Komtebedde J，et al. Endovascular edge-to edge mitral valve repair：short-term results in a porcine model［J］. Circulation，2003，108：1990－1993.

[8] Condado JA，Acquatella H，Rodriguez L，et al. Percutaneous edge-to-edge mitral valve repair：2-year follow-up in the first human case［J］. Catheter Cardiovasc Interv，2006，67：323－325.

[9] Feldman T，Wasserman HS，Herrmann HC，et al. Percutaneous mitral valve repair using the edge-to-edge technique：six-month results of the EVEREST Phase I Clinical Trial［J］. J Am Coll Cardiol，2005，46：2134－2140.

[10] Feldman T，Foster E，Glower DD，et al. EVEREST II Investigators.Percutaneous repair or surgery for mitral regurgitation［J］. N Engl J Med，2011，364：1395－1406.

[11] Stone GW，Lindenfeld J，Abraham WT，et al. COAPT Investigators. Transcatheter Mitral-Valve Repair in Patients with Heart Failure［J］.N Engl J Med，2018.

[12] 葛均波，潘文志，周达新，等.经导管二尖瓣修复 1 例［J］.中国介入心脏病学杂志，2012，20，123－125.

[13] Baumgartner H，Falk V，Jeroen J，et al. Guidelines on the management of valvular heart disease（version 2017）：The Task Force for the Management of Valvular Heart Disease of the European Society of Cardiology（ESC）and the European Association for Cardio－Thoracic Surgery（EACTS）［J］. Eur Heart J，2017，38(36)：2739－2791.

[14] Mauri L，Garg P，Massaro JM，et al.The EVEREST II Trial：design and rationale for a randomized study of the evalve mitraclip system compared with mitral valve surgery for mitral regurgitation［J］. Am Heart J，2010，160(1)：23－29.

[15] Feldman T，Kar S，Rinaldi M，et al. Percutaneous mitral repair with the MitraClip system：safety and midterm durability in the initial EVEREST（Endovascular Valve Edge-to-Edge REpair Study）Cohort［J］. J Am Coll Cardiol，2009，54：686－694.

[16] Whitlow PL，Feldman T，Pedersen WR，et al. EVEREST II Investigators. Acute and 12-month results with catheter-based mitral valve leaflet repair：the EVEREST II（Endovascular Valve Edge-to-Edge Repair）High Risk Study［J］. J Am Coll Cardiol，2012，59(2)：130－139.

[17] Ladich E，Michaels MB，Jones RM，et al. Endovascular Valve Edge-to-Edge Repair Study（EVEREST）Investigators. Pathological healing response of explanted MitraClip devices［J］. Circulation，2011，123(13)：1418－1427.

[18] Maisano F，Franzen O，Baldus S. Percutaneous mitral valve interventions in the real world：early and 1-year results from the ACCESS－EU，a prospective，multicenter，nonrandomized post-approval study of the MitraClip therapy in Europe［J］. J Am Coll Cardiol，2013，62(12)：1052－1061.

[19] Sorajja P，Vemulapalli S，Feldman T，et al. Outcomes With Transcatheter Mitral Valve Repair in the United States：An STS／ACC TVT Registry Report［J］. J Am Coll Cardiol，2017，70(19)：2315－2327.

[20] Feldman T，Kar S，Elmariah S，et al. Randomized Comparison of Percutaneous Repair and Surgery for Mitral Regurgitation：5-Year Results of EVEREST II［J］. J Am Coll Cardiol，2015，66(25)：2844－2854.

[21] Latib A，Ancona MB，Ferri L，et al. Percutaneous Direct Annuloplasty With Cardioband to Treat Recurrent Mitral Regurgitation After MitraClip Implantation［J］. JACC Cardiovasc Interv，2016，9(18)：e191－e192.

第四节 · 其他经导管二尖瓣修复技术

张蔚菁　潘文志

一、其他缘对缘缝合技术

(一) Pascal 系统

由爱德华公司研发的 Pascal 系统的技术原理与 MitraClip 系统相同,也是经股静脉穿刺房间隔,使用夹子将二尖瓣夹成双孔。它的夹合臂更宽、更长,夹子中央有血流隔离装置,且可以两边分别夹合(图 2 - 4 - 1),因此适用解剖范围可能更广,适应证可能更大,操作也会较 MitraClip 系统容易。该系统目前已完成少量病例,初步验证了可行性[1]。

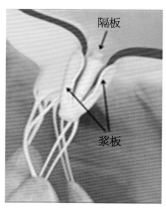
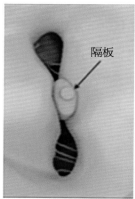

图 2 - 4 - 1　Pascal 系统技术原理图

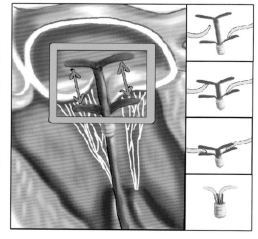

图 2 - 4 - 2　ValveClamp 技术原理图

(二) ValveClamp 系统

ValveClamp 为国产的二尖瓣夹合器(图 2 - 4 - 2)。从心尖置入,操作系统为 14~16F。具有瓣膜捕获空间更大、手术操作更简便、捕获范围更大等优点[2]。目前已完成部分病例,初步结果显示该器械安全可行。

二、瓣环成形和环缩技术

(一) 经冠状静脉窦间接二尖瓣瓣环成形

由于在解剖上冠状静脉窦位于二尖瓣后叶水平并包绕 2/3～3/4 瓣环周长,因此通过冠状静脉窦置入器械可以包绕并缩小二尖瓣瓣环,达到减少二尖瓣反流的目的。该技术的优点是操作简便。依此此原理研发的器械主要有 Cardiac Dimensions 公司(Washington Kirkland) 的 Carillon 系统、Edwards Lifesciences 公司(California Irvine) 的 Monarc 系统和 Viacor 公司(Massachusetts Wilmington) 的 PTMA 系统。其中,Carillon 系统的临床研究较为深入(图 2-4-3),很早就已完成初期临床研究(AMADEUS)[3],并获得 CE 认证,但推广缓慢,近期准备进行大型临床研究。该类器械手术成功率偏低(A-P 缩小率为 10%～15%,低于其他技术),且压迫回旋支引起冠状动脉阻塞的风险较高。

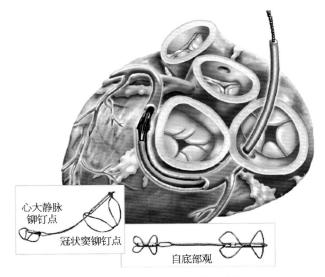

心大静脉铆钉点
冠状窦铆钉点
自底部观

图 2-4-3 Carillon 系统原理图

经允许引自:Feldman T,Cilingiroglu M. Percutaneous leafletrepair and annuloplasty for mitral regurgitation. J Am CollCardiol,2011,57:529-537.

(二) Mitralign 系统

Mitralign 系统是一种经股动脉二尖瓣瓣环环缩技术,将指引导管置于二尖瓣后叶的瓣叶中部,通过射频导丝穿刺二尖瓣瓣环到达左心房,并放置锚定垫子于瓣环处,然后通过收紧垫子之间的细绳可以将二尖瓣瓣环周长缩短 1～3 cm(图 2-4-4)。其 FIM 研究[4]显示 Mitralign 治疗功能性二尖瓣反流是可行的,但是心脏压塞发生率较高(8.9%),装置置入成功

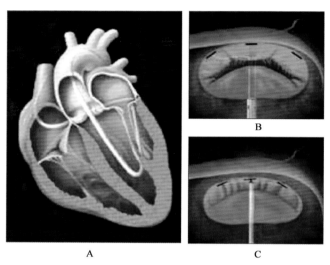

图 2 - 4 - 4　Mitralign 系统原理图

A. 经动脉、二尖瓣瓣环、房间隔、静脉建立导管回路；B. 经动脉穿刺二尖瓣后叶瓣环，并在瓣环处放置三个锚定垫子；C. 通过收缩连接于垫子的细绳缩小瓣环。（经允许引自：Leung R，Percutaneous Mitral Valve Repair：An overview of the current devices and techniques. Cardiac Interventions Today，2007，27.）

率只有 70%，6 个月时的有效率相对较低（50%），目前 Mitralign 已主要转向三尖瓣反流治疗。

（三）Cardioband 系统

　　Cardioband 器械（Valtech Cardio，OrYehuda，Israel）是一种瓣膜成形环。通过静脉入路，穿刺房间隔，从左心房达二尖瓣瓣环，于左心房二尖瓣瓣环打 10 个左右的铆钉，这些铆钉连接在一个软环上；通过收缩拉紧软环，可达到环缩瓣环的效果，其环缩比例可达 25% ～ 30%（图 2 - 4 - 5）。在前期纳入 31 例病例的研究中，装置置入成功率为 100%，但在后来入选 61 例病例的 CE mark 研究中[5]，装置置入成功率为 85.2%。在前期成功置入该装置的 31 例功能性二尖瓣反流患者中，1 个月随访时 MR ≥ 3+ 比例由术前的 77.4% 降至 10.7%，而术后 7 个月时维持在 13.6%。Cardioband 系统从目前的数据看具有可行性，但手术操作难度较高。

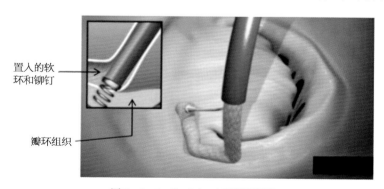

置入的软
环和铆钉

瓣环组织

图 2 - 4 - 5　Cardioband 系统原理图

(四) 其他技术

ARTO 系统通过细绳将放在心房左侧外壁的心大静脉垫片及房间隔的封堵器连接在一起,以缩短瓣环(图 2 - 4 - 6)。初始研究[6]共纳入 45 例继发性二尖瓣反流≥2+患者,100%的患者达到器械成功置入,30 天内 2 例不良事件(心脏压塞、肾衰竭各 1 例)。6 个月时,3 例患者出现心脏猝死,1 例出现卒中,1 例二尖瓣再介入。6 个月时二尖瓣反流等级:18.4%的患者无反流或轻微反流;39.5%的患者为 1+;29%的患者为 2+;13.2%的患者为 3+。该研究表明,ARTO 经导管二尖瓣修复系统具有安全性和可行性。

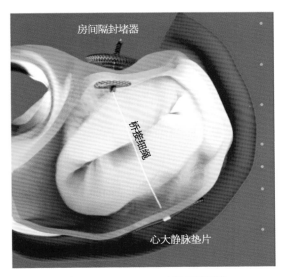

图 2 - 4 - 6 ARTO 二尖瓣环缩系统

Amednd 系统和 Millipede 系统设计都非常巧妙,分别通过经心尖或房间隔置入带固定钉的瓣环,起到环缩效果,可行性也较高,已有少量临床病例成功的报道。

三、腱索置入术

二尖瓣腱索置入术的原理是将人工腱索经心尖途径或穿刺房间隔途径送入左心室,一端连接左心室心肌,另一端连接二尖瓣,通过调节腱索长度改善二尖瓣反流程度,适用于退行性二尖瓣反流患者。目前正在研究中的器械主要有:NeoChord(Neochord, Inc., Minnetonka, Minnesota)和 Harppon。

(一) NeoChord

NeoChord 通过心尖路径送入器械,首先使用一个夹持器将瓣叶夹持,然后用夹持器内心的针穿刺瓣叶,将线缝合在瓣叶上,然后将这根线(人工腱索)拉至心尖部固定住,从而完成人工腱索置入(图2-4-7)。NeoChord独立国际注册研究[7]纳入213例重度二尖瓣反流(≥3+)患者,操作成功率为96.7%。根据解剖情况将患者分为三型:① A型,后叶中心P2脱垂;② B型,后叶多节段脱垂;③ C型,前叶脱垂,或者其他多节段脱垂。1年时,A型、B型、C型有效终点率分别为94%±2.6%、82.6%±3.8%和63.6%±8.4%。可见,NeoChord对于A型患者,效果理想;对于B型患者,效果可以接受;但对于C型患者,效果不满意。

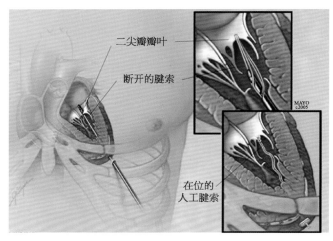

图2-4-7 NeoChord装置

经允许引自:Chiam PT, Ruiz CE. Percutaneous Transcatheter Mitral Valve Repair:
A Classification of the Technology. JACC Cardiovasc Interv, 2011, 4(1):1-13.

(二) Harppon

Harppon同样是经心尖途径穿入瓣膜置入人工腱索(图2-4-8)。其最初研究共纳入43例病例[8],入选单纯后叶P2脱垂(A型)的外科手术低危患者,并发症发生率很低,技术成功

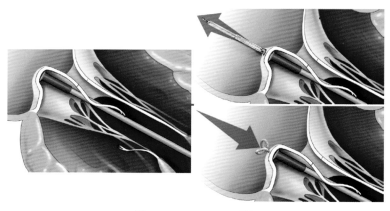

图2-4-8 Harppon系统

率为 95%，30 天有效率为 93%。显示该技术具有良好前景，但其局限性同 NeoChord。

四、经导管二尖瓣联合修复技术

瓣环环缩是许多外科二尖瓣修复的基础术式，可以提高成功率，延长无反流生存时间。瓣叶修复联合瓣环环缩技术是外科二尖瓣修复标准术式，已得到大量证据支持。这两种技术联用将提高手术成功率及远期效果，并在适应证上覆盖大部分患者。Von vardleben 和 Colli 近期提出经导管二尖瓣联合修复技术（transcatheter COMBO MV therapies）的概念，即将经导管瓣环环缩与经导管瓣叶修复联合来治疗二尖瓣反流[9]。目前已有些病例报道，显示了该技术的可行性。

五、经导管二尖瓣置换技术

由于大多数二尖瓣反流患者的二尖瓣瓣环未明显钙化，所以用于经导管主动脉瓣置换术（TAVR）的瓣膜并不能用于 TMVR。TMVR 虽然包括瓣中瓣、环中瓣、自体环中瓣和自体瓣中瓣手术，但在前三种手术中，人工瓣环或钙化的自体瓣环能起到径向支撑作用，而用于自体瓣环无明显钙化的二尖瓣反流患者（占二尖瓣病变患者的绝大多数）的自体瓣中瓣手术才是真正意义上的 TMVR，故其也是目前心血管介入治疗的研究热点之一。2012 年 6 月 12 日，丹麦哥本哈根 Rigshospitalet 大学附属医院完成了世界首例人体 TMVR，置入的是 CardiAQ Valve Technologies 公司的 CardiAQ 瓣膜[10]。2014 年 3 月，首次置入 Edwards Lifesciences 公司的 Fortis 瓣膜的人体 TMVR 也获得成功。现约有 20 种 TMVR 使用的瓣膜正在研发中，其中 7 种已进入临床试验阶段。Abbott 公司的 Tendyne，Medtronic 公司的 Interpid，Neovasc 公司的 Tiara、Fortis 和 CardiAQ 这 5 种瓣膜较为成熟，且有早期临床研究结果[11]。

目前有 30 余种 TMVR 器械正在研发中，其中 8 种已进入人体实验，并已完成 300 例左右的病例。就现有临床数据来看，TMVR 的效果还不是很令人满意。

在经导管心血管治疗（transcatheter cardiovascular therapeutics，TCT）2015 年年会上公布的置入 Tendyne、Interpid、Tiara、Fortis 和 CardiAQ 瓣膜的患者术后 30 天死亡率为 25% ~ 38.5%。而在 TCT 2016 年年会上公布的早期临床研究结果显示[11]，CardiAQ 瓣膜置入患者术后 30 天死亡率高至 50%，Fortis 瓣膜置入患者术后 30 天死亡率也达 38%，这两种瓣膜的临床试验面临被暂停的可能。相对于 TAVR，TMVR 面临更多的问题及挑战，原因在于二尖瓣复合体的解剖结构更为复杂，安全性方面也值得关注，TMVR 距广泛用于临床还有较长时间，还面临诸多挑战。瓣膜血栓、瓣膜支架的耐磨性、左心室流出道梗阻等问题都是颇具挑战性的难题[12]。

目前表现较好、临床病例开展较多的 TMVR 瓣膜为 Tendyne 瓣膜和 Interpid（也叫 Twelve）瓣膜，均已完成超过 100 例病例，并计划进行大规模临床研究。Tendyne 瓣膜（图 2-4-9）[13]设计有以下优点：① "D"形设计，避免了左心室流出道梗阻（LVOTO）；② 当位置不满意或者结果不理想时，可以回收并重新释放和调整；③ 心房轮缘，避免瓣周漏；④ 依靠心尖细绳固定，而不是钳夹瓣膜或腱索组织，这是该瓣膜区别于其他瓣膜的最特殊之处。心尖系绳可以起到极强的拉力，不会担心瓣膜向心房侧移位。其次，由于使用心尖系绳，不需钳夹腱索或自身瓣膜，其在心室侧的支架可向中心缩小，同时通过调整系绳位置，可以使瓣膜偏向心室游离壁，大大避免 LVOTO 可能。最后，心尖垫片可以起到封堵入路伤口的作用。瓣膜已设计出二代瓣膜，可降低左心室流出道梗阻的可能性。在全球研究中，已完成 75 例病例，病例为外科手术高危二尖瓣反流患者。手术成功率为 80%，30 天死亡率为 6.7%，瓣膜功能不良发生率为 6.7%（含 1 例瓣周漏，4 例跨瓣压差偏高）。

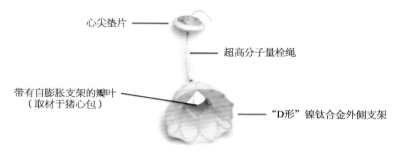

图 2-4-9　Tendyne 瓣膜

Interpid 瓣膜（图 2-4-10）[14]具有双层支架，外层支架较软，对左心室流出道压迫力较小，依靠外支架的倒刺固定装置，心房缘有轮帽以防止瓣周漏，经心尖置入。其已完成全球初始队列研究，共纳入 50 例患者。手术成功率为 98%，但 30 天死亡率高达 14%，3 例死于心尖部出血（35F 鞘管），3 例死于心力衰竭，1 例死于瓣膜移位，1 年死亡率为 23%。总的结果比之前其他瓣膜（Tendyne 除外）要好，但 30 天死亡率仍然偏高。

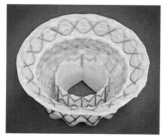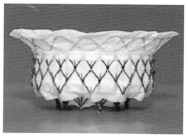

图 2-4-10　Interpid 瓣膜

六、经导管二尖瓣修复术 vs.经导管二尖瓣置换术

经导管二尖瓣修复术（TMVr）和经导管二尖瓣置换术（TMVR）各有优缺点，其比较见表2-4-1。笔者预测在未来，对于退行性二尖瓣反流（DMR），TMVr会占主要地位，因为在外科手术中，对于退行性二尖瓣反流，首选修复术，其次为置换术，已被许多临床试验证实并被指南Ia类推荐。对于退行性二尖瓣反流，首选TMVr，不能进行TMVr时再选TMVR。对于功能性二尖瓣反流（FMR），此领域竞争将非常激烈。TMVr技术效果相对较差，而TMVR可能会影响心功能。究竟选择何种策略，取决于患者个体的解剖情况，包括瓣环大小、心室大小、临床状态，最重要的是研究数据的支持。

表2-4-1 TMVr和TMVR的比较

项 目	经导管二尖瓣修复	经导管二尖瓣置换
适用范围	针对特定病变,适应证相对局限	几乎能应对所有病变
心功能保护	保留瓣下及瓣环结构,更好保护心功能	破坏瓣下及瓣环结构,对心功能有负面影响,生存率更低
安全性	高	目前较低,将来预计也相对较低
短中期效果	不同患者结果不同,部分患者效果有限	彻底纠正反流,绝大多数效果较好
长期效果	有复发风险	有瓣膜衰败风险,相对于主动脉瓣,二尖瓣生物瓣更容易衰败

七、总结与展望

缘对缘修复技术历史最悠久，研究数据最多，证据最充分，对各种原因引起的二尖瓣反流均有治疗效果。目前其治疗效果以及长期耐受性都得到证实，特别是具有很高的安全性，在短中期内，其将继续领跑，成为临床广泛应用的经导管二尖瓣治疗技术。瓣环环缩技术只对功能性二尖瓣反流有效，但将来其更大的用处可能在于与瓣叶修复技术联合应用，即COMBO MV therapies技术，为瓣环环缩、瓣叶修复结合技术，可加强单一技术的效果及长期耐受性，笔者认为该技术因其临床实用性和需求性，以及其1+1>2的效果将成为未来主流的技术。冠状静脉窦瓣环成形术由于压迫冠状动脉回旋支的风险较高，故效果较为有限，在众多的瓣环成形技术竞争中，前景较为有限。其他瓣环成形术如Cradioband、ARTO、Amednd、Millipede等技术可行，但需要进一步研究数据证实。腱索置入技术如NeoChord、Harppon安全性高，但适应证相对局限，对于后叶P2脱垂效果较好。在TMVR领域，诸多瓣膜处于研发中。该方向技术难度大，潜在问题较多，风险较高。即使短中期效果可行，其长期面临着瓣膜衰败及影响心功能的

风险,距离广泛应用于临床还有较长时间。

参 考 文 献

[1] Praz F, Spargias K, Chrissoheris M, et al. Compassionate use of the PASCAL transcatheter mitralvalve repair system for patients with severe mitral regurgitation: A multicentre, prospective, observational, first-in-man study [J]. Lancet, 2017, 390(10096): 773 – 780.

[2] Pan W, Pan C, Jilaihawi H, et al. A novel user-friendly transcatheter edge-to-edge mitral valve repair device in a porcine model [J]. Catheter Cardiovasc Interv, 2018 [Epub ahead of print].

[3] Schofer J, Siminiak T, Haude M, et al. Percutaneous mitral annuloplasty for functional mitral regurgitation: results of the AMADEUS trial [J]. Circulation, 2009, 120: 326 – 333.

[4] Nickenig G, Schueler R, Dager A, et al. Treatment of Chronic Functional Mitral Valve Regurgitation With a Percutaneous Annuloplasty System [J]. J Am Coll Cardiol, 2016, 67(25): 2927 – 2936.

[5] Nickenig G, Hammerstingl C, Schueler R, et al. Transcatheter Mitral Annuloplasty in Chronic Functional Mitral Regurgitation: 6-Month Results With the Cardioband Percutaneous Mitral Repair System [J]. JACC Cardiovasc Interv, 2016, 9(19): 2039 – 2047.

[6] Rogers JH, Thomas M, Morice MC, et al. Treatment of Heart Failure With Associated Functional Mitral Regurgitation Using the ARTO System: Initial Results of the First-in-Human MAVERIC Trial (Mitral Valve Repair Clinical Trial) [J]. JACC Cardiovasc Interv, 2015, 8(8): 1095 – 1104.

[7] Colli A, Manzan E, Aidietis A, et al. An early European experience with transapical off-pump mitral valve repair with NeoChordimplantation [J]. Eur J Cardiothorac Surg, 2018, 54(3): 460 – 466.

[8] Gammie JS, Bartus K, Gackowski A, et al. Beating-Heart Mitral Valve Repair Using a Novel ePTFE Cordal Implantation Device: A Prospective Trial [J]. J Am Coll Cardiol, 2018, 71(1): 25 – 36.

[9] von Bardeleben RS, Colli A, Schulz E, et al. First in human transcatheter COMBO mitral valve repair with direct ring annuloplasty and neochord leaflet implantation to treat degenerative mitral regurgitation: feasibility of the simultaneous toolbox concept guided by 3D echo and computed tomography fusion imaging [J]. Eur Heart J, 2018, 39(15): 1314 – 1315.

[10] Sondergaard L. CardiAQ program update: featuring the world's first successful transcatheter mitral valve implant [abstract]. Presented at the Transcatheter Cardiovascular Therapeutics annual meeting, 2012. https://www.tctmd.com/sites/default/files/efs/public/2012 – 10/114961.pdf

[11] Gregg W. Stone. Transcatheter Mitral Repair and Replacement: State-of-the Art 2016. Presented at the Transcatheter Valve Therapies annual meeting, 2016. https://www.tctmd.com/sites/default/files/efs/public/2016 – 10/135565.pdf

[12] 潘文志,周达新,葛均波.经导管二尖瓣置换术的应用现状与展望[J].上海医药,2017,38(3): 11 – 15.

[13] Beller JP. Early clinical results with the Tendyne transcatheter mitral valve replacement system [J]. Annuals of Cardiothoracic Surgery, 2018, 7(6): 776 – 779.

[14] Sorajja P. Early experience with the Intrepid system for transcatheter mitral valve replacement [J]. Annuals of Cardiothoracic Surgery, 2018, 7(6): 792 – 798.

第三章

经导管心脏瓣周漏封堵术

心脏瓣周漏(PVL)是在心脏瓣膜外周出现异常的通道,使血流在心脏瓣膜关闭时通过该异常通道逆行反流,导致血流动力学异常、心脏负担加重及溶血等病理生理学改变。PVL 是外科瓣膜置换术及经导管瓣膜置入术的常见并发症。PVL 诊断主要依靠临床表现及影像学检查。其中,影像学检查是 PVL 确诊的重要方法。PVL 没有自发闭合的倾向,相反却有扩大的趋势,且 PVL 容易并发感染性心内膜炎,所以应该积极治疗。PVL 治疗措施包括药物保守治疗、外科手术及经导管封堵。其中,经导管封堵由于微创、简便,成为颇具前景的治疗手段。但 PVL 由于解剖的复杂性、手术操作难度大、缺少专用器械,其介入治疗经验仍需进一步积累。相信在不远的将来,随着影像学技术、影像学整合技术的不断发展,以及越来越多的心脏介入医生在不断探索经导管 PVL 封堵术介入治疗经验及相关器械的研发,经导管封堵术将成为治疗 PVL 安全、有效的手段。

第一节 · 心脏瓣周漏概述

潘文志 周达新

一、发病机制

心脏瓣周漏(PVL)是在心脏瓣膜外周出现异常的通道,使人体血流在心脏瓣膜关闭时通过该异常的通道逆行反流,导致血流动力学异常、心脏负担加重及溶血等病理生理学改变。PVL 既往是外科瓣膜置换术后特有的严重并发症,是常见的再手术原因之一[1]。近年来,经导管瓣膜置入术的加速开展,PVL 也是经导管瓣膜置入术后常见的并发症[2]。

PVL 发生的原因包括原发病因素、技术原因及术后并发症三大因素[3]。

(1)PVL 发生与原发病关系密切。主动脉壁增厚、钙化,尤其是梅毒性及严重动脉粥样硬化所致的病变,局部组织具有较大脆性,在清除钙化时易发生瓣环组织损伤,且伤口不易愈合。血糖控制不满意的糖尿病患者组织不易愈合,术后易出现 PVL。大动脉炎及白塞病累及主动脉瓣瓣环可引起主动脉瓣反流,这些患者换瓣术后炎症可再次累及主动脉根部引起 PVL。感染性心内膜炎瓣周组织因炎症而致脆性加大,缝合后组织易断裂而出现 PVL。

(2)PVL 与外科缝合固定技术不当、人造瓣膜与瓣环大小不匹配(导致张力过高)有关,如对瓣环和瓣膜存在的病理改变未确切了解而过多地切除瓣周组织、缝合方法选择不当使缝线切割或撕裂瓣环、对瓣环存在严重病理改变者采用连续缝合、缝合部位不当(如把缝线缝于瓣叶而不是瓣环上)。连续缝合较间断褥式缝合更易发生瓣周漏,而且一旦缝线折断或撕裂瓣环可引起严重 PVL。

(3)一些术后并发症,如感染性心内膜炎累及瓣周、假性动脉瘤可导致 PVL。

二、分类及流行病学

PVL 按发生部位可分为二尖瓣 PVL、主动脉瓣 PVL、三尖瓣 PVL 和肺动脉瓣 PVL;按人造瓣膜种类可分为机械瓣 PVL、生物瓣 PVL 和介入瓣 PVL。由于二尖瓣 PVL 和主动脉瓣 PVL 是临床常见的 PVL,故本章着重就这两种 PVL 进行讨论。Genoni 等[4]按照漏口大小(以术中探查结果为准)将二尖瓣 PVL 分为小型(1~2 mm)、中型(3~5 mm)和大型(6~15 mm)。Ralph 等[5]根据 PVL 漏口形态将 PVL 分为三型:瓣周多孔型、新月型和单一小孔伴高速反流束型。大型漏更易产生症状,多发漏更容易产生溶血(表3-1-1)。二尖瓣PVL较主动脉瓣PVL更易产生临床症状。

表3-1-1 96例二尖瓣瓣周漏的特点

小型漏(1~2 mm)	41例(43%)
中等漏(3~5 mm)	26例(27%)
大型漏(6~15 mm)	29例(30%)
单个漏	70例(73%)
多发漏	26例(27%)
大型漏	更多有症状
小型漏	20% NYHA 3~4
大型漏	62% NYHA 3~4
多发漏	更易溶血

美国每年有6万例患者行人工瓣膜置换术,有2%~17%的患者术后出现不同程度的PVL[6]。主动脉瓣PVL(2%~10%)的发生率低于二尖瓣PVL(7%~17%),三尖瓣和肺动脉瓣很少发生PVL[7,8]。机械瓣PVL发生率高于生物瓣[8,9],带支架瓣PVL发生率高于无支架瓣[10]。74%的PVL发生在瓣膜置换术后1年内。

大部分的PVL不产生临床症状,产生临床症状、需要外科干预的PVL发生率为1%~3%[11,12]。

三、临床表现及诊断

PVL临床表现主要取决于漏口和反流量大小及有无伴发感染性心内膜炎。小的PVL可能没有临床症状,大的PVL可出现溶血性贫血、心功能不全,伴发感染性心内膜炎的病例可出现相应的症状。主动脉瓣PVL较大时,患者可伴有心前区不适或出现心绞痛样的临床表现,PVL较大时可出现瓣膜关闭不全征象,在相应的听诊区有特有的杂音。患者的临床症状可能在手术后立即出现,也可能会在手术后数年才出现。二尖瓣PVL血流反流发生在收缩期,而主动脉瓣PVL血流反流发生在舒张期,故二尖瓣PVL跨瓣压差较大,对血流动力学影响更大,更易产生临床症状,预后较主动脉瓣PVL差,更需及早干预治疗[13]。

PVL诊断主要靠临床表现及影像学检查。影像学检查是PVL确诊的重要方法,可以准确做出定性与定量诊断,对术后进一步治疗有重要作用。影像学检查包括超声心动图、心脏造影、三维计算机断层血管造影(CTA)。① 经胸超声(transthoracic echocardiography,TTE)检查:是发现瓣周漏的常用方法,彩色多普勒比较敏感,能清楚地显示瓣周高速反流信号;二维图像敏感度较低,仅部分病例能清楚显示瓣周裂隙;② 经食管超声(transesophageal echocardiography,TEE):比经胸超声更能清楚地显示漏口大小、位置及微小反流束;③ 三维超声(3-dimension echocardiography):三维超声特别是经食管三维心脏超声能够更清楚、更准确地观察 PVL 数量、形态、大小及与周围组织的关系,是目前诊断 PVL 较好的方法,能更好地指导介入手术操作[14];④ 心腔内超声(intracardiac echocardiography,ICE):具有创伤性,但对指导瓣周漏介入治疗更具意义;⑤ 造影检查:是确诊 PVL 的较好方法,但具有创伤性,故用于术中指导瓣周漏的封堵治疗;⑥ 增强 CT,特别是电子束 CT(EBCT):有研究显示 EBCT 对瓣周漏的检出率明显高于超声心动图,与造影检查相比属无创操作,是瓣膜置换术后简便、可靠的随访方法;此外,EBCT 可以清晰显示主动脉壁特性(如大动脉炎改变),为主动脉疾病的病因诊断提供更多信息[15]。需要提到的是,超声心动图虽然简便、运用广泛,除能确定瓣周漏外,还能评价瓣叶功能、漏口与人工瓣的位置关系,确定是否合并血栓、赘生物及感染性心内膜炎,但是仍需注意其局限性:人工瓣膜金属成分表现为强回声影,常干扰超声成像;超声观察受到声窗的影响,对有些瓣周组织的观察会因此受限;有些病例成像不够清楚。相较于二维超声,三维超声在诊断 PVL 上更为敏感、准确,能提供更多信息[14]。因此,对于临床高度怀疑 PVL 而超声未能发现 PVL 者,可考虑采用其他手段。

四、治疗

PVL 没有自发闭合的倾向,且随着人工瓣膜的活动,特别是左心房室腔显著扩大及瓣环病变,PVL 有扩大的趋势。此外,PVL 容易并发感染性心内膜炎,所以应该积极治疗。PVL 治疗措施包括药物保守治疗、外科手术及经导管封堵。对于 PVL 引起的溶血、贫血不严重,对血流动力学影响不明显,心功能良好者,可给予强心、利尿、抑制心脏重构等处理,定期随访。而对于 PVL 较大而出现心力衰竭或严重溶血者,应该积极治疗。既往对 PVL 的治疗以外科手术为主,手术方式有修补术和再次人工瓣膜置换术两种。外科再次手术风险较高,容易出现并发症,死亡率也相应增加,且术后容易再发 PVL[16]。外科再次手术死亡率与患者已接受外科手术的次数相关,已行 1 次外科手术者死亡率为 13%,已行 2 次手术者为 15%,已行 3 次者为 37%[17]。随着介入治疗技术与器械的发展,PVL 的介入治疗成为可能,并越来越多地被应用于临床。经导管 PVL 封堵术最早开始于 1987 年,于 1992 年由 Hourihan 等[18]首次报道,此后相继出现许多介入治疗闭合 PVL 的相关报道。近期有数项研究对比了外科手术和经导管封堵术,研究结果不太一致,有的研究显示两者预后类似[19,20],有的研究显示经导管封堵术的死亡率更低[21]。笔者认为,虽然外科手术成功率较高,但属于再次外科手术,难度颇大,围手术期死亡率也较高,可能在有经验的心脏中心才能取得较好的结果。

参 考 文 献

[1] Hammermeister K, Sethi GK, Henderson WG, et al. Outcomes 15 years after valve replacement with a mechanical versus a bioprosthetic valve: final report of the Veterans Affairs randomized trial [J]. J Am Coll Cardiol, 2000, 36(4): 1152 – 1158.

[2] 潘文志,葛均波.经导管主动脉瓣置入术的最新进展[J].中国医学前沿杂志,2011,3(2): 30 – 34.

[3] Rihal CS, Sorajja P, Booker JD, et al. Principles of percutaneous paravalvular leak closure [J]. JACC Cardiovasc Interv, 2012, 5(2): 121 – 130.

[4] Genoni M, Franzen D, Vogt P, et al. Paravalvular leakage after mitral valve replacement: improved long-term survival with aggressive surgery? [J]. Eur J Cardiothorac Surg, 2000, 17(1): 14 – 19.

[5] Ralph H, Nina W, Greg R, et al. Catheter closure of paravalvular leak [J]. EuroIntervention, 2006, 2(3): 318 – 325.

[6] Vongpatanasin W, Hillis LD, Lange RA. Prosthetic heart valves [J]. N Engl J Med, 1996, 335: 407 – 416.

[7] Ionescu A, Fraser AG, Butchart EG. Prevalence and clinical significance of incidental paraprosthetic valvar regurgitation: a prospective study using transoesophageal echocardiography [J]. Heart, 2003, 89: 1316 – 1321.

[8] Hammermeister K, Sethi GK, Henderson WG, et al. Outcomes 15 years after valve replacement with a mechanical versus a bioprosthetic valve: Final report of the veterans affairs randomized trial [J]. J Am Coll Cardiol, 2000, 36: 1152 – 1158.

[9] Khan SS, Trento A, DeRobertis M, et al. Twenty-year comparison of tissue and mechanical valve replacement [J]. J Thorac Cardiovasc Surg, 2001, 122: 257 – 269.

[10] Westaby S, Horton M, Jin XY, et al. Survival advantage of stentless aortic bioprostheses [J]. Ann Thorac Surg, 2000, 70: 785 – 790; discussion 790 – 791.

[11] Jindani A, Neville EM, Venn G, et al. Paraprosthetic leak: a complication of cardiac valve replacement [J]. J Cardiovasc Surg (Torino), 1991, 32: 503 – 508.

[12] Miller DL, Morris JJ, Schaff HV, et al. Reoperation for aortic valve periprosthetic leakage: identification of patients at risk and results of operation [J]. J Heart Valve Dis, 1995, 4: 160 – 165.

[13] Biner S, Kar S, Siegel RJ, et al. Value of color Doppler three-dimensional transesophageal echocardiography in the percutaneous closure of mitral prosthesis paravalvular leak [J]. Am J Cardiol, 2010, 105(7): 984 – 989.

[14] Biner S, Kar S, Siegel RJ, et al. Value of color Doppler three-dimensional transesophageal echocardiography in the percutaneous closure of mitral prosthesis paravalvular leak [J]. Am J Cardiol, 2010, 105(7): 984 – 989.

[15] 支爱华,戴汝平,蒋世良,等.心脏瓣膜置换术后瓣周漏的电子束CT诊断[J].中华放射学杂志,2005,39: 475 – 479.

[16] Exposito V, Garcia-Camarero T, Bernal JM, et al. Repeat mitral valve replacement: 30-years' experience [J]. Rev Esp Cardiol, 2009, 62: 929 – 932.

[17] Echevarria JR, Bernal JM, Rabasa JM, et al. Reoperation for bioprosthetic valve dysfunction. A decade of clinical experience [J]. Eur J Cardiothorac Surg, 1991, 5: 523 – 526.

[18] Hourihan M, Perry SB, Mandell VS, et al. Transcatheter umbrella closure of valvular and paravalvular leaks [J]. J Am Coll Cardiol, 1992, 20: 1371 – 1377.

[19] Alkhouli M, Rihal CS, Zack CJ, et al. Transcatheter and Surgical Management of Mitral Paravalvular Leak: Long-Term Outcomes [J]. JACC Cardiovasc Interv, 2017, 10(19): 1946 – 1956.

[20] Wells JA, Condado JF, Kamioka N, et al. Outcomes After Paravalvular Leak Closure: Transcatheter Versus Surgical Approaches [J]. JACC Cardiovasc Interv, 2017, 10(5): 500 – 507.

[21] Yang C, Liu Y, Tang J, et al. Prognosis of Transcatheter Closure Compared with Surgical Repair of Paravalvular Leak after Prosthetic Valve Replacement: A Retrospective Comparison [J]. Thorac Cardiovasc Surg, 2018 [Epub ahead of print].

第二节 · 经导管心脏瓣周漏封堵术概述

潘文志 周达新

一、适应证及禁忌证

(一) 适应证

心脏瓣周漏(PVL)介入治疗的适应证为：① PVL 导致临床症状而需要干预,包括心功能不全、溶血、心绞痛等；② 解剖上适合经导管介入封堵；③ 一般情况及心功能较好,能耐受心导管手术。其中,单一、圆形、小至中度直径(<5 mm)的 PVL,且 PVL 至瓣膜边缘有一定距离(避免术后封堵器影响人工瓣膜功能),在解剖上较适合经导管介入封堵。但是,在有经验的心脏中心,新月形 PVL、漏口直径大的 PVL 也可以尝试经导管介入封堵。

(二) 禁忌证

PVL 介入治疗的禁忌证为：① 近期置换瓣膜的 PVL；② 置换后人工瓣膜不稳定,摇摆；③ 活动性感染性心内膜炎或其他感染性疾病；④ PVL 周围有赘生物；⑤ 操作部位有新鲜血栓；⑥ 近期发生过栓塞性疾病；⑦ 合并其他影响介入治疗的疾病。

二、技术原理、临床成功标准及并发症

(一) 技术原理

经导管 PVL 封堵术的基本原理类似于先天性心脏病封堵术,先穿刺血管建立导丝桥,再沿着导丝桥送入装有双伞状封堵器的输送鞘,再将封堵器释放并固定在 PVL 处,从而实现闭合 PVL 的目的。经导管 PVL 封堵方法包括动静脉导丝桥法(全轨道)、加硬导丝塑形支撑法(半轨道),可通过静脉-穿刺房间隔途径、经动脉途径、经心尖逆行途径将导丝通过 PVL。对于介入换瓣术后的 PVL,则可通过瓣中瓣技术再次置入介入性瓣膜。

(二) 临床成功标准

为了规范 PVL 封堵的相关定义,瓣周漏学术联盟于 2017 年颁发了瓣周漏的临床试验规

则及终点标准定义(PLARC)[1],相关定义如下。

技术成功标准:① 无死亡或脑卒中;② 器械到达合适的位置;③ 输送系统顺利到达位置并安全撤回;④ 无需计划外的外科手术或再次介入干预;⑤ 器械安全性和有效性达到要求:PVL 减少至轻度或以下,且不影响人工瓣膜瓣叶功能。此外,PLARC 定义还对器械成功标准、手术成功标准、患者成功标准进行定义[1]。患者成功标准除了要求上述技术成功外,还需要有临床症状的改善(NYHA 分级提高 1 级以上;6 分钟步行试验提高 25 m 以上;或 KCCQ 生活质量评分提高 10 分以上)。

(三) 并发症

经导管封堵 PVL 的并发症如下。

(1)人工瓣膜嵌顿、瓣膜功能受损[2]。特别是对于 PVL 至瓣膜边缘距离较短、置入封堵器过大者更容易发生。术中置入封堵器时,应注意其是否影响人工瓣膜功能后再释放封堵器。若出现该情况,应调整封堵器位置或收回封堵器并重新选择封堵器。有些患者封堵器释放后可能会出现倾斜,继而人工瓣膜发生嵌顿而影响瓣膜功能,此时可通过圈套器、心肌活检钳取出封堵器,若失败只能通过外科手术纠正。此外,操作过程中若动作粗暴,碰及人造瓣膜瓣叶时,可导致瓣叶受损。还有病例报道称,置入的封堵器过大可导致人工瓣膜慢性磨损和毁坏[3]。

(2)封堵器移位、脱落,导致栓塞。封堵器移位、脱落发生后可通过圈套器取出封堵器。有些患者则需要通过外科手术取出。

(3)冠状动脉堵塞。经导管封堵主动脉瓣 PVL 者,应注意封堵器有无堵塞冠状动脉的可能。因冠状动脉堵塞引起严重症状者需要紧急外科手术纠正。

(4)溶血。较易出现,可能的原因有:① 跨瓣膜血流引起溶血,术前即存在溶血,封堵后溶血不改善;② PVL 变窄,残余漏增加了血液流过窄小孔隙的应力而导致溶血;③ 血液流过封堵器内部窄小孔隙导致应力增加而引起溶血。约 10% PVL 封堵后会出现溶血[4],特别是二尖瓣瓣周漏患者很容易出现溶血。发生溶血时,应该予碱化尿液、试用激素、输血等治疗。根据笔者经验,停用抗凝药是一种有效的措施。对于内科保守治疗无效者,可考虑通过外科手术纠正。

(5)残余漏:PVL 形态与封堵器不匹配、PVL 数量较多时,可出现残余漏。多数文献报道称,对于经导管封堵术后出现的微量残余分流,可暂不处理,随访观察;如残余分流引起较严重的心功能不全或溶血,需考虑择期再进行介入治疗或外科开胸手术治疗,大多数学者认为微量残余分流是可以接受的。

(6)PVL 漏口进一步增大。操作过程中,通过 PVL 建立轨道时,尤其是球囊测量及通过传送鞘的进程中,若用力过大,可使瓣漏口进一步增大。

(7)其他一般介入并发症:如死亡、出血及局部血管损伤、急性肾衰竭、卒中、心律失常、脏器栓塞、心内结构损伤、心脏压塞等。

三、临床研究进展

自 Hourihan 等[5]于 1987 年首次进行并于 1992 年第一次报道了经导管瓣周漏封堵术以来，相继有许多零星的个案及小型的病例研究报道。

Mookadam F 对经导管封堵二尖瓣 PVL 进行荟萃分析[6]，共纳入 8 项研究 100 例患者，患者 1 年死亡率为 15%，48% 的患者获得临床改善，而 52% 的患者没有任何临床改善。这些患者失败的主要原因包括：操作失败（18%），持续存在的残余漏、溶血，或两者兼有（31%）。操作相关并发症（如出血、卒中、心内膜炎）发生率为 16%。研究结论是虽然经导管封堵二尖瓣 PVL 具有诱人前景，但仍需设计适合 PVL 的封堵器，研发标准化的操作成像技术和参数，开展与外科手术对比随机临床试验。但需要注意的是，该分析纳入研究时代较久远，技术可能较不成熟。

Ruiz CE 报道单中心临床研究[7]，共纳入 2006—2010 年间 43 例患者，共 57 个 PVL。其中，32 例为二尖瓣 PVL，9 例为主动脉瓣 PVL，2 例为双瓣 PVL。操作成功率为 86%。手术成功的 35 例患者中有 28 例纽约心脏协会心功能至少提高 1 级。需要输血和（或）注射促红细胞生成素患者的比例从 56% 减少到 5%。手术成功者中有 89% 临床获益。患者术后 6 个月、12 个月和 18 个月后的存活率分别为 91.9%、89.2% 和 86.5%。术后 42 个月无心脏性死亡的生存率为 91.9%。6 例患者出现并发症，包括 2 例封堵器栓塞、2 例心脏穿孔、1 例髂动脉夹层、1 例导丝嵌顿。研究结论是，经导管封堵 PVL 治疗在有心脏衰竭或溶血性贫血症状患者中，有较高的急性操作成功率和长期的临床成功率。值得注意是，该研究采用先进的三维心脏超声、三维及四维门控 CTA 成像技术，故手术成功率较高，临床获益更明显。

另一项单中心研究分别纳入 115 例患者，报告称经导管瓣周漏封堵技术的成功率为 77%，临床（患者）成功率为 67%[8]，未出现手术相关死亡，2 例出现封堵器脱落但被导管取出。最近一项荟萃分析[9]纳入 12 个中心 362 例患者，结果显示，相对于手术失败的患者，手术成功者（定义 PVL 减少 1 级及以上）死亡率更低，NYHA 分级明显改善。有溶血的患者经导管瓣周漏封堵可能获益不明确。Hein 研究[4]显示，在需要输血的溶血患者中，33% 的患者封堵术后预后恶化，其中 10% 新出现溶血。一项纳入 200 例患者的研究[10]显示，经导管瓣周漏封堵有明显学习曲线。随着术者经验的积累及更好的影像学手段（三维超声、增强 CTA）和器械改善（编制更密的封堵器），手术时间、透视时间明显减少，并发症发生率也减少。

在国内，经导管封堵 PVL 术开展较晚，开展的单位也不多。上海交通大学附属胸科医院潘欣[11]及复旦大学附属中山医院周达新[12]较早报道了经导管封堵 PVL 术。

四、未来展望

随着实时三维超声技术、心腔内超声、三维及四维门控 CTA 成像等影像学技术及影像学整合技术的不断发展,先进的影像学技术将更准确、更形象地为 PVL 封堵术提供术前评估、术中指导作用。但由于 PVL 解剖的复杂性、手术操作难度大、缺少专用器械,其介入治疗经验仍需进一步积累。虽然 AGA 公司推出专为 PVL 设计的第三代血管封堵器(Vascular Plug III,AGA Medical Corp., Plymouth, Minnesota),且使用该封堵器进行 PVL 封堵取得了满意效果[13,14],但仍需要更多临床研究证实该封堵器的优势,也需要研发更完美的 PVL 封堵的专用器械(如新月形的封堵器)。有些特殊的病例可能需要个体化设计的封堵器。此外,经导管 PVL 依赖于心脏超声,但目前一些器械如超滑导丝在超声下显像不清,需要研发一些超声友好型的器械,以便于手术操作。相信在不远的将来,随着越来越多的心脏介入医生在不断探索经导管 PVL 封堵术介入治疗经验及相关器械的研发,经导管封堵术将成为治疗 PVL 有效的手段。

参 考 文 献

[1] Ruiz CE, Hahn RT, Berrebi A, et al. Paravalvular Leak Academic Research Consortium. ClinicalTrial Principles and Endpoint Definitions for Paravalvular Leaks in Surgical Prosthesis:An Expert Statement [J]. J Am Coll Cardiol, 2017, 69(16):2067 – 2087.

[2] Kennedy JL, Mery CM, Kern JA, et al. Mitral stenosis caused by an amplatzer occluder device used to treat a paravalvular leak [J]. Ann Thorac Surg, 2012, 93(6):2058 – 2060.

[3] Rogers JH, Morris AS, Takeda PA, et al. Bioprosthetic leaflet erosion after percutaneous mitral paravalvular leak closure [J]. JACC Cardiovasc Interv, 2010, 3(1):122 – 123.

[4] Hein R, Wunderlich N, Robertson G, et al. Catheter closure of paravalvular leak [J]. Euro Intervention, 2006, 2:318 – 325.

[5] Hourihan M, Perry SB, Mandell VS, et al. Transcatheter umbrella closure of valvular and paravalvular leaks [J]. J Am Coll Cardiol, 1992, 20(6):1371 – 1377.

[6] Mookadam F, Raslan SF, Jiamsripong P, et al. Percutaneous closure of mitral paravalvular leaks:a systematic review and meta-analysis [J]. J Heart Valve Dis, 2012, 21(2):208 – 217.

[7] Ruiz CE, Jelnin V, Kronzon I, et al. Clinical outcomes in patients undergoing percutaneous closure of periprosthetic paravalvular leaks [J]. J Am Coll Cardiol, 2011, 58(21):2210 – 2217.

[8] Sorajja P, Cabalka AK, Hagler DJ, et al. Percutaneous repair of paravalvular prosthetic regurgitation:acute and 30-day outcomes in 115 patients [J]. Circ Cardiovasc Interv, 2011, 4:314 – 321.

[9] Millán X, Skaf S, Joseph L, et al. Transcatheter reduction of paravalvular leaks:a systematic review and meta-analysis [J]. Can J Cardiol, 2015, 31:260 – 269.

[10] Sorajja P, Cabalka AK, Hagler DJ, et al. The learning curve in percutaneous repair of paravalvular prosthetic regurgitation:an analysis of 200 cases [J]. JACC Cardiovasc Interv, 2014, 7(5):521 – 529.

[11] 潘欣,张卫,吴卫华,等.经导管封堵心脏人工瓣膜置换术后周围漏[J].中华心血管病杂志,2011,39:217 – 220.

[12] 张蕾,周达新,管丽华,等.血管封堵器经皮导管封堵人工二尖瓣 PVL 1 例[J].中国临床医学,2011,6:876 – 878.

[13] Smolka G, Pysz P, Jasiński M, et al. Multiplug paravalvular leak closure using Amplatzer Vascular Plugs III:A prospective registry [J]. Catheter Cardiovasc Interv, 2016, 87(3):478 – 487.

[14] Cruz-Gonzalez I, Rama-Merchan JC, Arribas-Jimenez A, et al. Paravalvular leak closure with the Amplatzer Vascular Plug III device:immediate and short-term results [J]. Rev Esp Cardiol (Engl Ed), 2014, 67(8):608 – 614.

第三节 · 经导管心脏瓣周漏封堵术操作要点

潘文志 周达新

一、一般准备

封堵前需行超声心动图检查以明确瓣周漏(PVL)的大小、形状、个数及其与人工瓣膜瓣叶之间的关系,以便选择合适的封堵器及合理的入路途径。完善术前相关检查及常规介入治疗术前准备。心功能不全者需要应用药物改善心功能后再考虑手术。选择合适的麻醉方式,并根据 PVL 位置行选择性造影,二尖瓣 PVL 行左心室造影,主动脉瓣 PVL 行升主动脉造影,造影后在 X 线下进一步测量漏口大小并明确漏口位置。术中应使用肝素,使得活化凝血时间(ACT)在 300 s 以上。术中及术后预防性使用抗生素以防止发生感染性心内膜炎。

二、器械选择

理想的 PVL 封堵器必须符合下列条件:① 能够完全封堵 PVL,不存在残余漏;② 封堵器不影响原瓣膜的启闭功能;③ 不产生溶血;④ 封堵器位置容易固定,不产生移位。PVL 封堵器的选择主要取决于 PVL 的位置、大小形态及与瓣叶的距离,主要根据患者 PVL 超声心动图、造影检查结果的具体情况和术者经验选取封堵器。常用于闭合 PVL 的封堵器有房间隔缺损封堵器、卵圆孔未闭封堵器、室间隔缺损封堵器、动脉导管未闭封堵器及弹簧圈、血管封堵器等。新近,AGA 公司推出第三代血管封堵器(Vascular Plug III, AGA Medical Corp., Plymouth, Minnesota),该封堵器呈卵圆形,专为封堵 PVL 设计,使用该封堵器进行 PVL 封堵的初步研究结果令人鼓舞[1]。各个封堵器特性见表 3-3-1。总的来说,房间隔封堵器固定性较好,具有内膜,可以双向释放,但其腰部较短、盘边缘长,容易影响瓣膜功能,适合面积较大的二尖瓣 PVL;动脉导管未闭(PDA)封堵器具有内膜,但封堵器固定性稍差,只能逆向途径释放;血管封堵器(plug)固定性稍差,但盘边缘较短,对人工瓣膜影响小,且可双向释放,适合于离人工瓣膜较近的 PVL,由于其没有内膜,容易溶血,且内皮化较慢;室间隔封堵器固定性中等,可以双向释放,具有内膜,但盘边缘稍长。对于单一、圆形 PVL,一般只需一个封堵器,而多个的或者新月形或卵圆形的 PVL,可能需要多个封堵器[2]。根据笔者的经验,在缺乏专用的 PVL 封堵器的情况下,血管封堵器可能较适合于 PVL 封堵,在目前文献中,其也是应用最广泛的器械[3]。原因是:① PVL 常为新月形或椭圆形,血管封堵器较柔软且变形性较好,能更好地贴合在 PVL 内,置入 PVL 后其盘面会变成新月形或椭圆形,且其盘面短,故露入人工瓣膜的盘面边缘少,不易影响瓣膜的功能;② 该封堵器为圆柱状(图 3-3-1A),当封堵器的中央被压迫时呈葫芦状(图 3-3-1B),在两个盘面中央有足够的空间,不会影响人工机械瓣的启闭。然而,血管封堵器没有内膜,故溶血的概率可能较高,且型号和尺寸有限,对于预判溶血概率较高的 PVL(二尖瓣瓣周漏,估测不能完全封堵),选用室间隔封堵器可能较合适;对于距离人工瓣膜边缘较远、较大的瓣周漏,也应选用室间隔封堵器。

表 3-3-1　用于 PVL 封堵术的各种封堵器的特性

特　　点	房间隔封堵器	肌部室间隔封堵器	PDA 封堵器(蘑菇伞)	血管封堵器(Plug)	弹　簧　圈
更小的输送尺寸	+	++	+++	+++	+++
牢固性	+++	++	+	+	+
抗溶血性	+	++	++	+	++
释放途径	前向或逆向	前向或逆向	只能前向	前向或逆向	前向或逆向

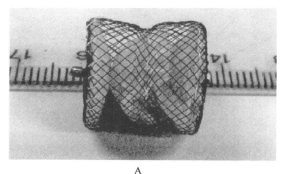
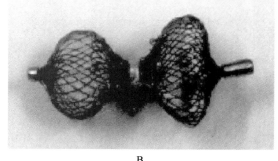

A　　　　　　　　　　　　　　　　B

图 3-3-1　血管封堵器封堵前(A)、封堵后的形态(B)

　　除了选择封堵器的类型外,还需选择封堵器的大小。既往主要依赖于经食管超声,特别是经食管三维超声的结果,并结合造影的结果来确定。也可考虑导入普通冠状动脉球囊或小直径的同轴血管成形术球囊(如 Tyshak 系列球囊)并将之置于 PVL 处,将稀释过的造影剂注入球囊,直至球囊出现切迹,用 X 线测量球囊平面两侧切迹点之间的直径,进一步准确测量 PVL 口的大小,以指导封堵器的选择(图 3-3-2)。多排 CTA 是测量 PVL 的一种新兴技术,可为评估 PVL 个数、形态、大小提供全面而准确的数据,并可指导术中投射角度,提高手术成功率,降低操作时间(图 3-3-3)。封堵器大小的选择需要兼顾牢固性及对周围结构的影响两方面。大的封堵器,牢固性好,但对人工瓣膜及周围组织的影响可能较大;反之,封堵器小,对人工瓣膜及周围组织的影响较小,但牢固性不够,且容易出现残余漏。对于常用的血管封堵器,

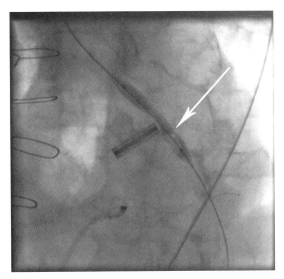

图 3-3-2 使用球囊测量 PVL 的大小

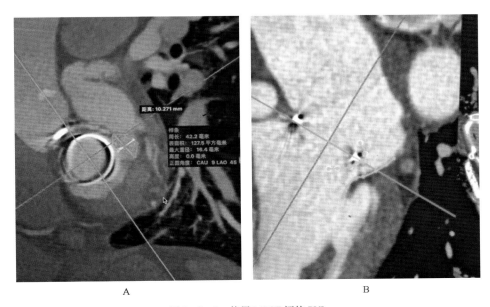

A   B

图 3-3-3 使用 MSCT 评估 PVL

A. 横截面上,显示 PVL 的形态、大小、距离人工瓣环的距离,为选择封堵器提供参考;B. 切线位显示 PVL,
此切面可为术中 DSA 投射提供角度,按照此角度可使 DSAT 投射时,PVL 处于人工瓣环切线位置

一般所选择器械的直径应为测量出来的 PVL 大小的 2~3 倍。

PVL 封堵时还需要使用诊断导管及 TERUMO 超滑导丝(用于跨过 PVL)。根据 PVL 的位置,可选用不同的诊断导管,包括 Judkins 左、右冠状动脉导管,切掉尾端的猪尾导管,多功能导管等。诊断导管的作用是给超滑导丝提供支撑力,并可向其中注射造影剂以证实导丝及诊断导管是否已到达远端心腔。其他可能用到的器械还包括加硬导丝、圈套器、输送鞘等。

三、入路途径

(一) 二尖瓣 PVL

经导管封堵二尖瓣 PVL 的入路途径包括经动脉逆行法、经静脉穿房间隔顺行法及穿心尖法。

1. 经动脉逆行法

采用逆行途径时,穿刺股动脉,将诊断导管经过外周动脉跨主动脉瓣送入左心室,后经诊断导管送入超滑导丝,在超声心动图及 X 线透视监测下使超滑导丝通过 PVL 处后将诊断导管推进到左心房,通过诊断导管注射造影剂,确认诊断导管通过 PVL 且在左心房内。根据 PVL 的位置选用不同的诊断导管,包括 Judkins 左、右冠状动脉导管,切掉尾端的猪尾导管。为了提供足够的支撑力,将超滑导丝交换成塑形后加硬导丝,后者尾端被塑成圆圈状并固定于左心房。经股动脉送入输送鞘及内扩张管通过 PVL 至左心房。退出输送鞘内的扩张管及导引钢丝,保留输送鞘管,输送鞘管与带有封堵器的装载鞘管对接。在 X 线透视和心脏超声监测下前推输送杆,在左心房内释放封堵器远盘面,回撤整个输送系统使远盘面轻轻贴紧 PVL 左心房面,仔细检查封堵器是否影响人工二尖瓣的启闭,若无影响则轻轻回撤输送鞘管释放封堵器的腰部及近盘面,完成 PVL 封堵。经心脏超声多切面观察封堵器的位置和形态,确定封堵器未影响人工二尖瓣启闭、反复进行推拉试验无移位、无残余分流或仅有少量残余分流后,释放封堵器并撤出整个输送系统,拔除所有鞘管,压迫止血。也可通过超滑导丝跨过 PVL 建立动静脉导丝桥提供支撑力来行封堵。此时,穿刺房间隔,经房间隔穿刺鞘送入圈套器,套住超滑导丝并将其拉出体外,退出房间隔穿刺鞘,经静脉或动脉途径送入输送鞘及封堵器进行封堵。图 3-3-4 是笔者完成的一例采用逆行途径经导管二尖瓣 PVL 封堵术的 X 线透视图。

2. 穿房间隔顺行法

采用顺行途径时,先穿刺股静脉或颈静脉,再穿刺房间隔,将诊断导管、超滑导丝通过房间隔穿刺鞘送至左心房,然后在心脏超声及 X 线透视监测下将它们由左心房跨过 PVL 送至左心室。由于导丝跨越 PVL 时是逆着血流方向,故难度较大,需要其他器械如可调弯鞘管辅助来提高成功率。之后,由股动脉送入圈套器将超滑导丝拉出体外建立动静脉导丝桥,从静脉途径或动脉途径送入输送鞘及封堵器进行封堵;或者将超滑导丝交换为塑形后的加硬导丝,由静脉途径送入输送鞘及封堵器进行封堵。

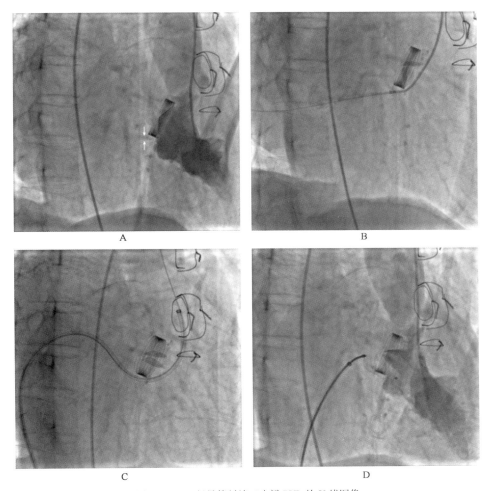

图 3-3-4 经导管封堵二尖瓣 PVL 的 X 线图像

A. 右前斜造影,箭头示人工机械瓣内侧后下方见瓣周漏;B. 6F 右冠状动脉造影导管及超滑导丝经主动脉-左心室通过人工机械瓣 PVL 处达到左心房;C. 穿刺房间隔成功、建立动静脉导丝桥后,7F 抗折鞘通过瓣周漏处;D. 血管封堵器封堵后造影见极少量残余分流,瓣膜启闭未受影响

3. 穿心尖法

采用穿心尖法时,首先取左侧第 5 肋间横切口开胸,逐层分离,切开小部分心包,暴露左心室心尖游离壁,于心尖部以缝线荷包缝合 4~6 针,其间插入套管针,轻轻穿破左心室游离壁后退出针芯,导入软质导引钢丝。在 X 线透视和心脏超声监测下将超滑导丝及诊断导管经左心室通过 PVL 至左心房。退出诊断导管,交换超滑导丝为塑形后加硬导丝,沿导丝送入扩张鞘管与输送鞘管(扩张鞘管组成输送鞘管的内芯),通过 PVL 到达左心房,退出导引钢丝和扩张鞘管,保留输送鞘管,输送鞘管与带有封堵器的装载鞘管对接。在 X 线透视和心脏超声监测下前推输送杆,在左心房内释放封堵器远盘面,回撤整个输送系统使远盘面轻轻贴紧 PVL 左心房面,仔细检查封堵器是否影响人工二尖瓣的启闭,若无影响则轻轻回撤输送鞘管,释放封

堵器的腰部及近盘面,完成 PVL 封堵。经心脏超声多切面观察封堵器位置和形态,确定封堵器未影响人工二尖瓣启闭、反复进行推拉试验无移位、无残余分流或仅有少量残余分流后,释放封堵器,撤出整个输送系统,止血,关胸[4]。此外,导丝通过 PVL 后,也可通过穿房间隔建立动静脉导丝桥由静脉途径送入输送鞘及封堵器。

二尖瓣 PVL 封堵时,采用何种途径主要根据 PVL 的位置而定[5]:在 6 点至 9 点位置时,适合采用穿房间隔顺行途径(外侧,靠游离壁);在 10 点至 2 点位置时(内侧,靠房间隔),适合采用股动脉逆行途径;而在 10 点至 6 点位置时,适合穿心尖逆行途径。经动脉逆行途径操作过程比较简单,只需穿刺股动脉即可完成手术,但逆行股动脉插管在建立轨道的过程中,有时因左心室腔内肌小梁、乳头肌和腱索等原因而使手术难度增加。此外,逆行途径需要跨过主动脉瓣,若为人工机械瓣,其间通过导管会影响瓣膜功能,故该方法无法进行。如果 PVL 位置靠近房间隔,位于二尖瓣内侧,则采用穿房间隔顺行途径时导丝弯度过大,难以跨过 PVL,此时房间隔穿刺点位置应靠近上腔静脉,或采用股动脉逆行插管经左心室通过 PVL 至左心房建立轨道,也可考虑采用穿刺颈静脉经上腔静脉途径经低位房间隔穿刺点至左心房。需要指出的是,采用穿房间隔途径时超滑导丝是逆着血流通过 PVL,故难度很大,不易成功,利用可调弯鞘管辅助进行可提高成功率。

穿心尖法鞘管空间活动度大,导丝头端方向容易控制,导丝是顺着血流跨过 PVL,故导丝通过 PVL 的成功率最高,但该技术创伤性较大,需要在全麻下及外科医师的帮忙下完成。

(二) 主动脉瓣 PVL

绝大多数主动脉瓣 PVL 封堵可通过逆行途径完成,极少数病例通过顺行途径封堵(需要穿心尖或者房间隔)。经逆行途径主动脉瓣 PVL 封堵方法如下。

采用股动脉逆行插管,选用合适的诊断导管和超滑导丝,在 X 线透视及心脏超声监测下将超滑导丝跨过 PVL 送至左心室。将超滑导丝交换为塑形后的加硬导丝,退出诊断导管,经动脉送入输送鞘,送入封堵器,在左心室腔内打开封堵器远盘面,向后拉输送鞘至主动脉瓣瓣环的左心室面,拉紧输送杆退输送鞘,释放封堵器右端盘面于瓣环的主动脉面冠状动脉口附近,确保没有堵塞冠状动脉口以保证冠状动脉血流通畅,经主动脉造影和经食管超声心动图证实封堵器放置位置合适且没有影响主动脉瓣瓣叶的开放及无其他并发症后释放封堵器。撤出整个输送系统,拔除所有鞘管,压迫止血。

相对于二尖瓣 PVL 封堵,主动脉瓣 PVL 封堵相对容易,但需要注意以下几点:① 导丝跨过 PVL 时,应避免导丝误入冠状动脉内,以免损伤冠状动脉;② 选择封堵器时,不要过大,以免影响冠状动脉血流;③ 封堵器释放前,应注意其有无堵塞冠状动脉的可能;④ 间隔处 PVL 封堵时,应避免输送鞘损伤到室间隔内的传导系统。图 3 - 3 - 5 是 1 例经导管逆行途径封堵主动脉瓣 PVL 的 X 线透视图。

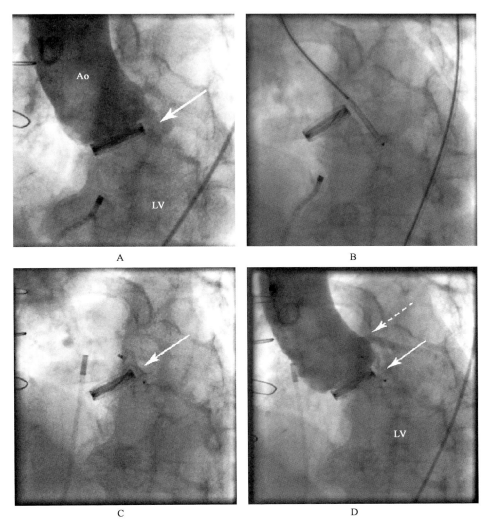

图 3-3-5　经导管封堵主动脉瓣 PVL 的 X 线图像

A. 造影显示 PVL（箭头）；B. 经输送鞘送入封堵器，并打开封堵器的远盘面；C. 封堵器已经释放；
D. 封堵后造影示 PVL 明显减少，封堵器不影响左冠状动脉

四、技术难点

经导管封堵 PVL 的最大难点、最关键的步骤是使导丝通过 PVL。术前应仔细研究 PVL 的位置，根据其特点选择合适的入路途径，操作过程中需要反复尝试，必要时轮换使用不同的诊断导管。DSA 需要多角度观察，并结合超声心动图监测，确认导丝经 PVL 而非人工瓣膜瓣叶间穿过。由于 X 线透视是平面、二维的，往往难以确定 PVL 及导丝位置，因此，理想的 DSA 角度是使瓣环成近似线条状，并使 PVL 反流束或导丝位于瓣环的正上方或正下方（图 3-3-6）。此时，即使在二维条件下，PVL 的定位也非常明确，对导丝通过很有指导价值。当难以确认导丝

是通过瓣环内还是瓣环外时,需要多角度地移动 DSA,使得在某一角度观察到导丝是与瓣环无交叉的(图3-3-7)。多排 CTA 测量可在术前计算好此投射角度,从而降低操作时间,提高手术成功率(图3-3-3B)。也可送入诊断导管,用三维心脏超声观察导管是在瓣环内还是在瓣环外。如果送入诊断导管后血压明显下降,也提示导管或导丝通过的是瓣环内而非瓣环外。另一个难点是封堵器的选择,其选择原则在前面已经阐述。第三难点是封堵器的打开及位置、形状的调整。注意输送、打开、调整封堵器时,应调整 DSA 角度以使瓣环尽量成线条状,这样有利于更好地观察封堵器的形状(图3-3-4、图3-3-5)。释放前如果封堵效果不满意,需要对封堵器进行微调。进行位置微调时,力量应适当。用力太大可使得封堵器脱落或损坏瓣周或瓣环组织,力量太小则无法调整封堵器的位置及形状。在 X 线和超声心动图证实封堵器固定良好、放置位置合适且没有影响机械瓣瓣叶的启闭、残余漏微小及无其他并发症,并做推拉试验确认封堵器固定良好后,方可释放封堵器。

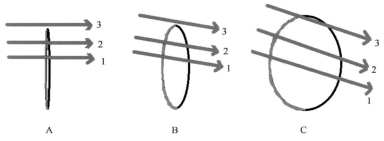

图3-3-6 二维 DSA 投射显示瓣环与反流束(或导管)位置关系的示意图

图中难以确认红色的瓣环是在黑色瓣环前方还是后方。对于反流束1、2,难以确认其是从瓣环前方或后方或者瓣环中央穿过。假设反流束3是从瓣环正上方通过,在 A、B 中,反流束与瓣环无交叉,但随着投影角度变化,瓣环趋向于圆形,反流束与瓣环有交叉,使得无法判断反流束是在瓣环里面还是外面。因此,理想的角度是使瓣环投影趋向于成一条线(A),并使反流速在瓣环的正上方(反流束3)或正下方,这样,反流束与瓣环空间关系定位具有唯一性

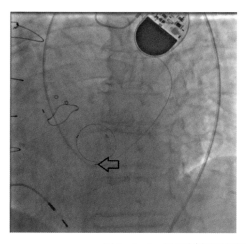
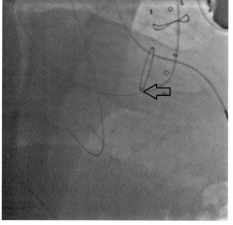

图3-3-7 导丝在瓣环外通过 PVL(箭头)的 X 线透视图像

导丝与瓣环无交叉,位于切线位、正下方

参 考 文 献

[1] Smolka G, Pysz P, Jasiński M, et al. Multiplug paravalvular leak closure using Amplatzer Vascular Plugs Ⅲ: A prospective registry [J]. Catheter Cardiovasc Interv, 2016, 87(3): 478 - 487.

[2] Rihal CS, Sorajja P, Booker JD, et al. Principles of percutaneous paravalvular leak closure [J]. JACC Cardiovasc Interv, 2012, 5(2): 121 - 130.

[3] Cruz-Gonzalez I, Rama-Merchan JC, Rodríguez-Collado J. Transcatheter closure of paravalvular leaks: state of the art [J]. Neth Heart J, 2017, 25(2): 116 - 124.

[4] 王承, 潘欣, 张卫, 等.经胸小切口导管封堵治疗二尖瓣置换术后瓣周漏[J].中华胸心血管外科杂志,2012,28: 248 - 250.

[5] Ruiz CE, Cohen HA, Del Valle-Fernandez R, et al. Closure of prosthetic paravalvular leaks: a long way to go [J]. Eur Heart J, 2010, 12 Suppl E: 52 - 62.

第四章

经导管肺动脉瓣及
三尖瓣置换术

　　经皮肺动脉瓣置入术（PPVI）是最先应用于临床的经导管瓣膜置换技术，其主要用于外科右心室流出道重建术后并发肺动脉瓣反流患者。该技术是经外周静脉途径，通过导管将人工带瓣膜支架置入到自体肺动脉瓣处，代替已失去功能的肺动脉瓣以达到治疗目的。2000 年 Bonhoeffer 等首次报道了 PPVI。目前，全球有数款介入性肺动脉瓣应用于临床，并被证明安全有效。PPVI 已成为外科术后肺动脉瓣反流和（或）狭窄患者成熟的治疗手段。

　　三尖瓣疾病起病较为隐匿，多为继发性的，以三尖瓣反流为常见，三尖瓣狭窄则很少见。严重的三尖瓣反流往往是心肌疾病恶化的标志，并且很多是心脏手术后再发的三尖瓣反流患者。因此，很多情况下，外科三尖瓣手术风险很高。经导管三尖瓣治疗术给这类问题提供了一个新的解决方案。尽管近 10 年来，经导管三尖瓣治疗的经验仍然有限，但目前已取得了一些令人鼓舞的成果。

第一节·**肺动脉瓣应用解剖**

龙愉良 张晓春 潘文志

右心室腔分为流入道和流出道,这两部分以室上嵴为界。室上嵴是右心室壁上一较宽的横行肌隆起,位于右房室口与肺动脉口之间。流出道是流入道向左上方延伸的部分,向上逐渐变细,形似倒置的漏斗,壁光滑,称为动脉圆锥。动脉圆锥的上端就是流出道通向肺动脉干的开口,称为肺动脉口(图4-1-1)。肺动脉口周围有肺动脉瓣瓣环,其上附有三片半月形瓣膜,称为肺动脉瓣。当心室收缩时,血流冲开肺动脉瓣流入肺动脉干;心室舒张时,瓣膜关闭,阻止血液逆流入心室。肺动脉瓣的3个半月瓣,瓣叶和瓣环都比较薄弱,瓣环和右心室流出道(right ventricular outflow tract, RVOT)肌肉相连,与三尖瓣没有直接纤维性连续。3个瓣叶可分为左瓣、右瓣和前瓣。左瓣和漏斗部的隔束相延续,右瓣与流出道壁束相延续。左、右瓣的内1/2与主动脉壁相贴,左、右肺动脉瓣之间的交界与主动脉的左、右瓣交界相对应,但这两个交界并非完全连于同一点上,肺动脉瓣之交界稍高。肺动脉瓣的前瓣连于右心室游离壁。肺动脉瓣上方的管道为肺动脉干。肺动脉干位于心包内,为一粗短的动脉干,其起自右心室流出道,在升主动脉前方向左后上方斜行,至主动脉弓下方分为左、右肺动脉。

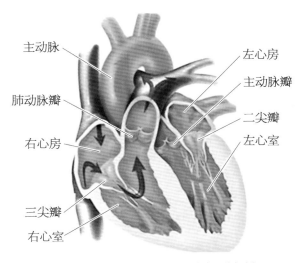

图4-1-1 右心室流出道-肺动脉干的解剖

冠状动脉左主干走行于肺动脉后方,前降支和第1间隔支走行于主肺动脉左下方(图4-1-2),因此,肺动脉干过度扩张可能会压迫左冠状动脉引起冠状动脉堵塞,在经皮肺动脉瓣置入术(percutaneous pulmonary valve implantation, PPVI)中,为避免置入瓣膜支架压迫

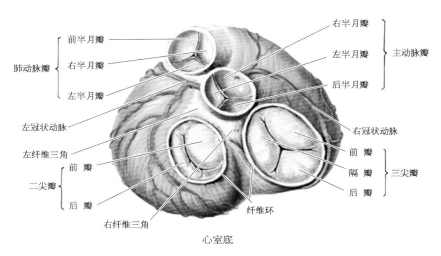

图 4 - 1 - 2　肺动脉干和冠状动脉解剖关系

冠状动脉,也需提前使用测量球囊在瓣膜"着陆区"充分扩张,同时行冠状动脉造影检查,进行提前预判(详见本章第四节)。

第二节 · **肺动脉瓣反流**

龙愉良 张晓春 潘文志

一、病因

肺动脉瓣反流(PR)的原因主要包括以下几方面。

(1)先天性肺动脉瓣完全畸形:可为完全缺如、单叶、双叶肺动脉瓣及其他畸形,常见于法洛四联症(Tetralogy of Fallot,TOF)患者。

(2)马方综合征:主要累及主动脉瓣和二尖瓣,但是有报道称约有26.9%的患者累及肺动脉瓣,并有肺动脉瓣反流[1]。

(3)心脏肿瘤:乳头状纤维弹性组织瘤与肺动脉瓣病变关系密切,可见肿瘤呈多个分叶,并通过叶蒂附着于心内膜。一般常见于主动脉瓣或肺动脉瓣心室面。随着肿瘤体积增大,可能导致中至重度肺动脉瓣反流,伴或不伴肺动脉瓣狭窄[1]。

(4)肺动脉瓣环扩张:如长期肺动脉高压可导致肺动脉及瓣环扩张,从而导致肺动脉瓣反流。右心室流出道狭窄梗阻患者,可出现狭窄后扩张,使瓣环扩大,从而引起肺动脉反流。

(5)医源性:是目前临床上最具临床意义、最常见的因素,也是目前PPVI最主要的适合人群,下面将着重介绍。

新生儿中患有先天性心脏病合并肺动脉瓣瓣环及右心室流出道畸形的比例接近20%,常见的疾病包括法洛四联症、永存动脉干、肺动脉瓣闭锁等[2],对于这些患儿既往国外文献认为在其出生1个月之内接受外科手术矫正是延续生命的重要途径[3]。

2018年AHA/ACC《成人先天性心脏病管理指南》推荐右心室流出道的重建术式包括采用移植带瓣膜管道(图4-2-1)及置换人工生物瓣膜[4]。在欧美等发达国家,既往移植带瓣膜管道的比例较高,其他包括跨瓣补片的术式近十几年来在美国也被广泛使用。对于接受带瓣膜管道移植的患者,虽然短期之内不会出现肺动脉反流,但长期运用后(通常5~15年),人工血管会出现钙化导致流出道梗阻,且其生物瓣膜会出现功能退化导致瓣膜关闭不全或狭窄,或合并带瓣膜管道出现瘤样扩张加重瓣膜关闭不全。d'Udekem和de Ruijter等[5,6]报道,在平均20年的远期随访中,轻度至中度肺动脉瓣反流可存在于几乎所有的TOF患者中,重度肺动脉瓣反流有较高的发生率,可达30%~40%。一般来说,在婴幼儿时期植入带瓣膜管道的患儿,通常需要在童年再次接受外科手术,并且在青春期后期或青年时期需要再次甚至多次接受外科手术,或者其中的很多患者接受了外科的生物瓣膜置换,这类人群仍是目前国外PPVI主

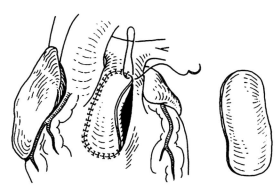

图 4 - 2 - 1　跨肺动脉瓣补片

要适用人群。针对自体 RVOT 及跨瓣补片的 PPVI 临床试验近年来也有报道(详见本章第三节)。因为多次的外科手术会大大增加这些患者成年后心力衰竭及心律失常的比例[7]。

在中国、巴西、阿根廷等发展中国家,右心室流出道的重建术式主要包括单纯肺动脉瓣切开、肺动脉瓣闭式球囊扩张术、跨肺动脉瓣补片等,这些术式均可能并发肺动脉瓣反流,即医源性肺动脉瓣反流,伴或不伴肺动脉瓣狭窄。其中,最常采用的术式为跨肺动脉瓣补片。据中国医学科学院阜外医院、上海长海医院、复旦大学附属儿科医院及广东省人民医院早期报道,跨肺动脉瓣补片术所占的比例为 60% ~ 70%[8-11],手术在解除肺动脉瓣狭窄的同时会使肺动脉瓣瓣环扩大,肺动脉瓣功能完全或者部分丧失,是医源性肺动脉瓣反流最主要的原因(图 4 - 2 - 1)。复旦大学附属儿科医院对 109 例儿童法洛四联症术后的中远期超声心动图随访显示,跨肺动脉瓣补片术后反流率高达 100%[8]。复旦大学附属中山医院一项纳入 263 例针对法洛四联症术后肺动脉瓣功能的横断面研究发现,轻度肺动脉瓣反流患者仅占肺动脉瓣反流总数的 8.4%,绝大部分肺动脉瓣反流为中、重度[12]。另外,单纯性肺动脉瓣切开术也可导致瓣膜结构不同程度的破坏,可呈现不规则增厚及出现瓣膜窗、严重破裂和结合缘的连续性破坏,引起肺动脉瓣反流,而实施经皮球囊扩张也可以导致肺动脉瓣反流,但这两种手术患者肺动脉瓣反流程度一般较轻,临床意义较小。

跨肺动脉瓣补片术为国内最常采用的术式,即沿流出道纵轴切断肺动脉瓣瓣环,然后缝上补片加宽,使得瓣环扩张,在解除狭窄的同时可引起瓣膜反流。如能沿肺动脉瓣右瓣-前瓣交界切开,保留瓣膜的部分功能,可能会减轻术后肺动脉瓣反流的程度。

二、病理生理

单纯性肺动脉瓣反流早期耐受性较好。研究显示,对于先天性肺动脉畸形引起瓣膜功能不全患者,20 年内只有 6% 的患者出现症状,40 年内有 49% 的患者出现症状[13],该研究被后来学者们作为采用跨瓣补片的 RVOT 扩大术治疗 TOF(造成肺动脉瓣反流,但被认为对人体影响不大)的依据。TOF 术后出现肺动脉瓣反流者,在最初 10~20 年内常不出现症状。但慢性肺动脉瓣反流可导致右心负荷增加、右心扩大,继而引起右心衰竭、心律失常(室性期前收缩、室性心动过速、心室颤动、心房扑动、心房颤动)甚至是猝死,同时由于扩大的右心挤压左心室导致左心功能不全(左心室射血分数下降、运动耐力降低),进一步恶化患者的临床状态[13]。此外,一些 TOF 术后患者由于补片没有收缩功能,可导致右心室流出道瘤样扩张,进一步加重右心功能不全。心脏性猝死是肺动脉瓣反流患者最严重的不良事件,TOF 修复术后患者 10 年内心脏性猝死发生率为每年 0.06%,但 10 年之后可达每年 0.20%,其危险因素包括 RVOT 补片、男性、高 NYHA 分级、QRS 波宽度>180 ms[14]。恶性室性心律失常是患者猝死的主要原因。一项针对 793 例 TOF 患者的研究显示,平均随访 21 年后,其中 33 例患者有持续性室性心动过速记录、29 例出现心房颤动或心房扑动、16 例患者出现心脏性猝死[15]。Harrison 研究显示 TOF 修复术后患者如果有 RVOT 瘤样扩张、三尖瓣反流或肺动脉瓣反流,更易出现持续性室性心动过速[16]。Gatzoulis MA 研究显示 TOF 修复术后患者 QRS 波宽度与右心室大小正相关,右心室明显扩大及 QRS 波宽度>180 ms 是患者持续性室性心动过速危险因素[17]。最后需要指出的是,肺动脉高压合并肺动脉瓣反流患者,其病理生理变化主要是由肺动脉高压造成而非由肺动脉瓣反流造成,治疗应以纠治肺动脉高压为主。

三、干预及时机选择

由于长期的肺动脉瓣反流会对患者长期预后造成不良影响,人们就提出了肺动脉瓣置换(pulmonary valve replacement, PVR)的治疗方法,包括外科 PVR 及 PPVI 术。

(一) PVR

关于外科 PVR 的远期预后,一项纳入 48 个研究、3 118 例外科 PVR 患者、5 年随访结果的荟萃分析显示:术后 30 天死亡率为 0.87%,5 年死亡率为 2.20%,5 年内再次接受外科肺动脉瓣置换术的比例为 4.90%,外科 PVR 带来的益处包括右心室容积变小、右心及左心功能改善、QRS 波宽度缩短和症状改善[18]。可见,外科 PVR 确实给 TOF 术后并发肺动脉瓣反流的患者带来了明显益处。理论上,如果 PVR 可以做到绝对的安全、有效,PVR 应该越早越好。然而现实中,PVR 还未能达到这样的水平。因此,是否实施 PVR 需要权衡受益程度及手术风险,其次是需要确定手术的时机。

可以肯定的是,手术的时机是有上限的。Therrien 等首先提出手术"上限阈值"的概念,他们的研究发现术前右心室舒张期末容积指数(RVEDVI)>170 ml/m² 或右心室收缩期末容积指数(RVEDSI)>85 ml/m² 的肺动脉瓣反流患者术后右心室大小不能缩小至正常

（RVEDVI<100 ml/m^2）[19]。Oosterhof 发现，术前 RVEDVI<162 ml/m^2 或 RVEDSI<82 ml/m^2 的肺动脉瓣反流患者在外科 PVR 术后右心室大小才能缩小至正常[20]。Geva 发现以术前 RVEDSI<90 ml/m^2 为阈值，患者外科 PVR 术后右心室大小及功能改善最为理想[21]。2012 年 Lee C 更大样本量的研究显示，PVR 手术最佳上限阈值为 RVEDVI<163 ml/m^2 或 RVEDSI<80 ml/m^2 [22]。这些研究结果显示，肺动脉瓣反流患者在右心室扩大到上述上限阈值水平之前就应该手术，否则将来手术效果会很差。至于 PVR 的下限阈值，虽然缺少有力证据，但 Geva[23] 和 Dave[24] 根据他们的经验提出 RVEDVI>150 ml/m^2 作为 PVR 的下限阈值。不过，有更激进者研究显示对 RVEDVI<150 ml/m^2 行 PVR 也是可行的[25]。

2008 年 AHA/ACC《成人先天性心脏病治疗指南》及 2014 年 AHA/ACC《心脏瓣膜病管理指南》建议，PVR 的适应证包括：① 重度肺动脉瓣反流，伴有症状或者运动耐量下降（Ⅰ类指征，B 级证据）；② 无症状的重度肺动脉瓣反流，伴有以下一种情况者：中至重度右心室扩大或功能不全，中至重度三尖瓣关闭不全，持续性房性或室性心律失常（Ⅱa 类指征，B 和 C 级证据）[26,27]。而 2010 年欧洲心脏病学会（ESC）指南的 PVR 适应证为：① 重度肺动脉瓣反流或肺动脉瓣狭窄，伴有症状（Ⅰ类指征，C 级证据）；② 无症状的重度肺动脉瓣反流或肺动脉瓣狭窄，伴有以下一种情况者：运动耐量下降，有心室进行性扩大或功能进行性下降，进行性三尖瓣关闭不全，持续性房性或室性心律失常（Ⅱa 类指征，C 级证据）[28]。在这些指南中，未对中至重度或进行性右心室扩大或功能不全做出明确的定义，这可能与目前缺乏临床证据有关。但在 2014 年美国多学会专家共识：经导管瓣膜修复和置换操作要求中，明确指出 PVR 适应证包括伴有症状的重度肺动脉瓣反流，或者无症状但心脏磁共振（CMR）测量 RVEDVI>l50 ml/m^2、肺动脉瓣反流指数>40% 或心室射血分数<40%[29]。

（二）PPVI

由于外科 PVR 具有较大的局限性——创伤大、恢复慢、风险高，且今后再次手术的风险会更高，所以人们发明了 PPVI。相对于外科手术来说，PPVI 创伤性更小、手术风险更低。就目前证据而言，PPVI 的优势包括[30-37]：① 改善患者的心功能及症状，提高其生活质量；② 可能降低某些患者的猝死风险，从而改善预后；③ 延缓外科手术时间，减少患者外科手术的次数。对于外科手术高危患者尤为合适。另外，以目前的技术，无论是外科 PVR 还是 PPVI，所采用的生物瓣膜都有使用寿命，今后绝大部分患者都将面临再次手术的可能。理论上讲，PPVI 术后患者若出现瓣膜功能障碍，可再次行 PPVI（瓣中瓣）；即使不能再次行 PPVI，也可行外科手术。因此，PPVI 可以延缓外科手术的时间，可降低患者行外科 PVR 的次数，这也使得 PPVI 成为更具吸引力的治疗选择[29]。

综上，基于国内的临床实践经验并结合相关文献，2016 年我国第一版《经皮肺动脉瓣置入术中国专家建议》初步总结出适用于国人的 PPVI 适应证及禁忌证[38]。

1. 适应证

（1）伴有 RVOT 狭窄的先天性心脏病外科矫治术后并发的中至重度肺动脉瓣反流。

（2）患者有右心室流出道狭窄相关症状，包括运动耐量下降、右心衰竭；或者患者无症状但有以下任一种情况：① 中度以上功能性三尖瓣反流；② 心脏磁共振成像（cardiac magnetic resonance imaging，CMR）测得 RVEDVI ≥ 130 ml/m²；③ CMR 测得右心室射血分数<45%，QRS 波宽度≥160 ms；④ 持续性房性或室性心律失常。

（3）解剖学上适合行 PPVI。

（4）年龄≥10 岁或体重≥25 kg。

2. 禁忌证

（1）肺动脉高压［平均压≥25 mmHg（1 mmHg=0.133 kPa）］。

（2）严重肺动脉（PA）或分支狭窄。

（3）解剖学评估不适合，包括血管入径无法送入瓣膜或 RVOT‐PA 无法放置瓣膜，或者术前检查提示瓣膜支架有压迫冠状动脉可能。

（4）存在心导管手术的禁忌证。

参考文献

［1］ Shimazaki Y, Blackstone EH, Kirklin JW. The natural history of isolated congenital pulmonary valve incompetence: surgical implications [J]. Thorac Cardiovasc Surg, 1984, 32: 257 - 259.

［2］ McElhinney DB, Hennesen JT. The Melody valve and Ensemble delivery system for transcatheter pulmonary valve replacement [J]. Ann N Y Acad Sci, 2013, 1291: 77 - 85.

［3］ Murphy JG, Gersh BJ, Mair DD, et al. Long-term outcome in patients undergoing surgical repair of tetralogy of Fallot [J]. N Engl J Med, 1993, 329: 593 - 599.

［4］ Warnes CA, Williams RG, Bashore TM, et al. ACC/AHA 2008 guidelines for the management of adults with congenital heart disease: a report of the American College of Cardiology/American Heart Association Task Force on Practice Guidelines [J]. J Am Coll Cardiol, 2008, 52: e143 - 263.

［5］ d'Udekem Y, Ovaert C, Grandjean F, et al. Tetralogy of Fallot: transannular and right ventricular patching equally affect late functional status [J]. Circulation, 2000, 102(19 Suppl 3): Ⅲ116 - Ⅲ122.

［6］ de Ruijter FT, Weenink I, Hitchcock FJ, et al. Right ventricular dysfunction and pulmonary valve replacement after correction of tetralogy of Fallot [J]. Ann Thorac Surg, 2002, 73(6): 1794 - 1800.

［7］ Labombarda F, Hamilton R, Shohoudi A, et al. Increasing prevalence of atrial fibrillation and permanent atrial arrhythmias in congenital heart disease [J]. J Am Coll Cardiol, 2017, 70: 857 - 865.

［8］ 惠愿, 孙斌, 黄国英, 等. 超声心动图评估法洛四联症术后中远期疗效 109 例随访[J]. 中国超声医学杂志, 2001(4): 33 - 35.

［9］ 姜睿, 闫军, 李守军, 等. 法洛四联症根治术 178 例临床分析[J]. 临床心血管病杂志, 2011(9): 702 - 704.

［10］ 纪广玉, 徐志云, 王志农, 等. 成人法洛四联症外科治疗的远期疗效[J]. 中国胸心血管外科临床杂志, 2010(4): 287 - 291.

［11］ 谢兆丰, 张智伟, 徐衍梅, 等. 法洛四联症术后远期疗效及并发症[J]. 临床心血管病杂志, 2013, 29(8): 618 - 620.

［12］ 龙愉良, 潘文志, 詹智, 等. 法洛四联症外科根治术后患者的肺动脉瓣功能分析[J]. 中华心血管病杂志, 2017, 45(8): 722 - 725.

［13］ Chaturvedi RR, Redington AN. Pulmonary regurgitation in congenital heart disease [J]. Heart, 2007, 93: 880 - 889.

［14］ Nollert GD, Däbritz SH, Schmoeckel M, et al. Risk factors for sudden death after repair of tetralogy of Fallot [J]. Ann Thorac Surg, 2003, 76: 1901 - 1905.

［15］ Gatzoulis MA, Balaji S, Webber SA, et al. Risk factors for arrhythmia and sudden cardiac death late after repair of tetralogy of Fallot: a multicentre study [J]. Lancet, 2000, 356: 975 - 981.

［16］ Harrison DA, Harris L, Siu SC, et al. Sustained ventricular tachycardia in adult patients late after repair of tetralogy of Fallot［J］. J Am Coll Cardiol, 1997, 30: 1368－1373.

［17］ Gatzoulis MA, Till JA, Somerville J, et al. Mechanoelectrical interaction in tetralogy of Fallot. QRS prolongation relates to right ventricular size and predicts malignant ventricular arrhythmias and sudden death［J］. Circulation, 1995, 92: 231－237.

［18］ Ferraz Cavalcanti PE, Sá MP, Santos CA, et al. Pulmonary valve replacement after operative repair of tetralogy of Fallot: meta-analysis and meta-regression of 3,118 patients from 48 studies［J］. Journal of the American College of Cardiology, 2013, 62(23): 2227－2243.

［19］ Therrien J, Provost Y, Merchant N, et al. Optimal timing for pulmonary valve replacement in adults after tetralogy of Fallot repair［J］. Am J Cardiol, 2005, 95: 779－782.

［20］ Oosterhof T, van Straten A, Vliegen HW, et al. Preoperative thresholds for pulmonary valve replacement in patients with corrected tetralogy of Fallot using cardiovascular magnetic resonance［J］. Circulation, 2007, 116: 545－551.

［21］ Geva T, Gauvreau K, Powell AJ, et al. Randomized trial of pulmonary valve replacement with and without right ventricular remodeling surgery［J］. Circulation, 2010, 122(11 Suppl): S201－208.

［22］ Lee C, Kim YM, Lee CH, et al. Outcomes of pulmonary valve replacement in 170 patients with chronic pulmonary regurgitation after relief of right ventricular outflow tract obstruction: implications for optimal timing of pulmonary valve replacement［J］. J Am Coll Cardiol, 2012, 60: 1005－1014.

［23］ Geva T. Repaired tetralogy of Fallot: the roles of cardiovascular magnetic resonance in evaluating pathophysiology and for pulmonary valve replacement decision support［J］. J Cardiovasc Magn Reson, 2011, 13: 9.

［24］ Dave HH, Buechel ER, Dodge-Khatami A, et al. Early insertion of a pulmonary valve for chronic regurgitation helps restoration of ventricular dimensions［J］. Ann Thorac Surg, 2005, 80: 1615－1620.

［25］ Frigiola A, Tsang V, Bull C, et al. Biventricular response after pulmonary valve replacement for right ventricular outflow tract dysfunction: is age a predictor of outcome?［J］. Circulation, 2008, 118(14 Suppl): S182－S190.

［26］ Warnes CA, Williams RG, Bashore TM, et al. ACC/AHA 2008 guidelines for the management of adults with congenital heart disease: executive summary: a report of the American College of Cardiology/American Heart Association Task Force on Practice Guidelines (writing committee to develop guidelines for the management of adults with congenital heart disease)［J］. Circulation, 2008, 118: 2395－2451.

［27］ Amsterdam EA, Wenger NK, Brindis RG, et al. 2014 AHA/ACC Guideline for the Management of Patients With Non-ST-Elevation Acute Coronary Syndromes A Report of the American College of Cardiology/American Heart Association Task Force on Practice Guidelines［J］. Journal of the American College of Cardiology, 2014, 64(24): 2645－2687.

［28］ Baumgartner H, Bonhoeffer P, De Groot NM, et al. ESC guidelines for the management of grown-up congenital heart disease［J］. Eur Heart J, 2010, 31: 2915－2957.

［29］ Hijazi ZM, Ruiz CE, Zahn E, et al. SCAI/AATS/ACC/STS Operator and Institutional Requirements for Transcatheter Valve Repair and Replacement, Part III: Pulmonic Valve［J］. J Am Coll Cardiol, 2015, 65(23): 2556－2563.

［30］ Müller J, Engelhardt A, Fratz S, et al. Improved exercise performance and quality of life after percutaneous pulmonary valve implantation［J］. Int J Cardiol, 2014, 173(3): 388－392.

［31］ Ansari MM, Cardoso R, Garcia D, et al. Percutaneous Pulmonary Valve Implantation: Present Status and Evolving Future［J］. Journal of the American College of Cardiology, 2015, 66(20): 2246－2255.

［32］ 万俊义,陆敏杰,张戈军,等.经皮肺动脉瓣植入术后患者心功能的变化8例分析［J］.中国循环杂志,2016,31(7): 683－686.

［33］ Cheatham JP, Hellenbrand WE, Zahn EM, et al. Clinical and hemodynamic outcomes up to 7 years after transcatheter pulmo-nary valve replacement in the US melody valve investigational device exemption trial［J］. Circulation, 2015, 131(22): 1960－1970.

［34］ Virk SA, Liou K, Chandrakumar D, et al. Percutaneous pulm- onary valve implantation: A systematic review of clinical outc- omes［J］. Int J Cardiol, 2015, 201: 487－489.

［35］ 龙愉良,潘文志,管丽华,等.经皮自膨胀式肺动脉瓣植入的长期随访［J］.复旦学报(医学版),2018(3): 336－340.

［36］ Zhou D, Pan W, Jilaihawi H, et al. A self-expanding percutaneous valve for patients with pulmonary regurgitation and an enlarged native right ventricular outflow tract: one-year results［J］. EuroIntervention, 2018: EIJ－D－18－00715.

［37］ Morgan G, Prachasilchai P, Promphan W, et al. Medium-Term Results of Percutaneous Pulmonary Valve Implantation using The Venus P-valve™: international experience［J］. EuroIntervention, 2018: EIJ－D－18－00299.

［38］ 中华医学会心血管病学分会结构性心脏病学组.经皮肺动脉瓣置入术中国专家建议［J］.中国医学前沿杂志: 电子版,2016, 24(10): 20－24.

第三节 · **经皮肺动脉瓣置入术**

龙愉良 张晓春 潘文志

一、概述

经皮肺动脉瓣置入术(PPVI)是最先应用于临床的经导管瓣膜置换技术。它不仅能纠正右心室流出道(right ventricular outflow tract，RVOT)狭窄，还可处理肺动脉瓣反流(pulmonary regurgitation，PR)。该技术是经外周静脉途径，通过导管将人工带瓣膜支架置入到自体肺动脉瓣处，代替已失去功能的肺动脉瓣，以达到治疗目的。

2000 年 Bonhoeffer 等首次报道了 PPVI 的动物实验[1]。他们将一段含有完整静脉瓣的牛颈静脉缝合在一个球囊膨胀的铂铱合金支架上，制成一种可经导管置入的生物瓣膜支架，以颈静脉为手术入路，用导管将其置入在羊的自体肺动脉瓣处。研究结果发现，在 11 只羊模型中，有 5 只羊成功入到肺动脉瓣处，术后即刻、2 个月的肺动脉造影以及血流动力检测显示瓣膜有良好的功能。2000 年 10 月，Bonhoeffer 的团队报道为一名 12 周岁接受法洛四联症修复术后出现肺动脉瓣狭窄合并反流的患者成功实施 PPVI[2]，标志着经导管治疗肺动脉瓣膜疾病的新时代已经开启。经历 10 余年的发展，截至目前全球已完成 20 000 余例 PPVI。这 10 余年中，多个 PPVI 的临床试验在全球开展，入选外科根治术后置入带瓣管道衰败导致中至重度肺动脉瓣分流，出现严重临床症状或右心室功能不全或右心室扩大的患者，实验结果证实 PPVI 可以有效治疗右心室流出道功能紊乱，术中瓣膜置入即刻肺动脉瓣反流明显减少[3,4]，右心室收缩功能也有显著改善[5,6]。右心射血功能的恢复也能有效提高左心回心血量，表现为左心室舒张期末容积及主动脉压升高[4,5]。围手术期及长期随访结果提示 PPVI 安全性尚可，疗效可靠[3-8]。

2013 年在东方心脏病学会议期间，复旦大学附属中山医院葛均波院士团队率先在国内完成首例 PPVI[9]，使用的是国内自行研发的 Venus P 瓣膜(杭州启明公司)。作为一款适合于自体右心室流出道的介入性肺动脉瓣膜，Venus P 瓣膜系统已于 2018 年完成了全球多中心临床研究[10,11]。中国、欧洲的两个研究分别纳入了 55 例及 38 例肺动脉瓣反流患者，研究结果提示手术成功率分别高达 98.2%和 100%，并发症和不良事件发生率较低，置入的肺动脉瓣膜功能良好。国内新研发的瓣膜还有自膨胀式肺动脉瓣膜(Med‐Zenith PT‐Valve)，2018 年开始已在国内开展临床试验，目前已经完成 6 例。

二、PPVI 器械

Medtronic 公司的 Melody 经导管肺动脉瓣膜和 Edwards 公司的 Sapien 瓣膜,两者均为球囊扩张式瓣膜,它们是最早被研发的也是目前最为成熟的瓣膜系统。

(一) Melody 瓣膜系统

Melody 瓣膜主体结构为铂-铱球囊扩张式合金支架上缝制有三叶式牛颈静脉瓣膜(图4-3-1),扩张时置入瓣膜的内径变化范围较大,为10~22 mm,这归功于静脉瓣所制瓣叶的良好弹性和较大的瓣叶接合面。输送系统设计为球囊内球囊导管,常规尺寸为18~22 mm,配有装配系统,输送鞘管直径为22F,经股静脉或颈静脉置入。其自2000年首次被应用于人体,到2006年获得欧洲CE认证,成为全球第一个进入商业运作的介入性瓣膜,再到2017年获得美国FDA认证,成为FDA批准的第一个PPVI肺动脉瓣膜,至今仅在美国置入数量已经超过10 000例[12]。其设计初衷是用于法洛四联症外科置入带瓣管道失效的患者。可能参考了Medtronic公司的Contegra牛颈静脉带瓣管道直径最大22 mm,Melody瓣膜设计的直径为18~22 mm。后来Melody瓣膜的适应证也被扩大用于外科生物瓣膜衰败后瓣中瓣及外科根治术后自身右心室流出道病变的介入治疗[13-15]。外科生物瓣膜支架或者瓣环可以作为PPVI瓣中瓣锚定区域理想的标记,同时可减少支架断裂风险,不再需要预制支架[16],近期公布的临床疗效也令人满意[17,18]。但是Melody瓣膜使用时也存在较大的局限:对于RVOT-肺动脉瓣瓣环内径>22 mm者(推荐是<18 mm),Melody瓣膜并不适用,导致临床上符合条件的患者仅有不到20%,很大程度限制了Melody瓣膜在临床上的使用。RVOT扩张的原因包括:① 带瓣管道置入后期都有扩张的趋势,导致RVOT内径扩大,是

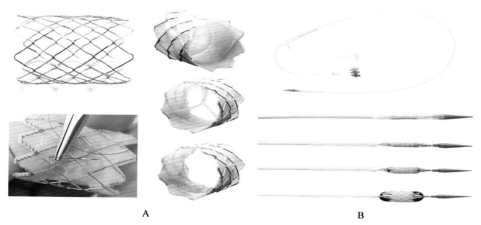

A   B

图4-3-1　Melody 瓣膜(A)及其输送系统(B)

造成反流的重要因素;② 采用跨瓣补片等手术方式,术后 RVOT 明显扩张(详见本章第二节)。在早期,曾有学者对数个 RVOT 扩张的患者置入了 Melody 瓣膜支架,结果显示支架脱落发生率很高[19]。而由于瓣膜支架的材质和工艺缺陷,继续扩大瓣膜支架的直径可能会进一步削弱瓣膜支架的径向支撑力,使得原本就容易发生断裂的瓣膜支架变得更加脆弱。另外,临床实践中为了减少瓣膜支架断裂的发生率,大多数情况下需要在 RVOT 预先置入一个支架,以减少对瓣膜支架的冲击力,减少支架断裂的风险[20]。预置支架后来被作为一种方法用于 RVOT 扩张(如跨瓣补片术后)的患者,用于固定尺寸相对偏小的介入性瓣膜支架,增加瓣膜的适用范围[21]。

(二) Sapien 瓣膜系统

Sapien 瓣膜系统最初的设计是用于 TAVR,但已经得到欧洲 CE 认证被批准用于 PPVI。目前已经发展到第三代(图 4-3-2),其第一代产品 Edwards Sapien 瓣膜目前已经完全退出市场,第二代 Edwards Sapien-XT 瓣膜已被 FDA 批准用于带瓣管道衰败后的 PPVI 治疗,第三代 Edwards Sapien S3 瓣膜目前正在进行带瓣管道衰败后 PPVI 及外科生物瓣膜衰败后瓣中瓣的临床试验(COMPASSION S3 Clinical Trial NCT02744677)。第二代 Edwards Sapien-XT 瓣膜和第三代 Edwards Sapien S3 瓣膜均采用牛心包组织手工缝合在钴铬支架平台上,相比于第一代不锈钢支架,钴铬合金支架更为坚固、体积更小、压缩性更好,第三代 S3 瓣膜支架底座周围添加了裙边设计,可以有效减少瓣周漏的发生。最小可通过 18F 鞘管输送;重新设计的瓣膜即使在关闭压力较低时也能确保关闭,同时耐久性也增加。第三代瓣膜共有 20 mm、23 mm、26 mm 和 29 mm 等型号,故适用直径范围较 Melody 瓣膜系统大。目前虽然关于使用 Sapien S3 瓣膜系统进行 PPVI 的报道很少,但已知的临床研究表明使用 Sapien-XT 瓣膜行 PPVI 来治疗带瓣管道失效、自体 RVOT 病变及跨瓣补片 RVOT 病变安全有效,相

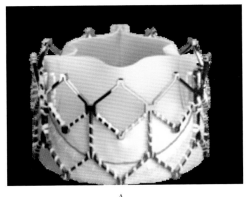
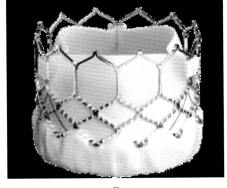

A   B

图 4-3-2 Edwards Sapien-XT 瓣膜(A)及 Sapien S3 瓣膜(B)

较于 Melody 瓣膜，Sapien 瓣膜的优势在于瓣膜尺寸更大、适用范围更广以及没有支架断裂的并发症[21-26]。

（三）其他新型瓣膜

Melody 瓣膜直径为 18～22 mm，Sapien 瓣膜直径为 20～29 mm，在国外，由于带瓣管道后期的扩张及接受跨瓣补片的手术方式等原因，既往研究显示只有不到 20% 的先天性心脏病合并右心室流出道病变的患者能符合其解剖要求[27-29]。近期一项多中心 PPVI 临床研究共纳入 219 例达到 PPVI 治疗指征的患者，但约 30% 的患者由于 RVOT 偏大而无法接受 PPVI 治疗[30]。因此，世界上许多团队一直在努力解决这个临床问题，故新的瓣膜不断被研发、问世。

（1）Bonhoeffer 和 Boudjiemline 等设计了一种带喇叭口的自膨胀式肺动脉瓣膜，采用直径为 0.27 mm 的镍钛合金丝制成自膨胀式肺动脉瓣膜，主体仍为直筒形带瓣膜支架，支架直径为 18 mm，瓣膜附着于主体支架，主体支架两端对称延长并呈喇叭口样向外扩展，最大直径达 30 mm，通过两端喇叭口的张力固定于 RVOT，可保持主体支架中间形态基本不变，瓣膜形态功能及使用寿命不受影响，并在外侧包被一层覆膜。他们成功地将该瓣膜置入羊肺动脉，并于 2004 年报道了该动物实验[31]。虽然关于这款瓣膜没有后续的临床试验报道，但作为一种应用于自体 RVOT 的自膨胀式瓣膜的雏形，其为后来的很多新型介入性瓣膜提供了研发思路。

（2）Boudjiemline 和 Philippe Marx 等[32]还尝试设计了另一种自膨胀式肺动脉瓣膜，在 Melody 直筒形瓣膜的两端进行对称延长并向外翻折形似喷泉，其工作机制及释放形式与 LAmbre™ 左心耳封堵器心耳内的固定盘类似。支架翻折部分具有一定的弹性，可以借助张力固定于 RVOT。他们成功地将该瓣膜置入羊的肺动脉，并于 2005 年报道了该动物实验。这种设计无疑扩大了瓣膜支架的适用直径范围，但由于释放过程中两端支架翻折角度达 180°，故对 RVOT 内径有一定要求，并且可能会对血管壁或者是补片造成损伤。

（3）Bonhoeffer 和 Rany Huynh 等与 Medtronic 公司合作，于 2005 年开始，历时 3 年时间研发了一种新的自膨胀式肺动脉瓣膜（Harmony 瓣膜系统），并于 2008 年报道了他们的动物实验[33]。该瓣膜是一种哑铃形自膨胀式肺动脉瓣膜，支架采用镍钛合金，目前只有一种尺寸：总长 55 mm，中间主体内径 22 mm（瓣膜缝于此），主体外径 23.5 mm，流入道和流出道直径分别为 34 mm 和 42 mm（图 4-3-3）。该装置安装在 22F 输送系统上，通过颈静脉入路送至肺动脉，依靠两端喇叭口固定于羊的肺动脉，术前心脏超声测得肺动脉直径>28 mm。2010 年 Bonhoeffer 和 Schievano 等完成第一例人体置入该瓣膜[29]，2013 年起进入国际多中心的临床试验。其 FIM 研究 20 例患者置入该瓣膜，19 例患者瓣膜置入位置符合预期[34]。Harmony 瓣膜临床试验于 2017 年 10 月公布围手术期及术后 6 个月随访结果[35]：瓣膜置入后肺动脉瓣反流显著减少,70%的患者术后 6 个月复查无肺动脉瓣反流,18 例患者术后症状明显缓解;在并发症方面,1 例患者术中在撤出输送鞘时瓣膜近端发生位移,随后瓣膜被取出,术后 1 个月 1 例患者出现Ⅱ型支架断裂并通过外科手术取出,2 例患者证实存在Ⅰ型支架断裂,术后 6 个月新发现 1 例患者出现Ⅰ型支架断裂,2 例患者存在轻度瓣周漏。

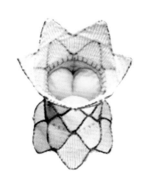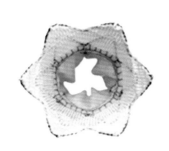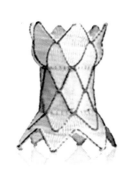

图 4 - 3 - 3 Harmony 瓣膜

（4）中国有大量的接受跨瓣补片后并发肺动脉反流的 TOF 患者,他们的 RVOT 内径远远大于 22 mm,且多在 29 mm 以上,成熟的 Melody 瓣膜和 Sapien 瓣膜基本不适合我国患者,而适合扩张 RVOT 的 Harmony 瓣膜系统至今还在临床试验中,且目前只有一种尺寸,入选条件苛刻,无法满足我国大量 TOF 患者的临床需求。因此,中国自主研发了适合中国患者的自膨胀式肺动脉瓣膜——Venus P 瓣膜,并在国内外开展多中心临床试验,其结果初步得到国内外同行的认可。

Venus P 瓣膜由杭州启明公司自主研发,是国内第一个介入性肺动脉瓣膜,也是全球首个进入上市前临床试验的自膨胀式肺动脉瓣膜。Venus P 瓣膜由自膨胀式镍钛合金支架、猪心包制成的三叶式瓣膜及覆膜组成,其支架两侧为双喇叭口设计(图 4 - 3 - 4)。瓣膜在释放过程中无须预先置入支架固定和球囊扩张,与 Melody 瓣膜(10～22 mm)和 Sapien 瓣膜(20～29 mm)相比,其直径更大(16～32 mm),使用 14～22F 输送鞘。Venus P 瓣膜系统已于 2018 年 9 月及 11 月完成了中国及欧洲多中心临床研究并被 *EuroIntervention* 发表[10,11],结果显示 Venus P 瓣膜耐久性良好,无支架断裂发生,瓣膜功能良好且持久,罕有移位或脱落,无明显瓣周漏及瓣膜反流,无明显跨瓣压差,并发症发生率也较低。

（5）此外,Med - Zenith PT - Valve 系统为国产另一款自膨胀式肺动脉瓣膜,其设计和 Harmony 瓣膜类似。Pulsta Valve 瓣膜系统为韩国京畿道 Taewoong 公司研发的自膨胀式肺动脉瓣膜,结构与 Melody 瓣膜相似,但支架材料使用的是镍钛合金材质。这两款瓣膜有少量临床病例报道。

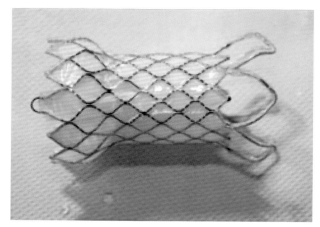

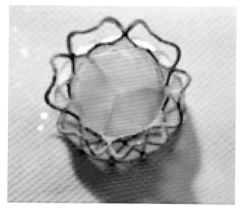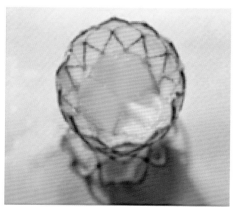

图 4-3-4　Venus P 瓣膜

三、术前评估

通常可以使用无创或有创技术对肺动脉瓣疾病患者进行术前血流动力学评估。无创检查包括超声心动图、磁共振（MRI）等。有创技术包括心脏导管技术。

对于使用超声心动图来评估肺动脉瓣反流量目前仍存在争议，至今尚无一种能够被广泛接受的检测方法。三维超声心动图被用于测量右心室容积和射血分数。完整的矩阵排列取样技术能够在四个心动周期中获取整个右心室容积参数。法洛四联症术后患者采用三维超声心动图所测得的右心室容积与 MRI 测得的结果相关性较好。Tei 心肌做功指数（myocardial performance index，MPI）能够较好地反映心肌功能，MPI 计算方法很大程度上不受前负荷、后负荷及心率影响，是较好反映心肌收缩功能和舒张功能的指数。右心室 dp/dt 是另一个反映右心室收缩功能的指数[36]，并且该指数与右心室几何形状无关，可通过测量三尖瓣反流时喷射血流的上升支斜度而得到。

　　心脏 MRI 已成为法洛四联症患者心室容积和射血分数检测的金标准,其不仅可进行血流动力学压力示踪和精确的冠状动脉疾病显像,还能精确描述右侧心脏和血管的三维解剖结构,对右心室和肺动脉瓣进行评估。

　　肺动脉瓣狭窄时经心导管测得的重要血流动力学参数包括右心室压力、系统动脉压、右心室舒张期末压、心输出量。肺动脉瓣反流患者可以通过 Fick 技术测出心输出量。使用末端带孔导管可以测量出经肺动脉瓣血流的压力峰值差,同时能测量出右心室和降主动脉内压力。

　　此外,还必须对肺动脉根部的解剖数据进行仔细的测量,这些数据可以为病例的筛选及瓣膜支架的型号选择提供重要依据,一般可通过心脏超声、CT、MRI 及术中造影等来获取这些数据。其中,CTA 具有较大的价值,可以整体上了解肺动脉干内径及长度、有无肺动脉狭窄(图 4 - 3 - 5),并可了解冠状动脉与肺动脉解剖关系。而超声心动图具有简便的优点,可提供初步筛选数据(图 4 - 3 - 6)。

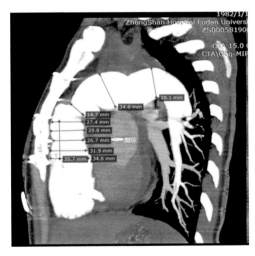

图 4 - 3 - 5　肺动脉 CTA 测量右心室流出道-
肺动脉干解剖数据

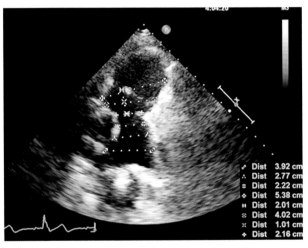

图 4 - 3 - 6　超声心动图测量右心室流出道-
肺动脉干解剖数据

四、操作要点

(一) 使用自膨胀 Venus P 瓣膜 PPVI 术[37]

　　手术一般在全麻下进行,置入右心导管和有创动脉压力监测装置以监测血流动力学变化。常规消毒、铺巾,分别穿刺并置入 6F 动脉鞘于左侧股动脉、股静脉。穿刺右侧股静脉,从右侧股静脉送入 MPA 导管,行右心导管检查。送入猪尾巴导管在肺动脉干处行造影观察肺动脉瓣反流情况(图 4-3-7A)以及右心室流出道(RVOT)、肺动脉干及其分支的走行,并测量 RVOT、肺动脉干内径、肺动脉瓣瓣环内径及 RVOT、肺动脉干长度。将超硬导丝导入左肺动脉远端,在该导丝指引下将测量球囊导管送到 RVOT-肺动脉干处。送入猪尾巴导管至主动脉根部,将测量球囊完全打开,同时予主动脉根部非选择性冠状动脉造影,观察冠状动脉与肺动脉解剖毗邻关系及其是否受到球囊压迫(图 4-3-7B)。送入 6F 猪尾巴导管至肺动脉干处,适度打开测量球囊并行肺动脉造影,使得测量球囊刚好堵住 RVOT(球囊能随心跳上下滑动,造影不会出现反流),测量此时球囊腰部狭窄处的内径(图 4-3-7C),以作为瓣膜型号选择的依据。退出右侧股静脉血管鞘,沿超硬导丝送入输送鞘。拆开 Venus P 瓣膜,于冰盐水中,通过装配系统将瓣膜装配于输送鞘。在超硬导丝引导下将装有瓣膜的输送系统送至肺动脉-RVOT 处。将猪尾巴导管送至肺动脉干处行血管造影,以显示瓣膜在肺动脉干-RVOT 的位置(包括右前斜位加头位和侧位),调整瓣膜的位置,使得瓣膜处于合适位置(图 4-3-7D)。开始释放瓣膜,释放过程中不断行肺动脉干造影并调整瓣膜的位置,在瓣膜支架打开前回撤猪尾巴导管至右心室并行右心室造影指导瓣膜的释放(图 4-3-7E)。待瓣膜位置理想后,完全释放瓣膜(图 4-3-7F)。退出瓣膜系统,经加硬导丝送入多通道导管,行肺动脉干造影观察肺动脉瓣反流情况,送入右心导管测量肺动脉、右心室压力,送入心腔内超声观察肺动脉瓣反流情况。缝合右股静脉穿刺点,于穿刺点压迫止血,麻醉苏醒。

(二) 球囊扩张瓣膜 PPVI 术

该手术过程与使用自膨胀式 Venus P 瓣膜 PPVI 术类似。一般在全麻下进行,置入右心导管和有创动脉压力监测装置以监测血流动力学变化。首先进行前位、侧位、斜位的血管造影以了解右心室流出道、支架置入部位以及肺动脉分支的解剖情况,进而确定手术的可行性,并使用导管测量右心室和肺动脉压力。行冠状动脉造影评估冠状动脉情况及与肺动脉流出道的解剖位置关系。使用亲水超滑导丝跨过肺动脉瓣使导管达到较好的稳定位置(肺动脉分支的远端),将其交换为加硬导丝以给输送鞘提供足够支持力。瓣膜在置入前需经盐水冲洗 3 次,每次 5 min,以去除瓣膜上的组织固定剂戊二醛。然后进行系统冲洗、排气。将支架压缩成更小的管状送入输送系统内。应注意支架方向与血流方向相同。在送入输送系统前,可先使用 18~22F 的扩张器扩张静脉便于输送系统通过。在 X 线引导下,将装载瓣膜的输送系统精确定位到瓣环处的位置。可以通过输送鞘的侧孔进行血管造影,造影时可将支架调整到最佳位置。给球囊充气以释放带瓣膜支架,然后小心回撤传送系统。最后进行血流动力学检查和血管造影以评价手术效果。许多患者需要先在 RVOT 置入支架(特别是 RVOT 狭窄或扩张者),后在肺动脉瓣瓣环处置入带瓣膜支架,以加强肺动脉支架牢固性,减少瓣膜支架的冲击力。有研究显示,预先置入流出道支架,可以减少瓣膜支架断裂的发生率。

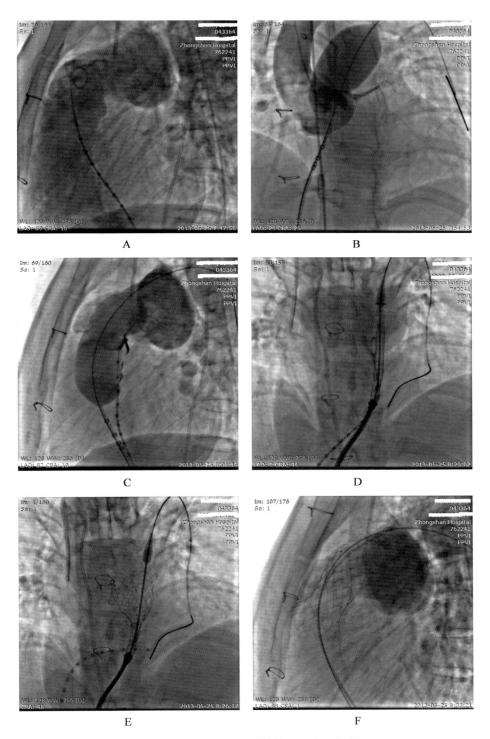

图 4 - 3 - 7 使用 Venus P 瓣膜行 PPVI 的手术过程

A. 肺动脉干造影;B. 球囊完全打开,同时予主动脉根部非选择性冠状动脉造影;C. 使用测量球囊测量右心室流出道内径;D. 在肺动脉干-右心室流出道造影指导下调整瓣膜系统位置;E. 在肺动脉干-右心室流出道造影指导下释放瓣膜;F. 瓣膜支架完全释放后,造影显示无瓣膜反流

五、并发症及处理

1. 冠状动脉狭窄

在既往研究中,冠状动脉被球囊或瓣膜支架压迫发生狭窄的概率国外统计接近6%[38,39],冠状动脉压迫被认为是PPVI绝对禁忌证。一般情况下,冠状动脉并不走行于主动脉和肺动脉之间,故不会发生该并发症,但复杂先天性心脏病或者外科纠治手术后RVOT异常患者常合并冠状动脉发育异常或RVOT与冠状动脉相对位置异常。术中应在测量球囊打开的同时予多角度选择性或非选择性冠状动脉造影,观察冠状动脉与肺动脉解剖的毗邻关系及冠状动脉是否受到球囊压迫,术后需观察置入的瓣膜支架和冠状动脉的毗邻关系。

2. 肺动脉严重损伤

PPVI术中需要使用加硬导丝将输送系统送至肺动脉瓣位置。由于加硬导丝较硬,可导致肺动脉损伤(包括肺动脉夹层、穿孔),继而引起肺出血或血胸[40]。一旦出现肺动脉夹层、穿孔,应评估损伤大小,可先予球囊扩张止血、胸腔引流,必要时可行覆膜支架置入以隔离破裂的肺动脉[41-44],严重患者可行外科手术修补。

3. 瓣膜移位

一项荟萃分析显示,PPVI瓣膜移位的发生率达2.4%[45],多与瓣环测量不准确、瓣膜型号选择较小、RVOT解剖不理想(呈锥体形[42])有关。术前准确测量和评估是避免瓣膜发生移位的关键。另外,在撤出输送系统的过程中也需要细心操作,确认输送系统和瓣膜已完全脱离,方可撤出输送系统,避免瓣膜牵拉移位。一旦发生该并发症,一般采取外科手术处理。

4. 支架断裂

一般见于Melody瓣膜,荟萃分析显示其支架断裂发生率达12.4%[45]。采用预先置入固定支架后,该并发症发生率显著下降[44]。其他瓣膜未见支架断裂的相关报道,但仍需警惕该并发症的发生。

5. RVOT 通道破裂

有荟萃分析显示,RVOT-肺动脉破裂发生率达2.6%[45]。多见于带瓣膜的血管通道患者、血管通道钙化及采用高压球囊扩张时,对于这些患者,球囊扩张时需谨慎。

6. 肺动脉阻塞

荟萃分析显示,肺动脉阻塞发生率达1.2%[45]。手术时勿把瓣膜放置太高,可避免该并发症发生。

7. 感染性心内膜炎

PPVI术后感染性心内膜炎问题越来越被重视[46]。荟萃分析显示,PPVI术后感染性心内膜炎发生率高达4.9%,多发生于术后9个月内[45]。术后应该严格按照人工瓣膜感染性心内膜炎预防指南的建议,预防性应用抗生素。一旦出现该并发症,先予抗感染治疗,但多数患者需要行外科瓣膜置换术[47]。

8. 人工瓣膜衰败

置入的人工瓣膜长期应用后可出现衰败。但近期一项研究显示,在 7 年的观察随访中,Melody 瓣膜功能良好,为人工瓣膜的长久耐用性提供了证据[48]。一旦出现瓣膜衰败(狭窄或反流),可采取再次介入手术或外科瓣膜置换术进行干预。

9. 三尖瓣腱索损伤、断裂

手术操作时,输送系统、猪尾巴导管等可能会缠绕三尖瓣腱索,若操作过于粗暴,可导致三尖瓣腱索损伤、断裂,继而引起或加重三尖瓣反流。因此,手术操作应轻柔,遵循不进则退的操作原则。若感觉导管可能缠绕三尖瓣腱索难以继续前行时应该退回,重新再送入导管。

参 考 文 献

[1] Bonhoeffer P, Boudjemline Y, Saliba Z, et al. Transcatheter implantation of a bovine valve in pulmonary position：A Lamb Study [J]. Circulation, 2000, 102：813 − 816.

[2] Bonhoeffer P, Boudjemline Y, Saliba Z, et al. Percutaneous replacement of pulmonary valve in a right-ventricle to pulmonary-artery prosthetic conduit with valve dysfunction [J]. Lancet, 2000, 356, 1403 − 1405.

[3] Kenny D, Hijazi ZM, Kar S, et al. Percutaneous implantation of the Edwards SAPIEN transcatheter heart valve for conduit failure in the pulmonary position：early phase 1 results from an interna-tional multicenter clinical trial [J]. J Am Coll Cardiol, 2011, 58：2248 − 2256.

[4] McElhinney DB, Hellenbrand WE, Zahn EM, et al. Short- and medium-term outcomes after transcatheter pulmonary valve placement in the expanded multicenter US Melody valve trial [J]. Circulation, 2010, 122：507 − 516.

[5] Khambadkone S, Coats L, Taylor A, et al. Percutaneous pulmonary valve implantation in humans：results in 59 consecutive patients [J]. Circulation, 2005, 112：1189 − 1197.

[6] Butera G, Milanesi O, Spadoni I, et al. Melody transcatheter pulmonary valve implantation. Re-sults from the registry of the Italian Society of Pediatric Cardiology [J]. Catheter Cardiovasc Interv, 2013, 81：310 − 316.

[7] Vezmar M, Chaturvedi R, Lee K-J, et al. Percutaneous pulmonary valve implantation in the young：2-year follow-up [J]. J Am Coll Cardiol Intv, 2010, 3：439 − 448.

[8] Cheatham JP, Hellenbrand WE, Zahn EM, et al. Clinical and hemodynamic outcomes up to 7 years after transcatheter pulmonary valve replacement in the US Melody valve investigational device exemption trial [J]. Circulation, 2015, 131：1960 − 1970.

[9] 周达新,潘文志,管丽华,等.经皮肺动脉瓣置入二例报道[J].中国介入心脏病学杂志,2013,21(5)：332 − 334.

[10] Zhou D, Pan W, Jilaihawi H, et al. A self-expanding percutaneous valve for patients with pulmonary regurgitation and an enlarged native right ventricular outflow tract：one-year results [J]. EuroIntervention, 2018：EIJ − D − 18 − 00715.

[11] Morgan G, Prachasilchai P, Promphan W, et al. Medium-Term Results of Percutaneous Pulmonary Valve Implantation using The Venus P-valve™：international experience [J]. EuroIntervention, 2018：EIJ − D − 18 − 00299.

[12] Cheatham JP, Hellenbrand WE, Zahn EM, et al. Clinical and hemodynamic outcomes up to 7 years after transcatheter pulmonary valve replacement in the US Melody valve investigational device exemption trial [J]. Circulation, 2015, 131：1960 − 1970.

[13] Ferraz Cavalcanti PE, Sá MP, Santos CA, et al. Pulmonary valve replacement after operative repair of tetralogy of Fallot：metaanalysis and metaregression of 3,118 patients from 48 studies [J]. J Am Coll Cardiol, 2013, 62：2227 − 2243.

[14] Vogt PR, Brunner-LaRocca H, Sidler P, et al. Reoperative surgery for degenerated aortic biopros-theses：predictors for emergency surgery and reoperative mortality [J]. Eur J Cardiothorac Surg, 2000, 17：134 − 139.

[15] Gillespie MJ, Rome JJ, Levi DS, et al. Melody valve implant within failed bioprosthetic valves in the pulmonary position：a multicenter experience [J]. Circ Cardiovasc Interv, 2012, 5：862 − 870.

[16] Cardoso R, Ansari M, Garcia D, et al. Prestenting for prevention of Melody valve stent fractures：a systematic review and metaanalysis [J]. Catheter Cardiovasc Interv, 2016, 87：534 − 539.

[17] Tanase D, Grohmann J, Schubert S, et al. Cracking the ring of Edwards Perimount bioprosthesis with ultrahigh pressure balloons prior to transcatheter valve in valve implantation [J]. Int J Cardiol, 2014, 176：1048 − 1049.

［18］ Si MS. Open Melody implant in a vascular graft — An alternative to the bioprosthetic valve？［J］. J Thorac Cardiovasc Surg, 2018, 155(2)：742－774.

［19］ Lurz P, Coats L, Khambadkone S, et al. Percutaneous pulmonary valve implantation：impact of evolving technology and learning curve on clinical outcome［J］. Circulation, 2008, 117(15)：1964－1972.

［20］ Nordmeyer J, Lurz P, Khambadkone S, et al. Pre-stenting with a bare metal stent before percutaneous pulmonary valve implantation：acute and 1-year outcomes［J］. Heart, 2011, 97(2)：118－123.

［21］ Georgiev S, Tanase D, Ewert P, et al. Percutaneous pulmonary valve implantation in patients with dysfunction of a "native" right ventricular outflow tract — Mid-term results［J］. International Journal of Cardiology, 2018, 258：31.

［22］ D. Kenny, Z. M. Hijazi, S. Kar, et al. Percutaneous implantation of the Edwards SAPIEN transcatheter heart valve for conduit failure in the pulmonary position：early phase 1 results from an international multicenter clinical trial［J］. J Am Coll Cardiol, 2011, 58 (21)：2248－2256.

［23］ Haas NA, Moysich A, Neudorf U, et al. Percutaneous implantation of the Edwards SAPIEN(™) pulmonic valve：initial results in the first 22 patients［J］. Clin Res Cardiol, 2013, 102(2)：119－128.

［24］ Wilson WM, Benson LN, Osten MD, et al. Transcatheter pulmonary valve replacement with the Edwards Sapien system：the Toronto experience［J］. JACC Cardiovasc Interv, 2015, 8(14)：1819－1827.

［25］ Demkow M, Ruzyllo W, Biernacka EK, et al. Percutaneous Edwards SAPIEN(™) valve implantation for significant pulmonary regurgitation after previous surgical repair with a right ventricular outflow patch［J］. Catheter Cardiovasc Interv, 2014, 83(3)：474－481.

［26］ Haas NA, Carere RG, Kretschmar O, et al. Early outcomes of percutaneous pulmonary valve implantation using the Edwards SAPIEN XT transcatheter heart valve system［J］. International Journal of Cardiology, 2017：S0167527316340475.

［27］ Boshoff DE, Cools BL, Heying R, et al. Off-label use of percutaneous pulmonary valved stents in the right ventricular outflow tract：time to rewrite the label?［J］. Catheter Cardiovasc Interv, 2013, 81：987－995.

［28］ Schievano S, Coats L, Migliavacca F, et al. Variations in right ventricular outflow tract morphology following repair of congenital heart disease：implications for percutaneous pulmonary valve implantation［J］. J Cardiovas Magn Reson, 2007, 9：687－695.

［29］ Schievano S, Taylor AM, Capelli C, et al. First-in-man implantation of a novel percutaneous valve：a new approach to medical device development［J］. EuroIntervention, 2010, 5(6)：745－750.

［30］ Martin MH, Meadows J, Goldstein B, et al. Safety and Feasibility of Melody Transcatheter Pulmonary Valve Replacement in the Native Right Ventricular Outflow Tract：A Multicenter Pediatric Heart Network Scholar Study［J］. JACC Cardiovasc Interv, 2018, 11(16)：1642－1650.

［31］ Boudjemline Y, Cabriella A, Damien B, et al. Percutaneous pulmonary valve replacement in a large right ventricular outflow tract：an experimental study［J］. J Am Coll Cardial, 2004, 43：1082－1087.

［32］ Boudjemline Y, Schievano S, Bonnet C, et al. Off-pump replacement of the pulmonary valve in large right ventricular outflow tracts：a hybird approach［J］. J Thorac Cardiovasc Surg, 2005, 129：831－837.

［33］ Bonhoeffer P, Huynh R, House M, et al. Transcatheter pulmonic valve replacement in sheep using a grafted selfexpanding stent with tissue valve［J］. Circulation, 2008, 118：S812.

［34］ Gillespie MJ, Benson LN, Bergersen L, et al. Patient Selection Process for the Harmony Transcatheter Pulmonary Valve Early Feasibility Study［J］. American Journal of Cardiology, 2017, 120(8)：1387.

［35］ Bergersen L, Benson LN, Gillespie MJ. Harmony Feasibility Trial Acute and Short-Term Outcomes With a Self-Expanding Transcatheter Pulmonary Valve［J］. JACC Cardiovascular Interventions, 2017, 10(17)：1763.

［36］ Ediem BW, O Leary P, Tei C, et al. Usefullness of the myocardial performance index for assessing right ventricular function in congenital heart diwase［J］. Am J Cardiol, 2000, 86：654－658.

［37］ 周达新,潘文志,管丽华,等.经皮肺动脉瓣置入二例报道［J］.中国介入心脏病学杂志,2013,21(5)：332－334.

［38］ Fraisse A, Assaidi A, Mauri L, et al. Coronary artery compression during intention to treat right ventricle outflow with percutaneous pulmonary valve implantation：incidence, diagnosis, and outcome［J］. Catheter Cardiovasc Interv, 2014, 83：E260－268.

［39］ Morray BH, McElhinney DB, Cheatham JP, et al. Risk of coronary artery compression among patients referred for transcatheter pulmonary valve implantation：a multicenter experience［J］. Circ Cardiovasc Interv, 2013, 6：535－542.

［40］ Asoh K, Walsh M, Hickey E, et al. Percutaneous pulmonary valve implantation within bioprosthetic valves［J］. Eur Heart J, 2010, 31(11)：1404－1409.

［41］ McElhinny DB, Hellenbrand WE, Zahn EM, et al. Short-and medium-term outcomes after transcatheter pulmonary valve placement in the expanded multicenter US melody valve trial［J］. Circulation, 2010, 122(5)：507－516.

［42］ Lurz P, Coats L, Khambadkone S, et al. Percutaneous pulmonary valve implantation：impact of evolving technology and learning curve on clinical outcome［J］. Circulation, 2008, 117(15)：1964－1972.

［43］ Schievano S, Coats L, Migliavacca F, et al. Variations in right ventricular outflow tract morphology following repair of congenital heart disease：Implications for percutaneous pulmonary valve implantation［J］. J Cardiovasc Magn Reson, 2007, 9(4)：687－695.

［44］ Nordmeyer J, Lurz P, Khambadkone S, et al. Pre-stenting with a bare metal stent before percutaneous pulmonary valve implantation：acute and 1-year outcomes［J］. Heart, 2011, 97(2)：118－123.

［45］ Virk SA, Liou K, Chandrakumar D, et al. Percutaneous pulmonary valve implantation：A systematic review of clinical outcomes ［J］. Int J Cardiol, 2015, 201：487－489.

［46］ Malekzadeh-Milani S, Ladouceur M, Iserin L, et al. Incidence and outcomes of right-sided endocarditis in patients with congenital heart disease after surgical or transcatheter pulmonary valve implantation ［J］. J Thorac Cardiovasc Surg, 2014, 148(5)：2253－2259.

［47］ Amat-Santos IJ, Ribeiro HB, Urena M, et al. Prosthetic valve endocarditis after transcatheter valve replacement：a systematic review ［J］. JACC Cardiovasc Interv, 2015, 8(2)：334－346.

［48］ Cheatham JP, Hellenbrand WE, Zahn EM, et al. Clinical and hemodynamic outcomes up to 7 years after transcatheter pulmonary valve replacement in the US melody valve investigational device exemption trial ［J］. Circulation, 2015, 131(22)：1960－1970.

第四节 · 经导管三尖瓣介入治疗

杨力凡 张晓春 潘文志

一、三尖瓣疾病概况

三尖瓣(tricuspid valve,TV)疾病起病较为隐匿,多为继发性,故三尖瓣被称为"遗忘的瓣膜",三尖瓣疾病中以三尖瓣反流(tricuspid regurgitation,TR)为常见。笔者回顾分析[1]复旦大学附属中山医院 2000 年到 2012 年的超声心动图数据库,共纳入 134 874 例患者,轻度、中度和重度三尖瓣反流的检出率分别为 2.96%、2.22% 和 1.39%,其中 4.86% 的患者具有原发性三尖瓣反流,91.41% 的患者具有功能性三尖瓣反流,3.73% 的三尖瓣反流患者未查明原因[1]。原发性三尖瓣反流由三尖瓣本身结构受损导致,病因包括风湿性心瓣膜病、感染性心内膜炎、类风湿关节炎、放疗、创伤(如反复的心肌活检)、马方综合征、三尖瓣脱垂、三尖瓣瓣环扩大、先天性疾病如 Ebstein 畸形、厌食药物等[2,3]。继发性三尖瓣反流由于右心室收缩和舒张压力升高,右心室扩大,三尖瓣瓣环扩大,进而导致三尖瓣相对关闭不全,最为常见的病因是右心室收缩压升高,多见于二尖瓣狭窄、肺动脉瓣狭窄和各种原因引起的肺动脉高压;其次为右心室舒张压升高,多见于扩张性心肌病、右心室心肌梗死和各种原因引起的右心衰竭。研究提示[1],中度和重度三尖瓣反流的主要病因分别为左心瓣膜心脏病和扩张型心肌病,老年人群和女性三尖瓣反流患病率显著增加,肺动脉高压和左心室射血分数与三尖瓣反流发病率呈正相关。重度患者预后较差,特别是非左心瓣膜心脏病相关三尖瓣反流和肺动脉高压合并三尖瓣反流的患者。

三尖瓣狭窄(tricuspid stenosis,TS)很少见,通常合并三尖瓣反流及左心瓣膜疾病,最常见于风湿性疾病中,偶也可见于感染性心内膜炎(如大块的赘生物)、先天性疾病、类癌等[4]。

二、三尖瓣功能异常的治疗

对于严重三尖瓣反流的治疗,目前尚存在一定的争议,特别是关于手术时机。由于瓣膜修复比瓣膜置换有更低的死亡风险,所以治疗时首选瓣膜修复,尤其是心力衰竭患者。但对于三尖瓣活动严重受限或三尖瓣瓣环重度扩张,有时瓣膜置换可能更合适[5]。由于机械瓣手术失败率更高,术后需要抗凝和存在血栓形成风险高等并发症,目前更多医疗中心的心外科医生更倾向于选择生物瓣,但生物瓣易磨损和退化,存在着再次更换的问题。对于继发性三尖瓣反流,首选的治疗方法为置入人工瓣环修复[5]。2017 年欧洲心脏病学会

（ESC）与欧洲心胸外科学会（EACTS）联合公布的《瓣膜性心脏病处理指南》[5] 提出：对于原发性三尖瓣反流，对有症状的重度患者（Ⅰ级推荐）、左心瓣膜术中的重度患者（Ⅰ级推荐）、左心瓣膜术中的中度患者（Ⅱa级推荐）及右心室进行性扩大的患者（Ⅱa级推荐）进行干预。对于继发性三尖瓣反流，对左心瓣膜术中的重度患者（Ⅰ级推荐）、左心瓣膜术中三尖瓣瓣环扩大的患者（Ⅱa级推荐）进行干预（表4-4-1）。严重的三尖瓣反流往往是心肌疾病恶化的标志，并且很多是心脏手术后再发的三尖瓣反流患者，因此，很多情况下，外科三尖瓣手术风险很高，院内病死率最高可达37%[6]。经导管三尖瓣治疗术给这类问题提供了一个新的解决方案。尽管近10年来，经导管三尖瓣治疗的经验仍然有限，但目前已取得了一些令人鼓舞的成果。

表4-4-1　三尖瓣病变治疗指南

推　　荐	推荐级别[a]	推荐水平[b]
三尖瓣狭窄治疗推荐		
有症状的重度三尖瓣狭窄患者[c]	Ⅰ	C
行左心瓣膜手术的重度三尖瓣狭窄患者[d]	Ⅰ	C
原发性三尖瓣反流治疗推荐		
行左心瓣膜手术的原发性重度三尖瓣反流患者	Ⅰ	C
有症状且不伴右心室重度功能障碍的原发性重度三尖瓣反流患者	Ⅰ	C
行左心瓣膜手术的原发性中度三尖瓣反流患者	Ⅱa	C
无症状或有轻度症状的，伴右心室扩大或功能障碍的原发性重度三尖瓣反流患者	Ⅱa	C
继发性三尖瓣反流治疗推荐		
行左心瓣膜手术的继发性重度三尖瓣反流患者	Ⅰ	C
行左心瓣膜手术，伴瓣环扩大（2D 心超提示瓣环≥40 mm，或≥21 mm/m^2）的轻度或中度继发性三尖瓣反流患者	Ⅱa	C
行左心瓣膜手术，伴右心衰竭，不伴瓣环扩大的轻度或中度继发性三尖瓣反流患者	Ⅱb	C
左心瓣膜术后左心瓣膜功能正常的，有症状或右心室进行性扩大/功能受损的，不伴右心室或左心室重度功能障碍或重度肺血管疾病/肺高压的重度三尖瓣反流患者	Ⅱa	C

注：a. 推荐分类
　　b. 证据级别
　　c. 若单独二尖瓣狭窄病变，经皮二尖瓣球囊扩张术为首要处理方案
　　d. 若经皮二尖瓣闭式扩张术适用，则可考虑经皮二尖瓣球囊成形术

三尖瓣狭窄可以通过经导管球囊扩张或瓣膜置换进行治疗。经导管三尖瓣球囊扩张易导致三尖瓣反流，目前仅应用于三尖瓣狭窄单独病变、解剖合适的病例，且缺乏长期随访数据。外科三尖瓣手术失败率高，且存在高风险，经导管三尖瓣置换术（transcatheter tricuspid valve replacement，TTVR）给这类问题提供了一个新的解决方案。目前关于 TTVR 的临床案例较少，术者对于这种手术的经验非常有限。

三、经导管三尖瓣修复治疗

(一) MitraClip 系统

MitraClip 系统(Abbott Vascular, Santa Clara, California)最初是为治疗功能性二尖瓣反流而设计的,现在也适用于治疗功能性三尖瓣反流[7]。采用经颈静脉途径,对中心重度分流的患者,先将第一个夹子夹在靠近反流中心的前叶和隔叶的联合处,以便于第二个夹子的放置,夹子放置后可接受的平均三尖瓣梯度为 3 mmHg。一项最新研究指出[8],在 64 例不适合外科手术的严重三尖瓣反流患者中,有 97% 的患者成功置入 MitraClip。术后 30 天,91% 的患者三尖瓣反流减少 1 级以上(平均反流量减少 55%)。围手术期无并发症发生。患者 NYHA 心功能分级及 6 分钟步行试验明显改善。该研究显示,MitraClip 治疗三尖瓣反流安全可行(图 4 - 4 - 1)。

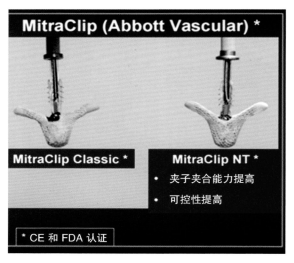

图 4 - 4 - 1　Mitraclip 系统

(二) Mitralign 系统

Mitralign 系统模拟 Kay 外科手术,经颈静脉途径,在瓣环内置入两个垫片,通过锁定装置将两个垫片收紧,使三尖瓣前后叶隆起来,折叠三尖瓣后瓣瓣环,导致三尖瓣双瓣化。SCOUT试验[8]研究入选 15 例三尖瓣反流患者,30 天手术成功率为 80%,未发生并发症。30 天随访显示该系统装置是安全的,且能成功缩小三尖瓣环形面积,减少反流量(减少 37%),改善左心室射血分数。该研究显示 Mitralign 系统治疗三尖瓣反流是安全可行的。

(三) TriCinch 系统

TriCinch 系统(4Tech Cardio Ltd, Galway, Ireland)的原理是：在三尖瓣瓣环靠近前后叶联合处放置锚定装置,在下腔静脉(inferior vena cava, IVA)中放置自扩张支架,再将锚定装置与支架紧连,保持三尖瓣瓣环上的张力。将条带拉向下腔静脉时,锚定装置会缩短前后瓣环的距离,减小后叶面积,重塑前后叶结构。目前已完成部分病例,尚无关于此系统的临床文章发表,PREVENT 试验[9](TriCinch 系统经皮治疗三尖瓣反流)目前在进行中(图 4 - 4 - 2)。

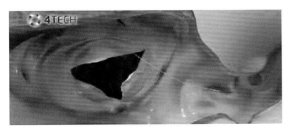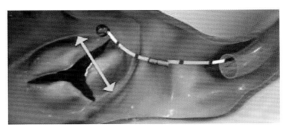
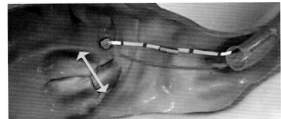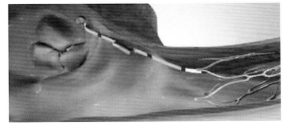

图 4 - 4 - 2 TriCinch 系统

(四) FORMA 系统

FORMA 修复系统(Edwards Lifescience, Irvine, California)旨在保留瓣叶的接合,此手术从左锁骨下静脉进入,使用锁骨下静脉和右心室壁内的锚定装置,将一圆柱状隔离装置固定。该隔离装置位于三尖瓣瓣口,当三尖瓣闭合时,隔离装置可与瓣叶的表面接合,堵住反流口,从而减少反流量。Gidon YP 等入选 18 例重度三尖瓣反流患者,用 FORMA 系统进行治疗,研究表明[10],患者术后症状明显改善,术后 30 天死亡率为 0%,术后 1 年 NYHA 3~4 级心功能患者人数由 94% 降至 21%,该试验显示 FORMA 治疗三尖瓣反流是可行的(图 4 - 4 - 3)。

(五) Cardioband

Cardioband 器械(Valtech Cardio, OrYehuda, Israel)是一种用来治疗二尖瓣反流的瓣膜成形环。通过静脉入路,穿刺房间隔从左心房达二尖瓣瓣环,其环缩比例可达 25%~30%。目前

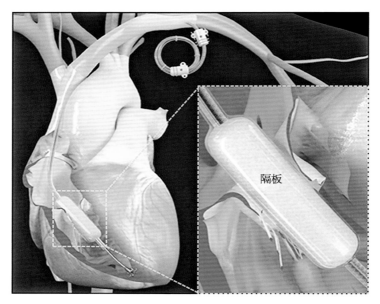

图 4 - 4 - 3 FORMA 系统

也被尝试用来治疗三尖瓣反流,并显示了可行性。TRI－REPAIR 研究纳入 30 例三尖瓣反流患者,器械成功置入率为 100%,围手术期死亡 2 例(与器械无直接关系)。30 天随访时发现三尖瓣反流面积减少达 50%。患者 NYHA 心功能分级及 6 分钟步行试验明显提高。该研究显示,Cardioband 治疗三尖瓣反流是安全可行的,前景良好(图 4 - 4 - 4)。

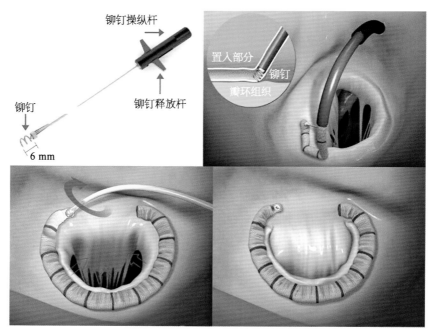

图 4 - 4 - 4 Cardioband 系统

四、经导管三尖瓣置换术

(一) 异位(腔静脉)带瓣膜支架

三尖瓣反流患者在心脏收缩期时血液会反流到右心房,继而涌回腔静脉,导致体循环血液瘀滞及心排血量下降;而在腔静脉置入带瓣膜支架后,血液只反流到右心房,由于右心房体积有限,右心房压力会迅速上升,阻止血液进一步反流,从而减少反流量,增加了每搏输出量,同时血液不返回腔静脉,体循环淤血减少。该种方法相对"原位三尖瓣置换"具有明显优势: 首先,技术操作相对简单,只需把带瓣膜支架放置在腔静脉即可;其次,由于腔静脉较长且顺应性低,带瓣膜支架固定性较好;最后,由于腔静脉在心脏外围,带瓣膜支架压迫、影响心脏组织结构的风险性较低。2010 年 Lauten A 等[11,12]第一次做动物实验,将带瓣膜支架分别置于上腔静脉(superior vena cava, SVA)和下腔静脉靠近右心房的位置,间接替代三尖瓣,使腔静脉压力下降。由于三尖瓣反流对患者的影响主要是由下肢静脉充血引起的,Lauten A 等于 2011 年[13]提出单瓣置入下腔静脉,并首次在人体上成功进行下腔静脉三尖瓣置入术,此手术可立即消除下腔静脉反流。目前,单中心 HOVER 试验[9](经导管在下腔静脉置入 Edwards-Sapien XT 瓣膜治疗三尖瓣反流),用于治疗重度三尖瓣反流无法手术或手术风险高的充血性肝病患者,此试验目前在测试短期安全性(<30 天)和中长期疗效(6 个月和超过 1 年)。异位瓣膜置换虽然可减少静脉反流,但是无法改善右心室和右心房持续性超负荷;此外,由于血液不能回流腔静脉,右心房收缩压可能升高,该方法可能使得右心房扩大持续加重,需要长期随访评估手术的长期预后以及潜在的有害影响(图 4 - 4 - 5)。

(二) 经导管三尖瓣原位置入

1. 双盘面骨架带瓣膜支架

Boudjemline Y 等人研发了以双盘面为骨架(类似 Amplazter 封堵器)的带瓣膜支架(图 4 - 4 - 6),并于 2005 年在 7 只母羊身上进行了试验,该试验证实了通过导管在三尖瓣的位置置入瓣膜支架的初步可行性[14]。同时,Boudjemline Y 提出此类器械的设计也面临巨大挑战: 第一,三尖瓣瓣环直径较大,设计置换瓣膜难度较大;第二,三尖瓣解剖结构模糊,影像学成像和定位不准确;第三,三尖瓣处血流压力和速度偏低,容易发生生物瓣膜血栓沉积;第四,三尖瓣瓣膜不易固定,支架材料的耐久性有限,且易形成瓣周漏。该瓣膜只完成动物实验,未有人体实验报告。

2. Edwards - Sapien 瓣膜及 Medtronic Melody 瓣膜

2009 年 John G. Webb 等人通过右心房穿刺的途径完成了一例人体 TTVR,使用的是

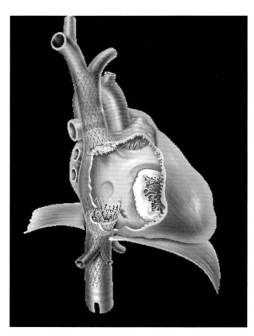

图 4-4-5 异位(腔静脉)带瓣膜支架

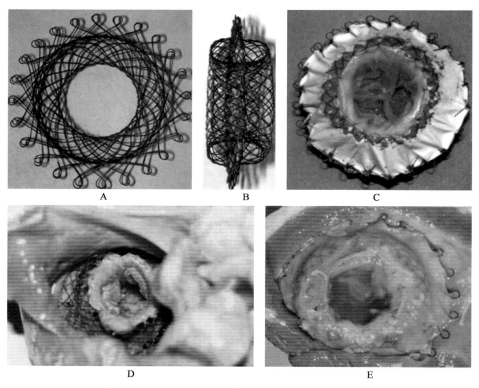

图 4-4-6 Boudjemline Y 研制的用于 TTVR 的人工三尖瓣

A、B. 瓣膜镀膜前的正面和侧面观;C. 用聚四氟乙烯膜覆盖后的正面观;D、E. 显微镜下于心室面(D)和心房面(E)观镀膜瓣膜置入母羊 1 个月后[经允许引自:Boudjemline Y, Agnoletti G, Bonnet D, et al. Steps toward the percutaneous replacement of atrioventricular valves:an experimental study [J]. J Am Coll Cardiol, 2005, 46(0735-1097;2):360-365.]

Edwards－Sapien(Edwards Lifesciences, Irvine, CA)球囊扩张式瓣膜[15]。2011 年 Van Garsse 等对一名 74 岁的老年患者经颈静脉途径,在退化的直径为 25 mm 的 Carpentier－Edwards 的人工瓣膜中置入了一枚 23 mm 的 Edwards Sapien 瓣膜[16]。

Medtronic Melody(Medtronic, Irvine, CA)瓣膜是从 Bonhoeffer 最初用于肺动脉瓣的设计发展而来的。此瓣膜是一种牛颈静脉瓣,Medtronic Melody 肺动脉瓣假体被置入右心房来治疗三尖瓣反流[17],但是此手术需要退化的生物假体以提供用于固定心脏内装置的"固体基础"。Medtronic Melody 瓣膜有"裙边",可使密闭性更好。另外,此瓣膜具有长支架,有助于瓣膜放置定位,且不易导致房室结等结构损伤。目前 Edwards－Sapien 及 Medtronic Melody 这两种瓣膜只被用于退化的外科三尖瓣的"瓣中瓣"治疗,不能用于自身三尖瓣病变的患者,还不是真正意义上的经导管三尖瓣置换。

3. NaviGate 瓣膜

NaviGate 是由一个镍钛支架及使用异种心包组织作为覆膜和瓣叶的瓣膜装置(图 4－4－7)。支架在心房侧有小翼,心室侧有倒钩,这两个部件可以从心房侧和心室侧固定瓣膜。瓣膜支架内径为 36~52 mm,高度为 21 mm。目前已完成 30 余例患者,显示了该瓣膜用于治疗的可行性,但病死率和并发症率发生率仍较高[18]。

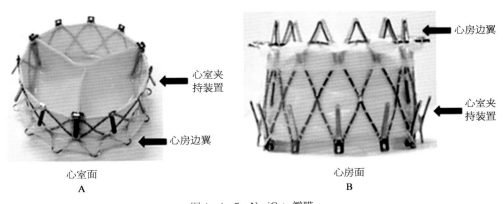

心室夹持装置

心房边翼

心房边翼

心室夹持装置

心室面
A

心房面
B

图 4－4－7　NaviGate 瓣膜

4. LuX－Valve 瓣膜

LuX－Valve 是海军军医大学附属长海医院心血管外科徐志云团队研制的国内首个经导管人工三尖瓣置换系统,2017 年在 TCT 大会上首次公布后引起了国际心脏介入界的极大关注。该瓣膜有独到的设计优点(图 4－4－8):① 所置入的人工瓣膜大小不是按照三尖瓣瓣环的大小设计的,而是确保人工三尖瓣的有效瓣口面积,避免了国际上其他产品存在的弊端;② 瓣膜周围有比较柔软的宽大裙边,以便与自体三尖瓣前、后瓣叶及右心房壁贴合,日后形成粘连,既可以有效防止瓣周漏,又不影响右心室的收缩功能;③ 在利用两个夹持键夹持自体三

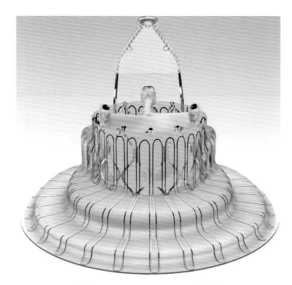

图 4-4-8　LuX-Valve 瓣膜

尖瓣前瓣叶的基础上,增加室间隔的锚定装置,三个固定点可以比较可靠地固定置入的人工三尖瓣。该瓣膜目前已完成 10 余例的探索性临床研究,初步结果较好。

(三) TTVR 的手术路径及操作

虽然最初应用的方法是直接穿刺心房,但目前静脉途径已经相当完善。因为从头位的角度来看,静脉入路和三尖瓣的流入道更相似,所以经颈静脉途径似乎更合逻辑(图 4-4-9)[19]。而股静脉通路更适合 Melody 瓣膜(图 4-4-10)。TTVR 具体操作步骤类似于 TAVR[20](图 4-4-9)。

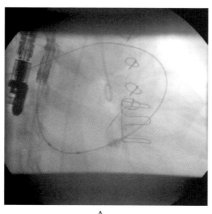

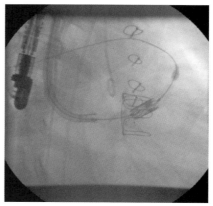

A

B

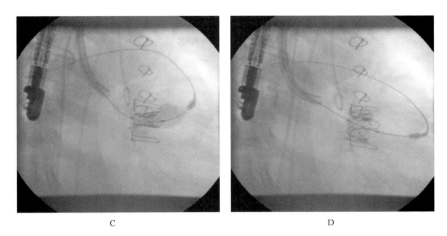

图 4-4-9 经颈静脉途径 TTVR("瓣中瓣"技术)的透视影像

A. 送入导丝;B. 送入装载瓣膜的输送系统,定位于瓣环处;C. 球囊扩张释放瓣膜;D. 瓣膜完全释放。[经允许引自 Weich H, Janson J, van Wyk J, et al. Transjugular tricuspid valve-in-valve replacement [J]. Circulation, 2011, 124(5): e157-e160.]

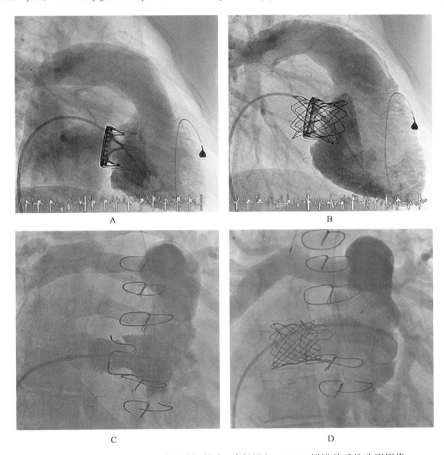

图 4-4-10 经股静脉("瓣中瓣"技术)途径置入 Melody 瓣膜前后的造影影像

A. 从右心室至右心房明显的造影剂反流;B. 在置入了 Melody 瓣膜后,反流明显减少;C. 外科手术置入的人工瓣膜出现了明显的狭窄;D. 在置入 Melody 瓣膜后,狭窄明显缓解,而且无明显的造影剂反流至右心房。[经允许引自: Roberts PA, Boudjemline Y, Cheatham JP, et al. Percutaneous tricuspid valve replacement in congenital and acquired heart disease [J]. J Am Coll Cardiol, 2011, 58(2): 117-122.]

［ 1 ］ Yang LF，Chen HY，Pan WZ，et al. Analyses for prevalence and outcome of tricuspid regurgitation in China：An echocardiography study of 134，874 patients［J］. Cardiology.

［ 2 ］ Waller BF，Moriarty AT，Eble JN，et al. Etiology of pure tricuspid regurgitation based on anular circumference and leaflet area：analysis of 45 necropsy patients with clinical and morphologic evidence of pure tricuspid regurgitation［J］. J Am Coll Cardiol，1986，7：1063－1074.

［ 3 ］ Waller BF，Howard J，Fess S. Pathology of tricuspid valve stenosis and pure tricuspid regurgitation — part II［J］. Clin Cardiol，1995，18：225－230.

［ 4 ］ Waller BF，Howard J，Fess S. Pathology of tricuspid valve stenosis and pure tricuspid regurgitation — part I［J］. Clin Cardiol，1995，18：97－102.

［ 5 ］ Falk V，Baumgartner H，Bax JJ，et al. 2017 ESC/EACTS Guidelines for the management of valvular heart disease［J］. European Journal of Cardio-Thoracic Surgery，2017，52（4）：616－664.

［ 6 ］ Rogers JH，Bolling SF. The tricuspid valve［J］.Circulation，2009，119（20）：2718－2725.

［ 7 ］ Nickenig G，Kowalski M，Hausleiter J，et al. Transcatheter treatment of severe tricuspid regurgitation with the Edge-to-Edge MitraClip technique［J］. Circulation，2017，135（19）：1802－1814.

［ 8 ］ Hahn RT，Meduri CU，Davidson CJ，et al. Early feasibility study of a transcatheter tricuspid valve annuloplasty：SCOUT trial 30-day results［J］. J Am Coll Cardiol，2017，69（14）：1795－1806.

［ 9 ］ Hahn RT. Transcathether valve replacement and valve repair：review of procedures and intraprocedural echocardiographic imaging［J］. Circ Res，2016，119（2）：341－356.

［10］ Gidon YP，Danny D. Treatment of tricuspid regurgitation with the FORMA repair system［J］. Front Cardiovasc Med，2018，5：140.

［11］ Lauten A，Figulla HR，Willich C，et al. Percutaneous caval stent valve implantation：investigation of an interventional approach for treatment of tricuspid regurgitation［J］. European Heart Journal，2010，31（10）：1274－1281.

［12］ Lauten A，Figulla HR，Willich C，et al. Heterotopic valve replacement as an interventional approach to tricuspid regurgitation［J］. J Am Coll Cardiol，2010，55（5）：499－500.

［13］ Lauten A，Ferrari M，Hekmat K，et al. Heterotopic transcatheter tricuspid valve implantation：first-in-man application of a novel approach to tricuspid regurgitation［J］. European Heart Journal，2011，32（10）：1207－1213.

［14］ Boudjemline Y，Agnoletti G，Bonnet D，et al. Steps toward the percutaneous replacement of atrioventricular valves：an experimental study［J］. J Am Coll Cardiol，2005，46（0735－1097；2）：360－365.

［15］ Webb JG，Wood DA，Ye J，et al. Transcatheter valve-in-valve implantation for failed bioprosthetic heart valves［J］. Circulation，2010，121（16）：1848－1857.

［16］ Van Garsse LAFM，ter Bekke RMA，van Ommen VGVA. Percutaneous transcatheter valve-in-valve implantation in stenosed tricuspid valve bioprosthesis［J］. Circulation，2011，123（5）：e219－e221.

［17］ Cullen MW，Cabalka AK，Alli OO，et al. Transvenous，antegrade Melody valve-in-valve implantation for bioprosthetic mitral and tricuspid valve dysfunction：a case series in children and adults［J］. JACC Cardiovasc Interv，2013，6（6）：598－605.

［18］ Navia JL，Kapadia S，Elgharably H，et al. First-in-Human Implantations of the NaviGate Bioprosthesis in a Severely Dilated Tricuspid Annulus and in a Failed Tricuspid Annuloplasty Ring［J］. Circ Cardiovasc Interv，2017，10（12）. pii：e005840.

［19］ Weich H，Janson J，van Wyk J，et al. Transjugular tricuspid valve-in-valve replacement［J］. Circulation，2011，124（5）：e157－e160.

［20］ Roberts PA，Boudjemline Y，Cheatham JP，et al. Percutaneous tricuspid valve replacement in congenital and acquired heart disease［J］. J Am Coll Cardiol，2011,58（2）：117－122.

第五章

经皮球囊肺动脉瓣成形术

肺动脉瓣狭窄即肺动脉口的狭窄（pulmonary stenosis，PS），是一种由于肺动脉瓣病变导致的右心室到肺动脉血流受阻的先天性疾病。1982 年，Kan 首先报道采用球囊扩张技术治疗肺动脉瓣狭窄患者，其因简便、有效、安全而获得了广泛应用。经皮球囊肺动脉瓣成形术（PBPV）的原理是通过球囊扩张，撕开粘连的肺动脉瓣叶交界组织而不损坏瓣叶，从而改善瓣膜的开放而不导致瓣膜反流。近 30 年来，随着现代工业和导管技术的发展，大量关于 PBPV 适应证、方法学、手术前后血流动力学以及随访等问题的临床应用研究一直在进行中，这些研究结果证实 PBPV 可作为大部分 PS 患者的首选治疗手段。

第一节 · **肺动脉瓣狭窄**

张晓春 周达新

一、病理生理

肺动脉瓣狭窄即肺动脉口的狭窄（pulmonary stenosis，PS），是一种由于肺动脉瓣病变导致的右心室到肺动脉血流受阻的先天性疾病，占先天性心脏病的 8%~10%，可以单独存在，也可以合并其他心脏畸形。复旦大学附属中山医院对 1 085 例先天性心脏病进行的统计显示，肺动脉口狭窄占 13.5%，其中肺动脉瓣狭窄占 90% 以上。PS 患者常表现为肺动脉瓣瓣叶增厚、交界融合，瓣叶增厚使瓣叶的柔韧性变差，瓣叶开放受到限制，从而产生梗阻（经典型）。有时，肺动脉瓣瓣叶发育不良或畸形（发育不良型），其瓣叶边缘多不规则，出现明显的增厚、伸长、硬化和挛缩，活动度降低，造成瓣口狭窄。有些 PS 患者还可合并瓣环缩小、流出道梗阻或其他心脏畸形。主肺动脉由于血流通过狭窄的瓣口造成涡流而形成狭窄后扩张，且多延及左肺动脉。

PS 可导致右心室收缩压升高、肺动脉压力正常或减低，因此，右心室-主肺动脉收缩压差升高，当此压差≥20 mmHg 时可诊断为 PS。其中，压差为 20~40 mmHg 时为轻度 PS，压差为 40~100 mmHg 时为中度 PS，压差≥100 mmHg 时为重度 PS。肺动脉瓣发生狭窄时，右心室后负荷增加，可以继发右心室肥厚、右心室扩大及三尖瓣关闭不全，最终导致右心衰竭，从而产生相应的临床症状。

二、临床表现

1. 症状

轻度 PS 患者临床上无症状，可正常生长发育并有正常的生活能力。中度 PS 患者一般在 20 岁左右出现活动后心悸、气急，如不采取手术治疗，随着年龄的增长会导致右心室负担进一步加重而出现右心衰竭症状，从而丧失生活、工作和劳动能力。严重 PS 患者常在幼儿期出现明显症状，如不及时治疗，常可在幼儿期死亡。此类患儿出生后早期即可出现明显发绀、严重缺氧、喂养困难、心力衰竭，15% 的患儿可在出生后 1 个月内死亡。新生儿严重 PS 者可在出生后数天内即出现发绀，原因主要是 PS 使得到肺内进行氧合的血流量减少，同时心内合并右向左的血液分流，使得非氧合血混入氧合血。这种患者需要紧急处理。

2. 体征

PS 患者主要体征是在胸骨左缘第 2 肋骨处可听到 3~4 级响亮粗糙的喷射性吹风样收缩期杂音,向左颈部或左锁骨下区传导,杂音最响亮处可触及收缩期震颤,出现右心衰竭者可有其他相应体征。

三、诊断方法

1. 超声

超声心动图是 PS 最重要的无创性检测和评价手段。超声心动图可以准确地描述瓣膜水平的狭窄及瓣膜的形态(包括瓣叶形态、瓣叶交界情况及瓣环情况等),彩色多普勒可以较准确地估计瓣膜狭窄的程度(根据血流流过肺动脉瓣时的流速)。另外,超声心动图也可以探明与 PS 伴随的其他心脏畸形。

2. 心导管

心导管造影能够准确而直观地获得有关心内结构及肺动脉发育情况的资料。导管可以测量瓣膜远端和近端的压力,从而衡量狭窄的严重程度。作为检测 PS 的工具,超声心动图已基本上取代了心导管。因此,心导管一般很少单独用于诊断 PS,而是在球囊扩张术中运用。

四、治疗手段

儿童轻度 PS 一般不需要治疗。轻度 PS,如果超声测量跨瓣压差在 30 mmHg 以下,且没有明显右心室肥大,一般不会对患儿造成明显影响,可以不需要治疗;如果跨瓣压差在 30~40 mmHg,可以在门诊通过超声心动图、心电图进行随访,如果病情继续加重,出现明显右心室肥大,且伴发症状如胸闷、胸痛、劳力性呼吸困难,则需要治疗。

中到重度肺动脉瓣狭窄患者需要治疗时,一般没有严格的时间限制。治疗方式依瓣膜异常的具体类型、有无合并其他心脏畸形而定。对于大部分单纯性肺动脉瓣狭窄,经皮球囊肺动脉瓣成形术(percutaneous balloon pulmonary valvuloplasty, PBPV)为首选治疗方法,尤其是对典型的肺动脉瓣狭窄,治疗效果很好。轻、中度发育不良型 PS,介入治疗效果也不错,但重度发育不良型 PS 则效果不佳。外科手术适用于任何类型需要治疗的 PS,但由于其创伤大,目前一般只对瓣膜病变更复杂、简单的球囊扩张术不适用者(如合并肺动脉狭窄、流出道梗阻或者肺动脉瓣瓣环小、瓣叶组织明显增厚者)行外科手术。

第二节 · **经皮球囊肺动脉瓣成形术概述**

张晓春　周达新

1982 年,Kan 首先报道采用球囊扩张技术治疗 PS,这种技术被称为经皮球囊肺动脉瓣成形术(PBPV),其因简便、有效、安全而获得广泛应用。PBPV 的原理是通过球囊扩张,撕开粘连的肺动脉瓣瓣叶交界组织而不损坏瓣叶,从而改善瓣膜的开放而不导致瓣膜反流。近 30 年来,随着现代工业和导管技术的发展,大量关于 PBPV 适应证、方法学、手术前后血流动力学以及随访等问题的临床应用研究一直在进行中,这些研究结果证实 PBPV 可作为大部分 PS 患者的首选治疗手段,对于单纯 PS 患者,PBPV 可替代外科开胸手术。

一、适应证与禁忌证

1. 适应证
PS 跨肺动脉瓣压收缩差≥40 mmHg。

2. 相对适应证
(1)部分跨肺动脉瓣压收缩差≥30 mmHg,且伴有症状者。

(2)重症 PS 伴心房水平右向左分流。

(3)轻、中度发育不良型 PS。

(4)婴幼儿复杂先天性心脏病伴 PS,暂不能进行根治术,应用 PBPV 进行姑息治疗,缓解发绀。

(5)PS 经球囊扩张及外科手术后残余压差。

(6)室间隔完整的肺动脉瓣膜性闭锁,右心室发育正常或轻度发育不良,可先行射频打孔,再进行 PBPV。

(7)重症 PS 伴左心室腔小及左心室功能低下,可逐步分次行 PBPV。

3. 禁忌证
(1)肺动脉瓣下漏斗部肌性狭窄;PS 伴先天性肌性瓣下狭窄。

(2)重度发育不良型 PS。

(3)极重度 PS 或室间隔完整的肺动脉瓣闭锁合并右心室依赖性冠状动脉循环。

(4)PS 伴需外科处理的三尖瓣重度反流。

二、球囊导管的选择

1. 球囊大小

通常选择的球囊/瓣环值为 1.2 ~ 1.4,对于瓣膜狭窄严重者,选择时该比值可偏小,而对于瓣膜发育不良者该比值可偏大。

2. 球囊长度

新生儿及小婴儿宜选择长度为 20 mm 的球囊;儿童和成人可分别选择 30 mm 和 40 mm 球囊。对于年龄大于 10 岁或体重大于 30 kg 者,也可使用 Inoue 球囊导管。

3. 单、双球囊瓣膜成形术的选择

对于肺动脉瓣瓣环较小(<20 mm)的患者,可选用单球囊扩张;对于肺动脉瓣瓣环直径较大(≥20 mm)者,应用单球囊难以达到足够的扩张效果,可以选用双球囊或 Inoue 球囊进行扩张;重症 PS 时,为了安全有效,可插入一根较小的球囊先行扩张,然后进行双球囊扩张;年龄较小的患者,当单一球囊难以插入血管时,可选用两根较小的球囊导管,以便于插入。由于两根球囊间有空隙,球囊扩张时右心室流出道血流未被完全阻断,可减轻 PBPV 时对血流动力学的影响。双球囊的有效扩张直径为:

$$D = \frac{D_1 + D_2 + \pi(D_1/2 + D_2/2)}{\pi}$$

式中:D 为双球囊有效扩张直径;D_1 为第一个扩张球囊直径;D_2 为第二个扩张球囊直径;π 为圆周率。

由于双球囊法操作相对复杂,已经逐步为 Inoue 球囊法代替。

三、操作方法

(一) 右心导管检查及右心室造影

常规进行右心导管检查,测定跨肺动脉瓣压差。然后行左侧位右心室造影,观察 PS 的类型及严重程度,并测量肺动脉瓣瓣环直径作为选择球囊大小的依据(图 5 - 2 - 1)。重度 PS 往往伴有继发性瓣下狭窄,右心导管难以进入肺动脉,可使用右冠状动脉造影导管,用具有亲水涂层的超滑导丝,先行进入肺动脉,然后将导管送至肺动脉,再交换加硬导丝。

(二) 球囊成形术方法

全麻或局麻下行股静脉插管,并监测心电图、血氧饱和度及动脉血压。根据患者病情选用

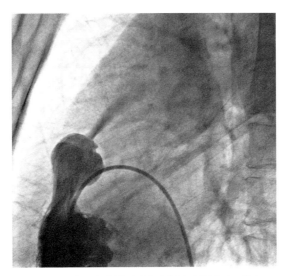

图 5 - 2 - 1　右心室造影可见狭窄的肺动脉瓣开口约 3 mm

单球囊或双球囊扩张术。

1. 单球囊肺动脉瓣成形术

　　先以端孔导管或球囊端孔漂浮导管由股静脉途径插入肺动脉,然后经导管插入直头或弯头加硬导引导丝,并将之固定于肺下叶动脉,撤去端孔导管,循导丝插入球囊导管。先以少量 1 : 3 或 1 : 4 的稀释造影剂扩张球囊以观察球囊是否恰好跨在瓣环中央,如果球囊位置良好,则用稀释造影剂快速扩张球囊,随球囊腔内压力的增加,腰凹征随之消失(图 5 - 2 - 2)。一旦球囊全部扩张、腰凹征消失,应立即回抽造影剂。通常从开始扩张至吸瘪球囊的总时间为 5 ~ 10 s,这样可减少由于右心室流出道血流中断时间过长而引起的并发症。通常需要反复扩张

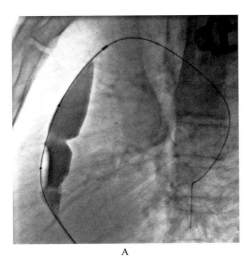

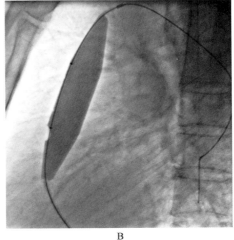

A　　　　　　　　　　　　　　　　B

图 5 - 2 - 2　单球囊扩张中,可见明显腰凹征(A),快速完全扩张球囊后腰凹征消失(B)

2~3次,不过有时1次有效扩张即可达治疗目的。球囊扩张后应重复右心导管检查,记录肺动脉至右心室的连续压力曲线,测量跨瓣压差。一般不需要再次进行造影,因为扩张后右心室流出道易激惹,造影可能会诱发流出道痉挛。

2. 双球囊肺动脉瓣成形术

为产生足够的扩张效果,有些病例需要进行双球囊扩张术,双球囊的有效扩张直径可按上述公式计算,也可简化为一个球囊直径与另一个球囊直径1/2的总和,即 $D = D_1 + D_2 \times 1/2$。

由左、右股静脉进行穿刺,插入球囊导管,方法同单球囊扩张术。先推送一侧球囊导管直至肺动脉瓣处,以少量稀释造影剂扩张球囊,使瓣口位于球囊中央,然后吸瘪球囊。再推送对侧球囊导管至肺动脉瓣处,使两根球囊导管处于同一水平。两根球囊导管同时以稀释造影剂进行同步扩张,通常需要扩张2~4次。观察球囊扩张时腰凹征存在的程度,以判断所采用的球囊直径是否足够。为了获得满意的扩张效果,选用的两根球囊直径和长度应大致相同,以避免由于球囊大小相差悬殊,在球囊扩张时产生上下滑动。同时,应尽量使肺动脉瓣口骑跨于球囊导管中央。

3. Inoue 导管球囊扩张成形术

对于年龄>10岁或体重>30 kg者,还可使用 Inoue 导管行球囊扩张术。方法同单球囊肺动脉瓣成形术,但导引导丝需要使用左心房盘状导丝。

四、术后处理及随访

术后局部穿刺处压迫止血。术后1个月、3个月、6个月及12个月随访,复查心电图及超声心动图。术后跨肺动脉瓣压差≤25 mmHg,表明效果良好。跨瓣压差≥50 mmHg者,如果扩张球囊的扩张直径未达到肺动脉瓣瓣环的1.2~1.4倍,可考虑更换更大的球囊。如果已经达到肺动脉瓣瓣环直径的1.2~1.4倍,多为继发性瓣下肌性狭窄所致,不必更换过大的球囊,可以随访,瓣膜狭窄解除后,继发性肌性狭窄会逐渐消退;若3个月后,跨瓣压差仍然>40 mmHg,可再行 PBPV。

PBPV 并不能使肺动脉瓣完全恢复正常,但对于大多数患者而言,这种技术一般都能将严重 PS 降为轻度 PS。对于儿童或青少年典型 PS,球囊扩张术可能是唯一合适的治疗方式,成功球囊扩张后再狭窄的概率很低(<1%)。在一些球囊扩张不能有效改善其病变的患儿中,通常都有更复杂的问题,比如瓣膜钙化或瓣环偏小。对于此部分患儿,心脏直视手术的远期效果也相当令人满意。如果没有合并其他心脏疾病,这些患儿都将过上正常人的生活。

五、并发症防治

大量的临床实践已表明,PBPV 安全、有效,并发症发生率约为5%,总死亡率<0.5%。而

且多见于新生儿、小婴儿及重症患者。PBPV 的并发症如下。

1. 下腔静脉、髂静脉损伤

多见于新生儿,可致腹腔积血、低血压及心搏骤停。多系操作不当、技术不熟练所致。

2. 肺动脉瓣瓣环撕裂及出血

多由于球囊选择过大,或高估瓣环直径所致。

3. 心脏压塞

较少见,由心房、右心室穿孔所致。怀疑心脏压塞时应及时行超声心动图检查以早期诊断,早期诊断是治疗的关键。

4. 三尖瓣反流

可能是由于球囊导管穿过三尖瓣腱索、扩张时球囊放置太低、回撤球囊时操作不当等原因导致三尖瓣损伤,严重者需外科手术治疗。

5. 流出道痉挛、猝死

重度 PS 患者,右心室流出道心肌易激惹而发生痉挛,严重者可引起流出道闭塞而致猝死。因此,对于重度患者建议分次手术,第一次使用单球囊扩张,扩张的次数不宜频繁,避免过分刺激右心室流出道,1~3 个月后再次进行介入治疗,这样相对安全。

6. 高度房室传导阻滞或加速性交界性心律

术中、术后均可发生,一般经过激素治疗后可逐渐恢复。

第六章

经皮球囊二尖瓣成形术

风湿性二尖瓣狭窄(mitral stenosis,MS)是我国主要的瓣膜病。MS 最常见的病因为风湿热。2/3 的患者为女性,约 50% 的患者无急性风湿热史,但多有反复链球菌扁桃体炎或咽峡炎史。既往采用的外科瓣膜分离手术效果较好。随着经皮球囊二尖瓣成形术(PBMV)的开展,单纯性的 MS 已很少采用外科分离术。目前,只有少部分不适合行 PBMV 或合并二尖瓣反流或主动脉瓣病变的患者才行外科手术。多项国内外指南提出,如果需要干预的二尖瓣狭窄患者没有左心房血栓或中、重度二尖瓣反流,而且瓣叶情况良好,应该优先选择 PBMV。

第一节 · 二尖瓣狭窄

管丽华　陈丹丹

一、病因及发病机制

1. 病因

虽然抗生素被用于预防链球菌感染后,风湿热和风湿性心脏瓣膜病的发病率有所下降,但风湿性二尖瓣狭窄(mitral stenosis,MS)仍是我国主要的瓣膜病。MS最常见的病因为风湿热。2/3的患者为女性,约50%的患者无急性风湿热史,但多有反复链球菌扁桃体炎或咽峡炎史。急性风湿热后,至少需经2年才会形成明显MS,多次发作急性风湿热者较一次发作者MS出现早。单纯MS占风湿性心脏病的25%,MS伴有二尖瓣关闭不全占40%,主动脉瓣常同时受累。其他病因包括先天性畸形、结缔组织病(如系统性红斑狼疮心内膜炎),但甚为罕见。

2. 发病机制

风湿热导致二尖瓣不同部位粘连、融合,进而引起MS,这些部位包括:① 瓣膜交界处;② 瓣叶游离缘;③ 腱索;④ 以上部位的结合。单独的交界处增厚、粘连占30%,单独瓣叶游离缘增厚、粘连占15%,单独腱索增厚、粘连占10%,其余的为一个以上的上述结构受累。上述病变导致二尖瓣开放受限、瓣口面积减少。狭窄的二尖瓣呈漏斗状,瓣口常呈鱼口状。瓣叶钙化沉积有时可延展累及瓣环,使瓣环显著增厚。如果风湿热主要导致腱索挛缩和粘连,而瓣膜交界处的粘连很轻,则主要出现二尖瓣关闭不全。

二、病理生理及临床表现

1. 病理生理

正常人二尖瓣瓣口面积为 $4\sim6\ cm^2$,当瓣口减小50%时即出现狭窄的相应表现。瓣口面积在 $1.5\ cm^2$ 以上时为轻度狭窄,$1\sim1.5\ cm^2$ 为中度狭窄,$<1\ cm^2$ 为重度狭窄。重度MS时左心房压可升高,继而致肺静脉压升高、肺顺应性减低及肺淤血,从而发生劳力性呼吸困难。心率增快时心室舒张期缩短,左心房压升高更明显,故任何增加心率的诱因,如心房颤动、妊娠、感染或贫血等均可促使急性肺水肿的发生。左心房压和肺静脉压升高可引起肺小动脉反应性收缩,最终导致肺小动脉硬化、肺血管阻力增高、肺动脉压力升高。重度肺动脉高压可引起右心

室肥厚、三尖瓣和肺动脉瓣关闭不全及右心衰竭。此外,左心房扩大可导致心房颤动及左心血栓形成。

2. 临床表现

一般在二尖瓣中度狭窄(瓣口面积<1.5 cm²)时方有明显症状。呼吸困难为最常见的早期症状。患者首次呼吸困难发作时,多先为劳力性呼吸困难,随着狭窄加重而出现静息时呼吸困难、端坐呼吸和阵发性夜间呼吸困难,甚至发生急性肺水肿。还可以出现咯血、咳嗽,甚至声嘶等症状。典型体征为"二尖瓣面容",表现为双颧绀红,为继发肺动脉高压、缺氧的体现。

心脏体征包括:① 望诊心尖搏动正常或不明显;② 心尖区可闻第一心音亢进和开瓣音,提示前叶柔顺、活动度好;如瓣叶钙化僵硬,则第一心音减弱,开瓣音消失;③ 心尖区有低调的"隆隆"样舒张中晚期杂音,局限,不传导。常可触及舒张期震颤。合并肺动脉高压和右心室扩大者,可出现相应的体征,如心前区心尖搏动弥散、肺动脉瓣区第二心音亢进或伴分裂、三尖瓣区闻及全收缩期吹风样杂音。在未开展手术治疗的年代,MS 的 10 年存活率在无症状被确诊后的患者中为 84%,症状轻者为 42%,中、重度者为 15%。从发生症状到完全致残平均为 7.3 年。

三、诊断

虽然心电图中的二尖瓣型 P 波、电轴右偏和右心室肥厚等表现,以及 X 线片显示左心房增大、双心房影、右心室增大、肺淤血、肺动脉段突出等征象提示存在 MS 的可能,但 MS 诊断最主要的手段是超声心动图,它是明确和量化诊断 MS 的可靠方法。M 型超声示二尖瓣城墙样改变(EF 斜率降低,A 峰消失),后叶向前移动及瓣叶增厚。二维超声心动图可显示狭窄瓣膜的形态和活动度,并可测量二尖瓣瓣口面积。典型 MS 表现为舒张期前叶呈圆拱状,后叶活动度减少,交界处粘连、融合,瓣叶增厚和瓣口面积缩小。用连续多普勒测得的二尖瓣血流速度计算跨瓣压差和瓣口面积与心导管法结果相关良好。彩色多普勒血流显像可实时观察 MS 的射流,有助于连续多普勒测定的正确定向。经食管超声有利于左心耳及左心房附壁血栓的检出。超声心动图还可提供房室大小、室壁厚度和运动、心室功能、肺动脉压、其他瓣膜异常和先天性畸形等方面的信息。2014 年 AHA/ACC《心脏瓣膜病管理指南》中根据二尖瓣瓣口面积的大小,将二尖瓣瓣口面积 ≤ 1.5 cm² 定义为"严重狭窄",因为这种情况通常表示在正常心率时二尖瓣跨瓣压力梯度大于 5 ~ 10 mmHg。当二尖瓣瓣口面积 ≤ 1.0 cm² 时则为"极其严重狭窄"。该指南同样提出了二尖瓣狭窄的疾病进展分期(表 6 - 1 - 1)。

表 6-1-1 二尖瓣狭窄疾病进展分期

分期	定义	瓣膜解剖	瓣膜血流动力学	血流动力学结果	症状
A	有 MS 危险因素	舒张期轻度瓣膜凸起	正常的二尖瓣口流速	无	无
B	进展的 MS	伴有交界处粘连的风湿性二尖瓣改变,舒张期二尖瓣叶凸起,MVA>1.5 cm²	二尖瓣血流速度增加,MVA>1.5 cm²,舒张期压差减半时间<150 ms	轻到中度左心房扩大;静息时肺动脉压力正常	无
C	无症状的严重 MS	伴有交界处粘连的风湿性二尖瓣改变,舒张期二尖瓣叶凸起:MVA≤1.5 cm²(极其严重 MS,MVA≤1.0 cm²)	MVA≤1.5 cm²(极其严重 MS,MVA≤1.0 cm²),舒张期压差减半时间≥150 ms(极其严重 MS:舒张期压差减半时间≥220 ms)	重度左心房扩大;肺动脉收缩压升高>30 mmHg	无
D	有症状的严重 MS	伴有交界处粘连的风湿性二尖瓣改变,舒张期二尖瓣叶凸起:MVA≤1.5 cm²(极其严重 MS,MVA≤1.0 cm²)	MVA≤1.5 cm²(极其严重 MS,MVA≤1.0 cm²),舒张期压差减半时间≥150 ms(极其严重 MS,舒张期压差减半时间≥220 ms)	重度左心房扩大;肺动脉收缩压升高>30 mmHg	运动耐力降低,劳力性呼吸困难

四、治疗

有风湿活动者应给予抗风湿治疗。特别重要的是要预防风湿热复发,一般应坚持应用苄星青霉素(benzathine penicillin)至 40 岁,甚至终身应用,具体用法为每次 120 万 U,每 4 周肌内注射 1 次。其次应预防发生感染性心内膜炎。利尿剂及长效硝酸酯类药物可用于减轻肺水肿。β 受体阻滞剂及钙拮抗剂可用于减慢心率,从而提高患者的耐受性。有心房颤动者应该予华法林抗凝治疗,并尽量维持窦性心律;但有左心房血栓史或者目前有血栓者也应抗凝(I 类,证据水平 C);经食管超声显示左心房血流淤滞或 M 型超声示左心房扩大(前后内径>50 mm)者也应抗凝(IIa 类,证据水平 C)[1]。阿司匹林或其他抗血小板药物证据不足。

既往采用的外科瓣膜分离手术效果较好,在有经验的心脏中心,患者 10 年无事件生存率为 81%~90%。随着 PBMV 的开展,单纯性的 MS 已很少采用外科分离术。目前,只有少部分不适合行 PBMV 或合并二尖瓣反流或合并主动脉瓣病变的患者才行外科手术。目前为治疗 MS 而行的手术 95% 为外科二尖瓣置换术。PBMV 在 80% 患者中可以达到满意的效果("满意的效果"即为二尖瓣瓣口面积>1.5 cm²,二尖瓣反流小于≤2 级)。主要并发症包括手术相关死亡(病死率 0.5%~4%)、心包积液(0.5%~1.0%)、栓塞(0.5%~5%)、严重二尖瓣反流(2%~10%)、急诊外科手术(<1%)。长期随访显示 10~20 年无事件生存率为 30%~70%。近 20 年来,PBMV 也在我国获得广泛应用,且大多采用 Inoue 球囊技术,技术成功率稳定在 95.2%~99.3%,严重并发症发生率控制在 1% 以下,3~5 年再狭窄率为 5%~15%[2]。

参 考 文 献

[1]   Vahanian A，Alfieri O，Andreotti F，et al. Guidelines on the management of valvular heart disease（version 2012）：The Joint Task Force on the Management of Valvular Heart Disease of the European Society of Cardiology（ESC）and the European Association for Cardio‐Thoracic Surgery（EACTS）[J]. Eur Heart J，2012，33(19)：2451‐2496.

[2]   Chen CR，Cheng TO. Percutaneous balloon mitral valvuloplasty by the Inoue technique：a multicenter study of 4832 patient in China [J]. Am Heart J，1995，129(6)：1197‐1203.

第二节·经皮球囊二尖瓣成形术概述

管丽华 陈丹丹

一、发展概况

1923 年 Cutter 和 Levine 用二尖瓣分离术治疗风湿性 MS。随着闭式及直视下二尖瓣分离术、人工心脏瓣膜置换术相继应用于临床，MS 患者的病死率大大降低，患者的生活质量得到改善。1976 年日本医生 Inoue（井上宽治）等设计出由两层乳胶夹一层尼龙网而成的、具有自身定位能力的二尖瓣球囊导管，称为 Inoue 球囊导管。1982 年 6 月 Inoue 首次采用切开大隐静脉的方法，将 Inoue 球囊导管沿股静脉、右心房，经房间隔穿刺送至狭窄的二尖瓣瓣口，然后充盈球囊，使狭窄的二尖瓣瓣口扩张成形，取得了良好的效果，并于 1984 年首次进行临床报道。此后，逐渐改为经皮穿刺股静脉送入球囊完成上述操作，这种治疗方法被称为经皮球囊二尖瓣成形术（percutaneous balloon mitral valvuloplasty，PBMV），并已被广泛应用于临床。在我国，从 1985 年始，陈传荣、李华泰和戴汝平等学者相继开展了 PBMV。目前国内已广泛开展这一技术，不论是在数量上还是质量上均处于国际较先进水平。目前，PBMV 技术包括 Inoue 球囊导管技术、聚乙烯球囊技术、经股动脉逆行插管二尖瓣扩张术、经皮金属扩张器二尖瓣扩张术。其中，Inoue 球囊导管技术容易掌握，运用最为广泛，本章仅介绍该项技术。

二、适应证及禁忌证

2017 年 AHA/ACC 指南中指出[1]，如果需要干预的二尖瓣狭窄患者没有左心房血栓或中、重度二尖瓣反流，而且瓣叶情况良好，应该优先选择 PBMV。对于无症状的患者，PBMV 的主要适应证为中、重度二尖瓣狭窄（二尖瓣瓣口面积≤1.5 cm²），同时伴有休息或运动时存在肺动脉高压的证据；如果近期计划怀孕或者行非心源性外科手术的患者，也可考虑行 PBMV。2017 年欧洲心血管协会的指南中有相似的推荐[2]。此外，因高龄或者手术风险极大而不能行外科手术的患者，或者瓣叶严重畸形的患者，如果左心房没有血栓且二尖瓣没有中、重度反流，可选择 PBMV 作为一种姑息疗法。虽然 PBMV 通常适用于有慢性症状的患者，但是在一些紧急情况下，如心搏骤停、心源性休克或者急性肺水肿等也可行 PBMV。2016 年我国 PBMV 指南在国外指南的基础上，修订出我国的适应证[3]（表 6-2-1）。

表 6-2-1 二尖瓣狭窄 PBMV 适应证

适 应 证	循证级别	证据水平
有症状的中、重度二尖瓣狭窄患者(严重狭窄,MVA≤1.5 cm^2,D 期),瓣膜形态良好且无禁忌,推荐 PBMV	I	A
无症状的重度二尖瓣狭窄患者(极其严重狭窄,MVA≤1.0 cm^2,C 期),瓣膜形态良好且无禁忌,PBMV 被认为是合理的	Ⅱa	C
无症状的中、重度二尖瓣狭窄患者(严重狭窄,MVA≤1.5 cm^2,C 期),瓣膜形态良好伴有新发心房颤动且无禁忌,可考虑 PBMV	Ⅱb	C
有症状的轻度二尖瓣狭窄患者(MVA>1.5 cm^2),如果运动时伴有显著二尖瓣狭窄的血流动力学证据,可考虑 PBMV	Ⅱb	C
中、重度二尖瓣狭窄(MVA≤1.5 cm^2,D 期),心力衰竭症状严重(NYHA 分级 3/4),瓣膜解剖结构尚可,无外科手术计划或者外科手术高风险者,可考虑 PBMV	Ⅱb	C
二尖瓣球囊扩张术后或外科闭式分离手术后再狭窄,瓣膜形态良好且无禁忌证	Ⅱb	C
合并二尖瓣轻、中度反流或者主动脉瓣轻、中度狭窄或反流,左心室舒张期末内径没有明显增大(一般不超过 55 mm)	Ⅱb	C

注:PBMV,经皮球囊二尖瓣成形术;MVA,二尖瓣瓣口面积;NYHA,纽约心脏协会

PBMV 禁忌证包括:① 合并左心房新鲜血栓者;② 中、重度二尖瓣反流;③ 合并严重主动脉瓣疾病、严重器质性三尖瓣狭窄、严重功能性三尖瓣反流合并瓣环扩大;④ 合并严重冠状动脉疾病需行冠状动脉旁路移植术治疗者;⑤ 严重瓣膜钙化或者交界处钙化。

三、手术疗效及并发症

(一) 疗效

通常,PBMV 操作成功的定义是:术后即刻 MAV>1.5 cm^2 和左心房压下降至低于 18 mmHg。但美国学者 Rediker 提出只要 MAV 比术前增加 25% 即为成功。目前 PBMV 成功率为 95.2%~99.3%。操作失败的主要原因为经房间隔穿刺及球囊通过二尖瓣瓣口不成功。PBMV 疗效包括近期疗效及远期疗效。

1. 即刻疗效

大量的研究结果显示 PBMV 可即刻产生血流动力学改善,二尖瓣瓣口面积增加,跨瓣压、左心房压及肺动脉压下降,心输出量增加,运动耐量增加,生活质量提高。由于减轻了左心房血液淤滞,可降低血栓栓塞的危险。影响近期疗效最主要的因素是瓣膜条件(Wilkins 评分>8 分)、术前二尖瓣瓣口面积(术前越小,扩张后也越小)以及使用球囊最大内径(若内径偏小,则效果会偏差)。

2. 远期疗效

PBMV 远期疗效为可持续性地改善心功能并提高远期生存率。据大组病例报道,PBMV

远期生存率为 80%~90%,90%患者心功能维持在 1~2 级水平。据广东省心血管病研究所报道,该所对 79 例接受 PBMV 的患者随访 10 年,发现 10 年生存率为 97.5%,其中 77.2%的患者术后 10 年心脏功能仍维持在 NYHA 心功能 1~2 级水平。随访中有 60.8%的患者使用了长效青霉素,术后二尖瓣瓣口面积下降幅度明显减少,心功能长期维持良好,提示长效青霉素可预防风湿热的复发,进而避免对心肌和瓣膜进一步损害。PBMV 长期疗效的主要缺陷是再狭窄,PBMV 术后 1~2 年内再狭窄率为 2%~12%,随着时间推移,再狭窄率会不断增高,3~5 年时可达 20%,5~10 年之后可高达 30%~50%。研究显示,发生再狭窄的危险因素为术前瓣膜条件(Wilkins 评分>8 分)及术后二尖瓣瓣口面积(≤1.8 cm^2)。对于瓣膜条件好的年轻患者,PBMV 可以进行多次,使换瓣时间大大推迟,甚至终身不需换瓣;对于瓣膜条件较差、年龄较大患者,PBMV 一般可以使其换瓣时间推迟 2~5 年,甚至更长,从这点来说,其中远期疗效还是令人满意的。

(二) 并发症

目前 PMBV 技术已经相当成熟,并被广泛运用于临床,无论是临床研究还是临床实践都证明 PMBV 具有较高的安全性及有效性。中国一项多中心研究纳入 120 个中心共 4 832 例 PBMV 病例,包括 1 440 名男性和 3 392 名女性,平均年龄为 36.8 岁±12.3 岁。手术成功率为 99.30%。所有病例随访 32.2 个月±14.2 个月,再狭窄率为 5.2%[4]。主要并发症包括死亡(0.12%)、中度以上二尖瓣反流(1.41%)、心脏压塞(0.81%)和血栓栓塞(0.48%)。PMBV 常见并发症的预防及处理如下[5]。

1. 心律失常

为术中器械刺激心脏或者迷走神经反射所致。因此,术中操作应轻柔,避免刺激心脏,出现心律失常时可以给予相应药物治疗。

2. 栓塞

包括血栓栓塞和气体栓塞。为避免栓塞,术中应将导管系统充分排气并完全肝素化。对于高危患者如心房颤动患者,术前应予华法林抗凝 4~6 周,并行经食管超声排除血栓。另外,在进行 PBMV 过程中,应尽量使导管远离左心耳。

3. 心脏压塞

多出现于房间隔穿刺时,或者因球囊导管刺破心房、心室而致。为避免其发生,穿刺房间隔时应注射造影剂,确认穿刺针在左心房内后方可推进穿刺鞘。另外,进行 PBMV 过程中应尽量使导管远离左心耳,且注意操作轻柔。一旦出现心包积液,应予鱼精蛋白中和肝素,并予以补液、升压、心包引流等措施,若这些方法仍不能奏效,应及早行外科心包切开、穿孔缝合术。

4. 房间隔损伤及分流

由于 PBMV 鞘管需通过房间隔,可造成房间隔损伤及分流,但分流量多较小,且多在 1 年后消失。

5. 二尖瓣反流

二尖瓣反流是 PBMV 常见的并发症,发生率可达 25%~40%,但绝大多数为轻至中度反流,严重二尖瓣反流仅占 2%~7%。其发病机制可能为瓣叶撕裂、腱索撕裂、瓣叶穿孔、乳头肌损伤和瓣叶后交界裂开而导致瓣叶对合不良。为避免这些损伤,操作时应注意几点:① 尽量避免瓣下扩张,扩张前应该确认球囊导管没有嵌顿在腱索内;② 对瓣膜条件差者,应该严格遵循逐步增大球囊直径的扩张方法;③ 避免过分追求效果而选择过大球囊扩张直径。一旦出现二尖瓣反流,应注意保护心功能,给予减轻心脏后负荷的药物,并随访观察,根据发展情况再决定是否换瓣。大多严重反流的患者不需紧急外科手术,但最终多需择期行换瓣术。

6. 急性左心衰竭

有些患者左心室较小,球囊扩张后大量血流进入左心室可致左心衰竭、急性肺水肿。对于这类患者,术前可预防性给予利尿剂。一旦出现急性左心衰竭,可予利尿、扩血管等处理。

参 考 文 献

［1］ Nishimura RA, Otto CM, Bonow RO, et al. 2017 AHA/ACC Focused Update of the 2014 AHA/ACC Guideline for the Management of Patients With Valvular Heart Disease A Report of the American College of Cardiology/American Heart Association Task Force on Clinical Practice Guidelines［J］. Circulation, 2017, 135: e1159－e1195.

［2］ Helmut Baumgartner, Volkmar Falk, Jeroen J B, et al, 2017 ESC/EACTS Guidelines for the management of valvular heart disease［J］. European Heart Journal, 2017, 00: 1－53.

［3］ Chen CR, Cheng TO. Percutaneous balloon mitral valvuloplasty by the Inoue technique: a multicenter study of 4832 patient in China［J］. Am Heart J, 1995, 129(6): 1197－1203.

［4］ 戴汝平,高伟.先天性心脏病与瓣膜病介入治疗［J］.辽宁科学技术出版社,2007: 177－187.

［5］ 中华医学会心血管病分会结构性心脏病学组,中国医师协会心血管内科医师分会.中国经皮球囊二尖瓣成形术指南 2016［J］.中华医学杂志,2016,96(36): 2854－2863.

第三节 · **PBMV 术前评估及操作要点**

管丽华 陈丹丹

一、术前评估

MS 患者行 PBMV 的适应证及禁忌证前面已阐述,其术前评估指标主要包括临床症状、狭窄程度、瓣膜条件、手术风险等几方面。其中狭窄程度、瓣膜条件评估主要依靠超声心动图。瓣膜狭窄程度评估有四种方法:二维超声面积圈画法、多普勒超声心动图法(计算压差减半时间及跨瓣压差)、连续方程法及彩色多普勒血流汇聚法,其中前两种较为常用。一般来说,第一种方法较为准确(图 6-3-1),而第二种方法影响因素较多,仅在第一种方法无法准确测量时运用。瓣膜条件评估主要依靠超声心动图,虽然关于超声心动图对二尖瓣球囊扩张即刻成功的预测价值长期以来存在争论,但其对远期疗效及再狭窄率的预测价值则争议不大,大多数研究显示二尖瓣超声积分是远期存活率、无事件存活率及再狭窄发生率的主要预测因素。最常用的超声积分评估方法为 Wilkins 评分,内容包括瓣叶厚度、活动度、钙化和瓣下病变(表 6-3-1),得分<8 分的患者病情轻,得分>12 分的患者预后差。关于 PBMV 手术风险的评估,目前尚无系统研究,主要依靠术者经验,对于特殊病例参见下文。

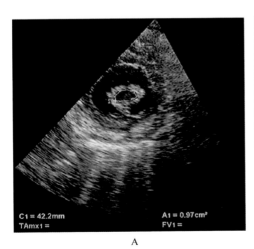
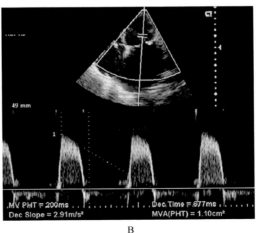

图 6-3-1 二尖瓣狭窄程度的超声评估

A. 二维超声面积圈画法;B. 多普勒超声心动图法(计算压差减半时间及跨瓣压差,并推算出二尖瓣面积)

表 6 - 3 - 1　Wilkins 二尖瓣超声心动图计分系统

项　目	1 分	2 分	3 分	4 分
瓣膜活动度	瓣膜活动度良好,仅瓣尖受限	瓣膜前中部运动受累	瓣膜运动主要局限于瓣膜基底部	瓣膜运动程度很小或无运动
瓣叶厚度	瓣叶厚度接近正常(4~5 mm)	瓣叶厚度主要局限于瓣叶边缘	整个瓣叶均增厚(5~8 mm)	整个瓣叶组织明显增厚(大于 8~10 mm)
瓣膜钙化度	瓣叶单一区域回声增强	瓣叶边缘散在多个回声增强区	回声增强延至瓣叶中部	整个瓣叶广泛回声增强
瓣下结构增厚度	轻度腱索增粗且局限于瓣膜下	增粗的腱索累及近瓣膜下 1/3 处	增粗的腱索累及远 1/3 处	腱索增粗、缩短并累及乳头肌

二、手术器械

　　进行 PBMV 的主要手术器械为 Inoue 球囊系统、房间隔穿刺鞘及穿刺针。Inoue 球囊系统组件见图 6 - 3 - 2,包括左心房导丝、Inoue 球囊导管及注射器、量尺、探条、延伸管及扩张器。① 左心房导丝在房间隔穿刺后放入左心房,用来引导球囊导管进入左心房;② 扩张器在左心房导丝的导引下可用来扩张房间隔;③ Inoue 球囊导管是最主要的组件,将其连接注射器后注入造影剂至导管内可以扩张球囊,用于扩张二尖瓣;④ 量尺用于体外测量球囊扩张;⑤ 探条的功能是用来操纵球囊导管头端,使之跨过二尖瓣而进入左心室;⑥ 延长器被套入球囊的内导管,两者再一起被推进球囊导管尾端的孔槽内,延长器可以使球囊伸直、变细,以利于球囊在入路途径内滑行(图 6 - 3 - 3)。应注意的是,延长器与球囊的内导管应该同进同出,否则可能损伤球囊。也就是说,推入孔槽内时,应该先将延长器套入内导管,之后再将它们一起推入孔槽;退出孔槽时,延长器应该与内导管一起退出,然后再将延长器从内导管内退出。

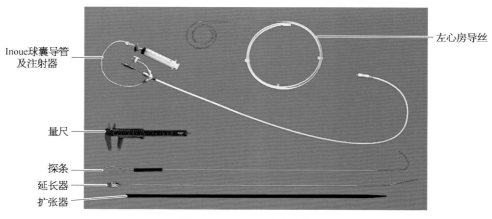

Inoue球囊导管及注射器　　左心房导丝

量尺

探条

延长器

扩张器

图 6 - 3 - 2　Inoue 球囊系统

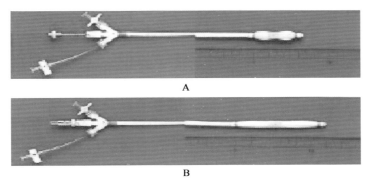

图 6-3-3 延长器锁入球囊导管前(A)、后(B)球囊的形状

三、操作要点

1. 基本准备

术前应进行相关的术前检查,包括血常规、凝血功能、血型、肝肾功能、电解质状况及感染指标等常规检查。另外,还有与本手术相关的特殊检查,包括红细胞沉降率、抗 O 等风湿活动指标,以及超声心动图、胸部 X 线摄片、心电图检查等。对于有心房颤动或有栓塞史的患者,术前还要做经食管超声心动图检查以排除左心房血栓。对于有心房颤动但经食管超声没有发现血栓的患者,应采用华法林抗凝 4~6 周后再行手术(这样做的目的是使那些超声看不到的小血栓融化,以减少术中栓塞的危险),在手术前 2~3 天停用华法林。

2. 股静脉穿刺

常规消毒、铺巾后穿刺右侧股静脉。PBMV 时静脉穿刺点与常规穿刺时有所不同,要求穿刺点稍高,使穿刺点与静脉入口距离尽量短,这样可以使得球囊导管在皮下以较短的距离走行,更易进入静脉内。应适当分离穿刺口使球囊系统易于进入。球囊系统外面可以涂造影剂润滑,以利于其进入穿刺口。球囊进入前可以用扩张鞘扩张入口。

3. 穿刺房间隔

风湿性心脏病 MS 患者左心房一般较大,房间隔及卵圆窝凸向右心房,故把穿刺针前端适度塑直更易成功。在这种情况下进行房间隔穿刺类似于在一个球面上穿刺,进针导管易于向前滑向主动脉-房间隔间隙,向后滑向右心房后壁-房间隔间隙,或者滑向房间隔上方。在后前位上从上腔静脉回撤导管的过程中,多数无明显的导管特征性移动。在低于常规穿刺点的位置穿刺,即在左心房影的下缘上方穿刺,易于成功,此时穿刺点有时甚至位于脊柱右缘,成功穿刺时穿刺针多指向 5~7 点方向。此时因在心房低位穿刺,故应警惕误伤冠状静脉。另外,穿刺点部位不能过于偏后,否则易于经过右心房进入左心房,从而导致心脏压塞。总之,MS 患者房间隔穿刺与一般房间隔穿刺有所差异,穿刺针一般前端不需弯度太大,可以适当塑直,穿刺针的指向角度较大,在 5~7 点钟位置,此时穿刺点的位置相对较低。具体穿刺方法如下。

DSA 取前后位,将导引钢丝经股静脉送入上腔静脉,沿钢丝送入房间隔穿刺鞘至右心房上端,沿此穿刺鞘送入房间隔穿刺针(注意进入时尖端指向 5~6 点钟位置),针尖留于管口内 1~2 cm,避免损伤心脏组织。将鞘管尖端指向左后方,并将其从右心房上端,沿脊柱右 1/3 处下滑至右心房下 1/3 处(卵圆窝),此时鞘管头会突然出现点头样的动作。

接下来是房间隔穿刺术最关键的环节——穿刺点位置及穿刺方向的判断。房间隔穿刺点的确定方法通常有三种[1]。

(1)Ross 法:于后前位下利用导丝将 Mullin 鞘导入上腔静脉,送入 Brockenbrough 穿刺针至上腔静脉处,然后在缓慢回撤到右心房的同时顺时针方向旋转指向左后方向;继续向下缓慢回撤时可见穿刺针头端滑进卵圆窝,透视下表现为穿刺针头突然向脊柱左侧移动,此为"跳跃征",提示穿刺鞘管已就位于卵圆窝。

(2)Ross 改良法——右前斜位法:在后前位中增加右前斜位(40°~50°),目的是为了更好地判断穿刺针的方向,避免穿刺针方向超前刺入主动脉,或过后刺破右心房游离壁,为了保证安全,需要行主动脉根部造影。

(3)右心房造影指导房间隔穿刺点定位法:将房间隔穿刺导管或右心导管放置于右心房中下部水平,若合并三尖瓣重度反流或者中、重度肺动脉高压,建议穿刺导管或右心导管置于肺动脉内,将 20~30 ml 造影剂(建议选用非离子型碘造影剂)手工快速地注射,直至左心房显影,将左心房影进行水平上下、左右平均画 2 条线(形成"井"字形),取左下交叉点为房间隔穿刺点(巨大左心房,适当向操作者左下方移位)。

我们使用的方法是:穿刺前在上腔静脉注射造影剂行全心造影以显现左心房的形态及主动脉的位置(图 6-3-4A);在左前斜 45°观察确认穿刺点的位置,并注意穿刺点要避开主动脉(图 6-3-4B);在右前斜位确定穿刺针的方向(图 6-3-4C)。将房间隔穿刺针推出壳管口外 1 cm 推进试穿,穿刺成功时常会感到一种破膜样的通过感。可以从穿刺针注射造影剂,如果造影剂呈冒烟状飘向左心室证明穿刺成功(图 6-3-4D)。然后将针及鞘管一并送入左心房,但必须掌握好深度,只要管尖过房间隔即可,不可过深。穿刺困难时,或者穿刺针位置难以确认时,使用超声引导有很大帮助。

4. 球囊导管跨瓣

房间隔穿刺成功后,确认无心包积液后注射肝素。抽出鞘管中的房间隔穿刺针,沿房间隔穿刺针鞘管送入左心房钢丝,沿左心房钢丝送入扩张器,沿途扩张股静脉的入口和房间隔(图 6-3-5),抽出扩张器保留左心房钢丝。将球囊导管进行排气后连接于含有造影剂的注射器,将延长器送入球囊导管内。然后沿左心房钢丝送入带有延长器的二尖瓣球囊导管至左心房。当球囊完全通过房间隔时,解开内套管,使内套管与球囊导管分开,握住内套管不动继续向前送球囊导管,接着解开延长器使之与内套管分离,握着延长器不动,向前推送球囊导管系统,使

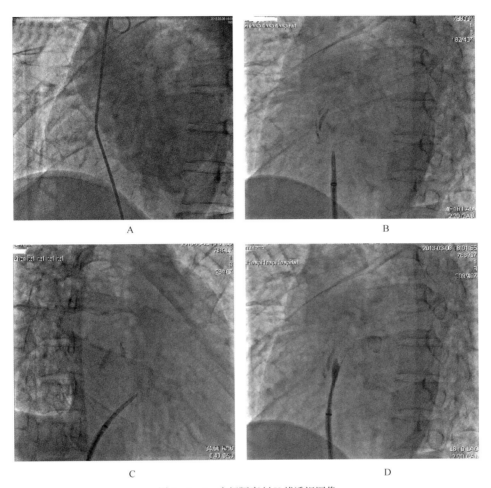

图 6-3-4 房间隔穿刺 X 线透视图像

A. 上腔静脉造影显示左心房及主动脉根部影;B. 左前斜位确定穿刺针位置高低;
C. 右前斜位确定穿刺针方向;D. 穿刺针过房间隔后推造影剂后产生的冒烟现象

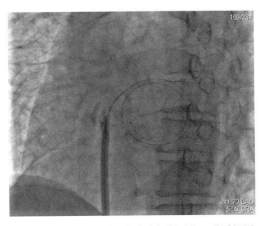

图 6-3-5 使用扩张器扩张房间隔时的 X 线透视图

得球囊导管进入左心房而延长器在右心房,这样可避免质地坚硬的延长器刺破左心房。把左心房钢丝连同延长器一起撤出,保留二尖瓣球囊于左心房中。球囊导管确切回血后将探条送入二尖瓣球囊导管。此时,将 DSA 取右前斜 30°,逆时钟转动探条,当球囊导管出现与心搏一致的"点头"动作时,表明已近二尖瓣瓣口,快速小幅度向前推送即可使二尖瓣球囊导管通过狭窄的二尖瓣瓣口。探条弯度恰当是球囊导管通过二尖瓣的关键,要根据每位患者的具体情况来塑形二尖瓣探条的弯度,一般只需使球囊指向左、稍向前下即可。当反复调整二尖瓣探条的弯度和方向仍不能成功跨二尖瓣瓣口,而分析失败原因时考虑为房间隔穿刺点的位置不合适,则可以考虑重新穿刺房间隔。当二尖瓣瓣口极重度狭窄时,球囊导管即使位于瓣口心房面,仍可能缺乏典型的"点头"影像,或即使存在典型的"点头"影像,球囊导管头端因二尖瓣瓣口面积太小也无法被轻推入左心室,而术者由于担心导管头端顶住的是心房壁而不敢将导管强行推进。此时,超声将有助于判断球囊导管是否跨过二尖瓣。

5. 球囊扩张

DSA 取右前斜 30°,将球囊导管跨过瓣口后送至左心室心尖部(图 6 - 3 - 6A),迅速向球囊内推注事先定量准备好的稀释造影剂。按球囊设计,首先将前囊充盈到适量(图 6 - 3 - 6B),稍退球囊导管,使充盈的前囊卡在狭窄的二尖瓣瓣口处(图 6 - 3 - 6C),继续注入造影剂充盈后囊,使球囊成亚玲形,其中间凹陷处称为"凹征",正是狭窄的二尖瓣瓣口所在之处(图 6 - 3 - 6D);继续推入造影剂使球囊全部扩张,"凹征"消失提示扩张成功。

Inoue 球囊的优点是可以逐步扩张,其球囊大小可以随着造影剂注射量的增加而逐步扩大,这是其术后二尖瓣反流发生率低的主要原因。首次扩张的直径一般比球囊最大扩张直径小 4~6 mm,如采用 26 mm 球囊,首次扩张可以为 20 mm 或 22 mm,然后每次增加 2 mm 直到直径为 26 mm。球囊扩张预计直径可以用 Hung 提出的经验公式来计算,即:球囊型号(mm)= 10+ [身高(cm)/10]。例如,若患者身高为 170 cm,则球囊型号为:10+(170/10)= 27(mm),可选用 28 mm 球囊。扩张的终点取决于两方面:一是二尖瓣瓣口面积是否够大(最好>1.8 cm^2),二是是否存在明显的二尖瓣反流。每次扩张后都要行超声心动图检查以确认瓣膜的情况,进而决定是否增大直径再次扩张。

6. 球囊导管退出

撤出球囊导管顺序与送入导管顺序相反。退出操作导丝,插入延长器至内套管,送入左心房导丝。将延长器送至右心房,一边向前推送内套管及延长器延伸球囊,一边向后回撤球囊套管,注意不要使球囊导管末端冲撞心房顶部,以免损伤心房。然后将内套管套入孔槽,退出球囊导管。

7. 球囊扩张有效性判断

① 心尖区舒张期杂音减轻或消失。② 左心房平均压≤11 mmHg。③ 跨瓣压差≤8 mmHg 为成功,≤6 mmHg 为优。④ 心脏超声提示瓣口面积达到 1.5 cm^2 以上为成功,≥2.0 cm^2 为优。

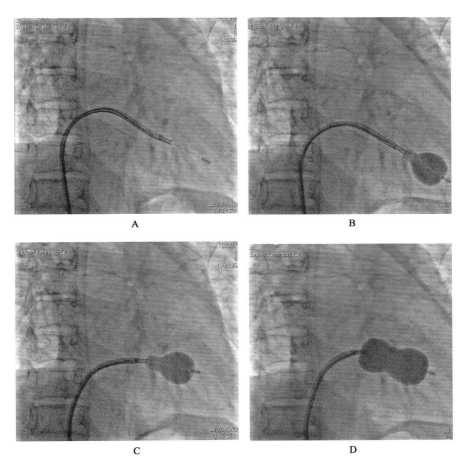

图 6 - 3 - 6　球囊扩张过程中的 X 线透视图像

A. 球囊导管送至左心室心尖部;B. 充盈前球囊;C. 后撤球囊导管使前球囊卡在二尖瓣瓣口;
D. 充盈全部球囊,扩张二尖瓣瓣口

8. 停止扩张的标准

① 交界处完全分离;② 瓣口面积>1 cm²/m² 体表面积,或瓣口面积≥1.5 cm²;③ 出现二尖瓣反流,或反流增加 25%。

第四节 · 特 殊 病 例

管丽华 陈丹丹

一、心房颤动

风湿性二尖瓣狭窄伴有心房颤动的患者血栓发生率较高,故行 PBMV 前应先采用华法林抗凝 4～6 周,术前还要做经食管超声心动图检查以排除左心房血栓,在手术前 2～3 天停用华法林。术中应该尽量避开左心耳部。对于术后拟行复律者,应继续抗凝。

二、二尖瓣极度狭窄

二尖瓣瓣口面积<0.5 cm² 时称为极重度狭窄。此时,由于二尖瓣瓣口面积太小,进行 PBMV 时二尖瓣球囊导管弹入左心室有困难,甚至无法完成扩张。因此,曾将这种情况列为 PBMV 禁忌证。以下几种方法有助于球囊导管通过二尖瓣瓣口。

(1)导丝引导法:首选办法是反复调整左心房导引导丝,将球囊导管的方向尽量与二尖瓣瓣口方向保持一致,仔细观察球囊导管的"点头"影像。

(2)超声引导法:当二尖瓣瓣口过度狭窄时,球囊导管即使位于瓣口心房面,由于缺乏典型的"点头"影像,术者由于担心导管顶住的是心房壁而非二尖瓣瓣口位置,不敢将导管强行推进,此时,超声可有助于判断球囊导管是否位于二尖瓣瓣口,只要超声检查证实球囊导管位于二尖瓣瓣口心房面,术者就可以轻轻用力将球囊导管推入左心室并快速扩张,球囊起始扩张直径尽量偏小。一旦成功扩张了二尖瓣,第二次球囊扩张可以通过二尖瓣导丝引导法顺利送入左心室。

(3)轨道法:如果实在无法将球囊导管成功送入左心室时,可以采用轨道法。经二尖瓣球囊内腔送入一根 0.032″×260 cm 的超滑导丝(室间隔封堵用导丝)至左心房,经左心房漂入左心室,再经左心室流出道过主动脉瓣漂入主动脉弓,然后穿刺股动脉送入圈套器将导丝套住并拉出体外,建立一条经静脉过心脏到动脉的轨道,球囊导管顺导丝进入左心室,但要注意导丝张力不能过紧,避免导丝穿过二尖瓣腱索。

三、合并左心房血栓

风湿性二尖瓣狭窄患者往往左心房扩大、血流淤滞,特别是伴有心房颤动时,左心房血栓发生率较高。既往曾将左心房血栓视为 PBMV 的禁忌证,但近年来有许多学者报道对这些患者行 PBMV 是安全的。这些患者虽然 PBMV 手术风险较大,但只要术前使用足够剂量、足够疗程的华法林充分抗凝,就可使大部分血栓自行溶解,未溶解的残余血栓则机化,不易脱落,而且手术后即刻产生的血流动力学变化能产生良好的治疗效果。一般建议患者术前每天口服华法林,密切监测国际标准化比值(INR),使其在 2.0~3.0,同时严密观察有无出血等不适。3~6个月后复查经食管超声心动图,观察血栓情况。如血栓变小或消失,则行 PBMV 术;如果血栓不变,或血栓已机化,也可行 PBMV 术。对于这类患者穿刺点宜偏低,这样术中可较少触及左心耳,术中操作导管时应尽量远离左心耳。

四、合并中至重度二尖瓣关闭不全

对于这类患者,大多数医生会建议行外科换瓣术,但有部分患者不能耐受外科手术或者对外科手术非常抵触,这种情况下可考虑行 PBMV 以改善患者的症状。但特别强调的是,要做好充分的准备。① 术前准备:首先要评估二尖瓣病变是以狭窄为主,还是以关闭不全为主,心脏超声提供的左心室大小对临床判断有重要帮助。如果左心室无增大(舒张期末内径≤55 mm),可以考虑 PBMV;如果左心室扩大,应列为禁忌证。② 术中策略:小球囊预张,起始直径可在 20 mm,术中通过超声监控二尖瓣面积和反流情况,结合左心房压力变化等综合判断扩张终点,该扩张终点主要根据反流增加与否而定。

五、妊娠合并二尖瓣狭窄

在 PBMV 问世之前,妊娠合并二尖瓣明显狭窄患者怀孕后,常在怀孕早期进行人工流产。近年来的研究资料显示,这些患者可以行 PBMV,PBMV 在缓解患者症状、保证顺利分娩方面有良好的近期效果,且对胎儿无明显不良影响。但在技术上应该注意以下几点:① 术前 3 天开始使用黄体酮以预防流产或早产。② 手术过程中以铅裙遮盖腹部、盆部,以减少胎儿接受的辐射剂量。③ 尽量减少透视时间,不行心房造影,尽量用超声引导操作。④ 行 PBMV 的最佳时间应该是妊娠期第 22~26 周,以尽可能减少放射线对胎儿的影响。

我们推荐以下情况可行 PBMV:① 无症状的严重二尖瓣狭窄(二尖瓣瓣口面积<1.5 cm^2,C 期),且二尖瓣形态适合行 PBMV,推荐在怀孕前行 PBMV(Ⅰ级推荐,证据水平 C);② 经药物治疗后心功能仍为 3~4 级(NYHA 分级)的严重二尖瓣狭窄(二尖瓣瓣口面积<1.5 cm^2,D 期),且二尖瓣形态适合行 PBMV,推荐行 PBMV(Ⅱa 级推荐,证据水平 B)。对于不伴有肺动脉高压和心功能良好的重度二尖瓣狭窄孕妇,并不推荐预防性使用 PBMV。de Souza 等对 45 例合并严重心功能不全的妊娠期二尖瓣狭窄患者进行了 PBMV 和外科二尖瓣分离术对比

分析,结果显示 PBMV 的成功率为 95%,证实了 PBMV 的有效性。虽然两组症状改善情况相同,但是 PBMV 组胎儿并发症更少,新生儿死亡发生率更低(5% vs. 38%)。总的来说,PBMV 操作是安全的,对胎儿发育无明显异常影响[2]。

六、老年患者

老年患者中二尖瓣狭窄少见,部分为老年退行性病变,但仅风湿性病变者可行 PBMV。老年患者瓣膜条件往往较差,常合并冠心病等合并症,故手术风险较高。术前需常规行冠状动脉造影,预先处理狭窄的冠状动脉。但是,老年本身不是 PBMV 的禁忌证,对于瓣膜条件较好者,PBNV 仍可取得满意效果。对于具有显著瓣膜和瓣下退行性改变的老年患者,需要行外科手术换瓣。但是对于手术风险极高的老年患者来说,PBMV 同样也是个有效的低风险姑息疗法。

七、PBMV 术后再狭窄

PBMV 后约 21% 的患者可因二尖瓣再狭窄出现心功能不全症状。除了选择二尖瓣置换术外,部分再狭窄患者仍可考虑再次行 PBMV,尤其是不具备外科手术条件的患者。一项针对 36 例有症状的二尖瓣狭窄患者再次行 PBMV 的观察性研究发现,再次 PBMV 手术成功率为 75%,1 年和 3 年的总生存率分别是 74% 和 71%,无事件生存率分别为 61% 和 47%。再次球囊扩张无事件生存率的独立风险因素与首次扩张时一样,包括术前超声心动图评分、术后二尖瓣瓣口面积、二尖瓣反流严重程度和肺动脉压力。

参 考 文 献

[1] 戴汝平,高伟.先天性心脏病与瓣膜病介入治疗[J].辽宁科学技术出版社,2007:177 - 187.
[2] 中华医学会心血管病分会结构性心脏病学组,中国医师协会心血管内科医师分会.中国经皮球囊二尖瓣成形术指南 2016[J].中华医学杂志,2016,96(36):2854 - 2863.

第七章

心脏超声在经导管瓣膜治疗中的应用

　　超声心动图是心脏疾病一项重要的检测手段。目前超声心动图在下文详述的经皮主动脉瓣狭窄置换术、经导管和经心尖二尖瓣夹合术、人工瓣膜瓣周漏封堵术等高难度瓣膜手术的术前患者筛选、术中监测和引导、术后评价方面起到重要的作用。特别是对于有些极危重的患者,超声心动图为术前患者解剖评估起到举足轻重的作用,是目前其他检查手段难以媲美和取代的。

第一节 · 超声心动图在 TAVR 中的应用

孔德红 潘翠珍

经导管主动脉瓣置换术(TAVR)是介入心脏病学研究的一个新领域,为重度主动脉瓣狭窄提供了一种新的治疗方法。超声心动图是心脏疾病一个重要的检测手段。虽然目前越来越倾向用 CT 来获得患者的解剖数据、筛选合适患者及选择合适的人工瓣膜尺寸,然而,超声心动图在 TAVR 术前患者筛选、术中监测和引导及术后评价方面仍起到重要的作用。特别是有些极危重的患者,不能耐受或者来不及进行 CT 检查,此时,超声心动图为术前患者解剖评估起着不可替代作用。

一、超声心动图在 TAVR 术前的应用

(一) 经胸二维超声心动图

经胸二维超声心动图(TTE)在 TAVR 术前可用于评价以下指标:① 左心室形态及功能,包括左心室舒张期末内径(LVDD)、左心室收缩期末内径(LVDS)、左心室收缩功能(左心室射血分数 LVEF)、室间隔收缩期/舒张期厚度;② 主动脉瓣的解剖,包括主动脉瓣瓣叶数量、增厚和钙化的程度;③ 主动脉根部解剖:主动脉瓣瓣环内径、左心室流出道内径(在主动脉瓣瓣环下方 1 cm 处测量)、主动脉根部内径、升主动脉近端内径(在主动脉瓣瓣环上方 4 cm 处测量)(图 7-1-1)、主动脉窦高及窦管交界处直径(图 7-1-2);主动脉瓣瓣环距左、右冠状动脉开口的距离;左心室流出道与主动脉之间的角度;④ 连续波多普勒可定量测量主动脉瓣的最大跨瓣压差、平均跨瓣压差及主动脉瓣狭窄的最大流速(图 7-1-3),根据连续性方程可估测主动脉瓣狭窄口的面积,从而定量主动脉瓣狭窄程度。其中,②、③为人工瓣膜的选择提供重要参考。

根据 2017 年 ESC/EACTS《瓣膜性心脏病处理指南》[1],重度主动脉瓣狭窄的定义为:跨主动脉瓣最大速度(V_{max})≥4 m/s,或者跨主动脉瓣平均压力阶差(meanΔP)≥40 mmHg,或者 AVA<1.0 cm^2(<0.6 cm^2/m^2)。对于低流速、低跨瓣压差、低左心室射血分数(EF<50%)的患者,即 AVA<1.0 cm^2,V_{max}<4 m/s,或者 meanΔP<40 mmHg,行多巴酚丁胺负荷试验后 AVA<1.0 cm^2,同时 V_{max}≥4m/s 即为重度狭窄。对于低流速、低跨瓣压差、正常左心室

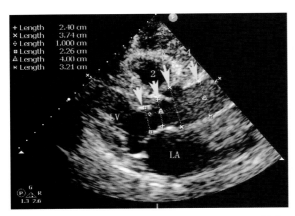

图 7-1-1　胸骨旁长轴切面,显示左心室流出道直径(箭头1)、主动脉瓣瓣环直径(箭头2)、主动脉根部内经(箭头3)、升主动脉近端内径(箭头4)

LA,左心房;LV,左心室

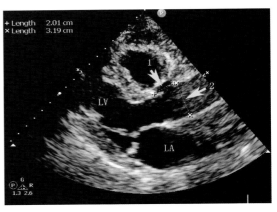

图 7-1-2　胸骨旁左心室长轴切面,显示窦高(箭头1)以及窦管交界处直径(箭头2)

LA,左心房;LV,左心室

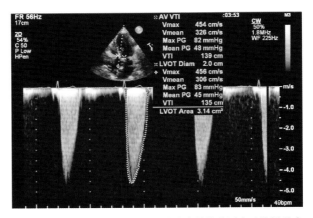

图 7-1-3　心尖五腔心切面,连续波多普勒估测主动脉瓣狭窄最大流速、最大跨瓣压差、平均跨瓣压差

射血分数(EF>50%)的患者,即 AVA<1.0 cm^2,V$_{max}$<4 m/s,或者 meanΔP<40 mmHg,若患者左心室壁明显肥厚,左心室心腔较小,每搏输出量(SV)<35 ml/m^2,且测量时患者血压正常,亦为重度主动脉瓣狭窄。对于超声不能判断为重度主动脉瓣狭窄的,可结合 CT 钙化评分进行评估。表 7-1-1 为正常血压、正常流量、正常左心室收缩功能评判主动脉瓣狭窄程度的分级标准。

表 7-1-1　主动脉瓣狭窄程度的分级标准

主动脉瓣狭窄程度	峰值流速 (m/s)	平均压差 (mmHg)	瓣口面积 (cm^2)	瓣口面积指数 (cm^2/m^2)	速度比值
轻度	2.6~2.9	<20	>1.5	>0.85	>0.50
中度	3.0~4.0	20~40	1.0~1.5	0.60~0.85	0.25~0.50
重度	≥4.0	≥40	<1.0	<0.6	<0.25

(二) 经食管二维超声心动图

1. 进一步准确定量 TTE 指标

经食管二维超声心动图(TEE)能够进一步准确定量测量主动脉瓣瓣环、左心室流出道、主动脉根部及升主动脉近端内径(图 7-1-4),主动脉瓣距左冠状动脉开口的距离,主动脉瓣增厚、钙化的程度,左心室流出道与主动脉之间的角度,从而筛选出合适的经导管主动脉瓣置换术患者,并据此选择合适的人工瓣膜尺寸。

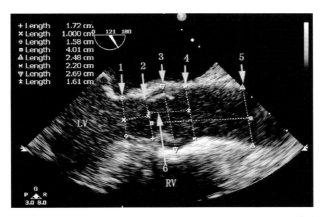

图 7-1-4 经食管中段左心室长轴切面,显示左心室流出道直径(箭头 1)、主动脉瓣瓣环直径(箭头 2)、主动脉窦部直径(箭头 3)、窦管交界处直径(箭头 4)、升主动脉近端直径(箭头 5)、窦高(箭头 6)

LV,左心室;RV,右心室

2. 检测左心房血栓

TEE 能够清楚地同时观察左心房及左心耳内附壁血栓的情况,如果发现患者左心房及左心耳存在附壁血栓,必须华法林治疗 3 个月后再复查经食管超声。

3. 评价主动脉粥样硬化斑块的程度

TEE 更重要的作用是评价主动脉粥样硬化斑块的程度,因为显著的主动脉粥样硬化在 TAVR 中是引起栓塞的主要原因,如果 TEE 发现明显的主动脉斑块,为避免栓塞的发生,必须将置入路径由顺行法或逆行法改为经心尖部的方法。

(三) 实时三维超声心动图

近年来,随着超声心动图飞速发展,经胸或经食管实时三维超声心动图已被广泛应用于临床[2,3]。据文献报道[4,5],三维超声心动图(特别是经食管)比二维超声心动图能提供更为精确的主动脉瓣瓣环直径及左心室流出道直径等数据,可立体显示主动脉瓣、主动脉窦部和左右冠状动脉开口处的三维结构(图 7-1-5),以及左心室流出道与主动脉之间的三维空间关系,进一步准确定量测量主动脉瓣瓣环直径、左心室流出道直径、主动脉根部直径及升主动脉近端直径(图7-1-6),为 TAVR 选择更精确的主动脉瓣瓣环型号提供重要参考。同时,三维超声能更清晰地显示主动脉瓣的解剖,能更准确地辨别主动脉瓣的瓣叶数目(图7-1-7)。极危重

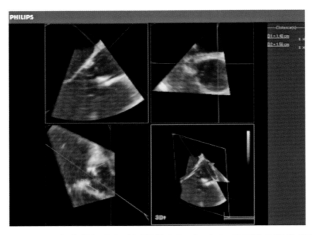

图7-1-5 经食管超声心动图测量左(D2)、右(D1)冠状动脉的高度

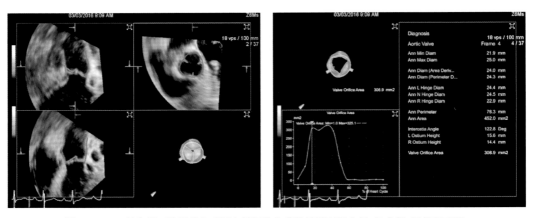

图7-1-6 经食管三维超声心动图定量评价主动脉瓣瓣环最大径、最小径、周长和面积,
左冠窦、右冠窦和无冠窦高度,以及左、右冠状动脉开口高度

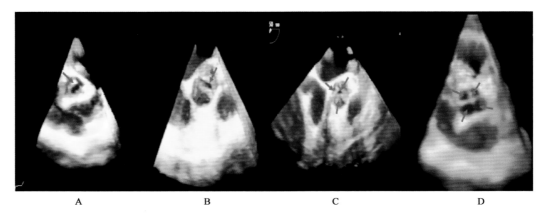

图7-1-7 三维超声心动图显示主动脉瓣的瓣叶数目

A. 单叶瓣;B. 二叶瓣(type 0);C. 三叶瓣;D. 四叶瓣

的患者往往不能耐受 CTA 检查:① 患者难以平卧,无法完成检查;② 心率往往过快,不能屏住呼吸,难以获得高质量图像;③ 无法床旁检查,等待时间长,搬动患者(上下机床)易导致危险;④ 短时间注射大剂量(50~100 ml)造影剂,心脏功能无法承受,导致心脏骤停;⑤ 有时候误用 β 受体阻滞剂或硝酸甘油,恶化血流动力学,导致危险。此时,基于三维超声的术前评估有着重大的优势:① 患者可不平卧,容易完成检查;不受心率、影响呼吸;② 可床旁检查,无需搬动患者(上下机床),降低危险;③ 无需注射造影剂,对心脏功能无影响;④ 相对于 2D 超声,能更全面地显示主动脉瓣的形态及钙化情况,测量结果可能更准确[6]。

二、超声心动图在 TAVR 术中的应用

1. 主动脉瓣瓣环和根部的再评价

患者平卧于手术台上并全身麻醉,放置经食管超声探头,并对患者的主动脉瓣瓣环直径重新进行测定,便于选择更合适的人工生物主动脉瓣的尺寸。再次观察主动脉根部,评价主动脉瓣钙化的严重程度及冠状动脉开口部位。

2. 确定经心尖的穿刺部位和路径

在经心尖部穿刺的主动脉瓣置换术中,应用经胸超声心动图确定心尖部的最佳切口位置,将带有消毒套的经胸探头直接放置于左心室心尖部心外膜,确定穿刺针的路径和心尖至左心室腔中心的距离。

3. 引导人工生物瓣置入和释放

在经导管人工生物瓣置入前,应用经食管三维超声心动图和(或)X 线透视显示导丝在主动脉及左心室内的位置,以及与周围结构的关系(图 7-1-8)。在主动脉瓣狭窄球囊扩张过程中,应用经食管二维、三维超声心动图和(或)X 线透视记录球囊的位置(图 7-1-9),

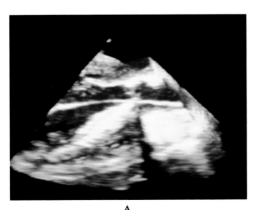
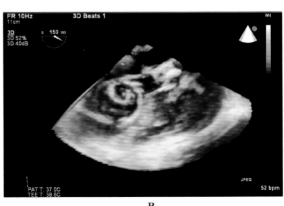

图 7-1-8　A. 经食管超声心动图显示超硬导丝经过狭窄的主动脉瓣瓣口到左心室;
B. 经食管超声心动图显示超硬导丝在左心室内呈螺旋状

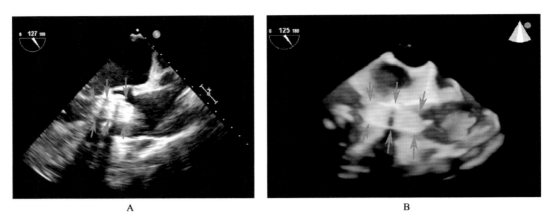

图 7 - 1 - 9 食管中段左心室长轴切面,二维(A)及三维(B)超声心动图
显示主动脉瓣狭窄球囊扩张(箭头所示)

为了避免人工生物主动脉瓣释放过程中瓣膜位置过高或过低,经食管二维、三维超声心动图实时监测瓣膜位置,若瓣膜位置合适(图 7 - 1 - 10),且人工生物主动脉瓣启闭良好,彩色多普勒则不会测及明显的瓣膜反流及瓣周漏;若瓣膜释放位置太低(正常应该下边缘距主动脉瓣瓣环<10 mm)(图 7 - 1 - 11),可能引起完全性传导阻滞、瓣周漏,并影响二尖瓣功能;若瓣膜释放位置太高,可能堵塞冠状动脉入口,导致瓣膜移位、瓣周漏。

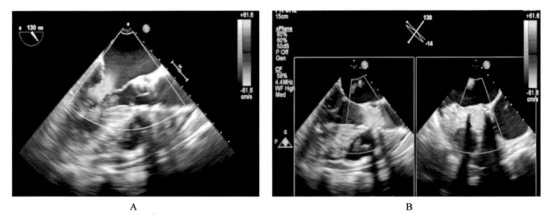

图 7 - 1 - 10 A. 食管中段左心室长轴切面,显示人工生物主动脉瓣位置合适,且舒张期彩色多普勒
未测及主动脉瓣反流;B. 食管中段 X - plane 切面,显示人工生物主动脉瓣打开良好

4. 评价瓣膜反流和瓣周漏

在人工生物瓣置入并打开后即刻,经食管超声心动图评价主动脉瓣反流的程度及反流位置(图 7 - 1 - 12),大多数患者会存在轻度瓣周漏,如果出现明显的瓣周漏,再次进行球囊扩张有助于减少瓣周漏[7]。如果出现急性重度主动脉瓣反流,根据经食管超声心动图显示左心室腔的大小,尽早对患者进行处理。

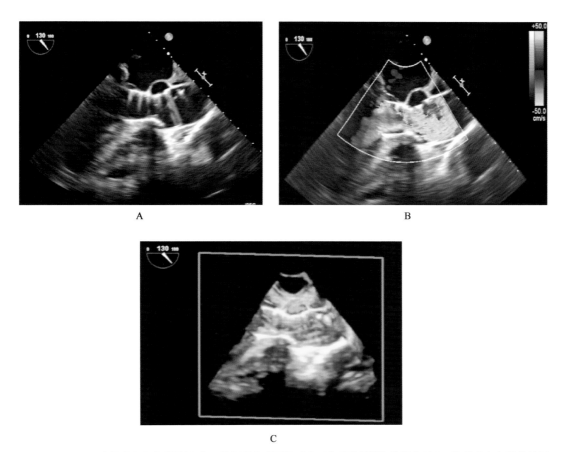

图 7-1-11　A. 胸骨旁左心室长轴切面,二维超声心动图显示人工主动脉瓣置入位置太低;B. 胸骨旁左心室长轴切
　　　　　面,彩色多普勒显示人工主动脉瓣开放良好;C. 胸骨旁左心室长轴切面,三维超声心动图显示人工主动
　　　　　脉瓣置入位置太低

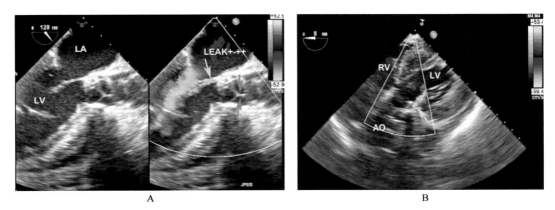

图 7-1-12　A. 食管中段左心室长轴切面,人工生物瓣置入术后,彩色多普勒示轻微至轻度瓣周漏(箭头 1),未测及
　　　　　主动脉瓣反流(箭头 2);B. 经胃五腔心切面,彩色多普勒示轻微至轻度瓣周漏(箭头所示)

　　　　　LA,左心房;LV,左心室;AO,主动脉;RV,右心室;Leak,瓣周漏

5. 测量跨瓣压差、监测并发症

应用 TEE 评价人工生物瓣的瓣叶活动（图 7 - 1 - 13、图 7 - 1 - 14），确定人工生物瓣的固定情况，并仔细观察人工生物瓣对冠状动脉开口的影响。在经胃五腔心切面应用连续多普勒记录人工生物主动脉瓣的最大跨瓣压差、平均跨瓣压差，脉冲多普勒记录左心室流出道的最大跨瓣压差、平均跨瓣压差，然后根据连续性方程估测人工生物主动脉瓣瓣口面积（图 7 - 1 - 15），同时评价左、右心室各节段功能，如果出现新的节段功能异常，必须立即观察人工生物瓣是否堵住冠状动脉开口，及时评价其他并发症，如心脏压塞、主动脉夹层分离、新出现的二尖瓣反流。特别是当突然出现血压降低时，要协助术者快速找到血压降低的原因：如导丝缠绕二尖瓣腱索导致二尖瓣反流增加、出现心包积液、导丝导管压迫主动脉瓣导致主动脉瓣反流增加，或者加硬导丝塑形圈太大导致心脏收缩受限、心脏收缩功能突然下降等。

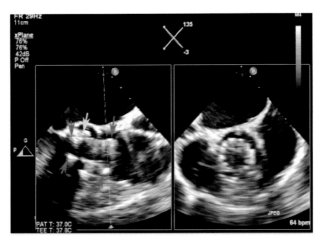

图 7 - 1 - 13　食管中段的双平面，左图为左心室长轴切面，显示人工主动脉瓣支架固定（箭头所示），瓣膜开放不受限；右图为主动脉瓣水平短轴切面，显示人工生物主动脉瓣支架与主动脉根部的关系，以及人工生物主动脉瓣瓣环呈圆形

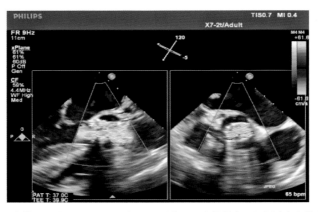

图 7 - 1 - 14　食管中段的 X - plane 双平面，左图为左心室长轴切面，右图为食管中段大血管短轴切面，显示人工生物瓣置入术后，彩色多普勒示人工主动脉瓣启闭良好

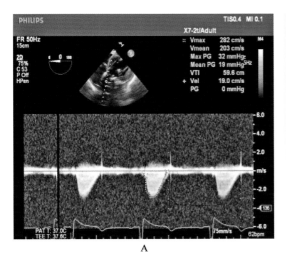
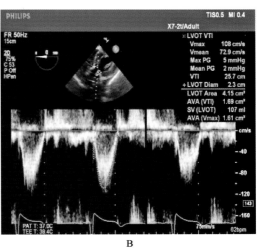

图 7 - 1 - 15　A. 在经胃五腔心切面应用连续多普勒记录人工生物主动脉瓣狭窄频谱；
B. 在经胃五腔心切面应用脉冲多普勒记录左心室流出道血流频谱

三、超声心动图在 TAVR 术后的应用

经导管主动脉瓣置换术后，超声心动图的作用是随访人工生物瓣的位置、瓣膜功能，包括观察人工生物瓣支架固定情况，定量测量人工生物瓣最大流速、最大跨瓣压差、平均跨瓣压差、瓣口面积及反流部位和程度（图 7 - 1 - 16、图 7 - 1 - 17），根据上述测量值评判人工瓣膜功能障碍[8]（表 7 - 1 - 2）。

评判左、右心室的功能及其他瓣膜的功能，根据 Simpson 方法定量评价左心室收缩功能，根据三尖瓣瓣环平面收缩位移及三尖瓣瓣环 S 波的峰值评价右心室收缩功能，同时评价二尖

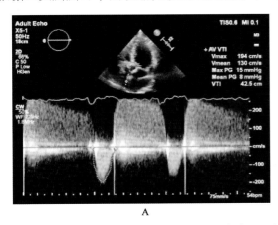
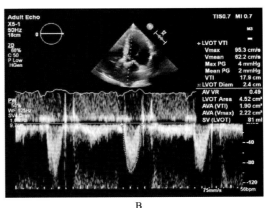

图 7 - 1 - 16　A. 经心尖五腔心切面，应用连续多普勒记录人工生物主动脉瓣血流频谱，并测量人工主动脉瓣最大流速、最大跨瓣压差、平均跨瓣压差；B. 经心尖五腔心切面，应用脉冲多普勒记录左心室流出道血流频谱，根据连续性方程估测人工生物瓣瓣口面积

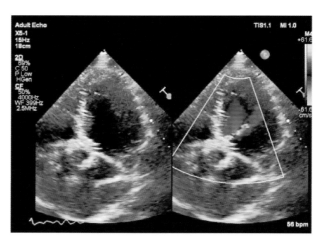

图7-1-17　经心尖五腔心切面,彩色多普勒显示人工生物
主动脉瓣右侧前缘瓣周轻度瓣周漏

表7-1-2　术后瓣膜功能障碍评判标准[8]

评 估 参 数	人工瓣膜狭窄程度		
	正　　常	轻 度 狭 窄	中至重度狭窄
定量参数(血流依赖[a])			
前向血流速度(m/s)	<3	3~4	>4
平均跨瓣压差(mmHg)	<20	20~40	>40
定量参数(非血流依赖)			
血流速度指数	≥0.35	0.35~0.25	<0.25
EOA(m²),BSA≥1.6 m²时	>1.1	1.0~0.8	<0.8
EOA(m²),BSA<1.6 m²时	>0.9	0.9~0.6	<0.6

注:a. 这些参数更多地会受血流影响,包括了合并的主动脉反流。EOA,有效瓣口面积;BSA,体表面积;BMI,体质指数

瓣的形态活动及反流程度[9-11]。

　　总之,经导管主动脉瓣置换术成功与否,取决于术前精准地经胸及经食管超声心动图评价、术中及时正确地经食管超声心动图引导与监测,以及术后经胸超声心动图的密切随访。

参 考 文 献

[1]　Baumgartner H, Falk V, Bax JJ, et al. 2017 ESC/EACTS guideline for the management of valvular heart disease. The Task Force for the Management of Valvular Heart Disease of the European Society of Cardiology ESC and the European Association of Cardio-Thoracic Surgery EACTS [J]. Eur Heart J, 2017, 38(36): 2739-2791.

[2]　Moustafa SE, Mookadam F, Alharthi M, et al. Mitral annular geometry in normal and myxomatous mitral valves: three-dimensional transesophageal echocardiographic quantification [J]. J Heart Valve Dis, 2012, 21(3): 299-310.

[3]　Krim SR, Vivo RP, Patel A, et al. Direct assessment of normal mechanical mitral valve orifice area by real-time 3D echocardiography [J]. JACC Cardiovasc Imaging, 2012, 5(5): 478-483.

[4]　Arnold C. T. Ng, Victorial Delgado, Frank van derkley, et al. Comparison of aortic root dimensions and geometries before and

after transcatheter aortic valve implantation by 2- and 3-dimensional transesophageal echocardiography and multislice computed tomography［J］. Cir Cardiovasc imaging，2010，3(1)：94－102.

［5］　Nainwei Zhou，Cuizhen Pan，Weipeng Zhao，et al. Role of Three-dimensional Transesophageal Echocardiography in Transcatheter Aortic Valve implantation of Bicuspid Aortic Valve stenosis：A Controlled study and Comparison with Tricuspid Aortic Valve Stenosis［J］. Cardiology Plus，2018，3(1)：1－8.

［6］　Mediratta A，Addetia K，Medvedofsky D，et al. 3D echocardiographic analysis of aortic annulus for transcatheter aortic valve replacement using novel aortic valve quantification software：Comparison with computed tomography［J］. Echocardiography，2017，34(5)：690－699.

［7］　Moss RR，Ivens E，Pasupati S，et al. Role of echocardiography in percutaneous aortic valve implantation［J］. J Am Coll Cardiol Img，2008，1：15－24.

［8］　Kappetein AP，Head SJ，Genereux P，et al. Updated standardized endpoint definitions for transcatheter aortic valve implantation：the Valve Academic Research Consortium－2 consensus document(VARC－2)［J］. European Journal of Cardio－Thoracic Surgery，2012，42(5)：45－60.

［9］　葛均波，周达新，潘文志.经导管心脏瓣膜治疗术［M］.上海：上海科学技术出版社，2013.

［10］　潘翠珍，舒先红.超声心动图在经导管心血管治疗中的应用［M］.上海：上海科学技术出版社，2017.

［11］　张运，张梅，唐红，等.经导管主动脉瓣置入术围手术期超声心动图检查专家共识［J］.中华超声影像学杂志，2018，27(2)：93－107.

第二节 · 超声心动图在经导管和经心尖二尖瓣夹合术中的应用

孔德红 潘翠珍

近年来,经皮及经心尖二尖瓣病变介入治疗进展迅速,2003年基于外科缘对缘缝合手术原理的一种导管装置——MitraClip系统被发明,并被应用于临床[1]。经心尖二尖瓣缘对缘瓣膜修复系统(ValveClamp)与MitraClip原理类似,是国内自主研发的新型经心尖二尖瓣缘对缘修复器械,前期动物实验已证实ValveClamp设计上的优越性、安全性和可行性[2]。2018年7月2日复旦大学附属中山医院葛均波院士团队完成国际首例经心尖二尖瓣夹合术,随后在数例患者中完成经心尖二尖瓣夹合术,初步验证了ValveClamp临床上的安全性和有效性。超声心动图在二尖瓣夹合术术前患者筛选、术中手术监测和引导及术后患者随访等均起到重要作用。尤其是在术中,二尖瓣夹合术几乎就是在超声引导下完成的。其中,实时三维超声心动图能立体、直观显示心脏结构的空间关系,立体显示夹合器及二尖瓣等组织的空间位置关系,在减少穿刺并发症及缩短操作时间方面有更大的优势。

一、超声心动图在经皮和经心尖二尖瓣夹合术前的应用

在经皮和经心尖二尖瓣夹合术前,首先应用经胸超声心动图、经食管超声心动图的适当切面对二尖瓣的结构及二尖瓣反流程度进行准确评估。由于不同的超声切面显示二尖瓣前后叶不同的扇区,因此必须掌握各瓣叶扇区的最佳超声切面,对二尖瓣瓣叶病变范围及其反流程度在术前做出正确的判断,避免误诊和漏诊,提高手术的成功率。

(一) 经胸超声心动图

经胸超声心动图可通过以下切面显示二尖瓣瓣叶各扇区。
(1)胸骨旁左心室长轴切面:显示A2、P2,如图7-2-1。
(2)二尖瓣水平短轴切面:显示整个前后叶,如图7-2-1。
(3)心尖四腔心切面:显示A2、P2,如图7-2-2。
(4)心尖长轴切面:显示A2、P2,如图7-2-2。
(5)心尖二腔心切面:显示A1、P3,如图7-2-3。

（6）心尖二尖瓣交界处长轴切面：显示 P1、A2、P3，如图 7 - 2 - 3。

经胸超声心动图通过上述切面评价二尖瓣反流的机制、二尖瓣反流的程度以及二尖瓣反流的部位，并确定瓣膜运动异常的扇区。

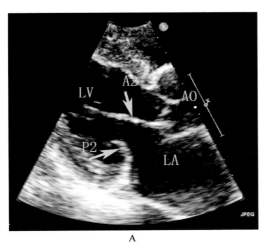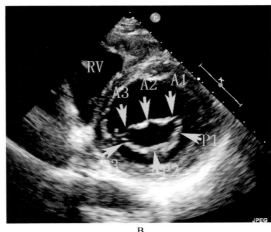

图 7 - 2 - 1　A. 胸骨旁长轴切面，显示二尖瓣前叶 A2 处、二尖瓣后叶 P2 处；B. 二尖瓣水平短轴切面，显示二尖瓣前叶 A1、A2、A3 及二尖瓣后叶 P1、P2、P3

LA，左心房；LV，左心室；AO，主动脉；RV，右心室

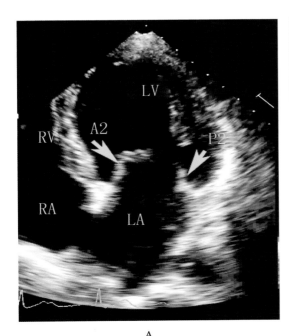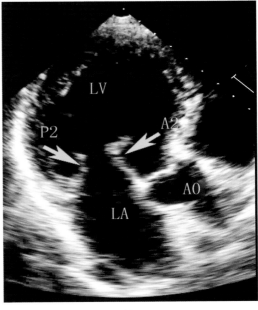

图 7 - 2 - 2　A. 心尖四腔心切面，显示二尖瓣前叶 A2 处、二尖瓣后叶 P2 处；B. 心尖长轴切面，显示二尖瓣前叶 A2 处、二尖瓣后叶 P2 处

LA，左心房；LV，左心室；RA，右心房；RV，右心室

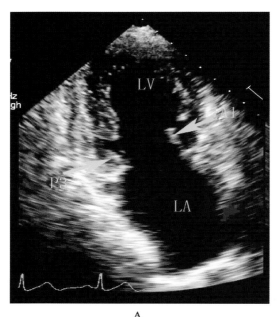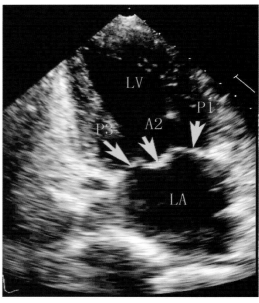

图 7-2-3　A. 心尖二腔心切面,显示二尖瓣前叶 A1 处、二尖瓣后叶 P3 处;B. 二尖瓣交界处长轴切面,显示二尖瓣
　　　　　后叶 P1、前叶 A2、后叶 P3

LA,左心房;LV,左心室

(二) 经食管二维、三维超声心动图

经食管二维超声心动图可通过 4 个食管中段切面完整显示二尖瓣[3](图 7-2-4)。

(1) 食管中段的四腔心切面:显示 A2、A3 和 P1。

(2) 食管中段的二尖瓣交界处切面:显示 A2、P1 和 P3。

(3) 食管中段的二腔心切面:显示 A1、A2 和 P3。

(4) 食管中段的长轴切面:显示 A2 和 P2。

经食管三维超声心动图通过二尖瓣的"三维外科视野"立体显示二尖瓣前后叶(图 7-2-5)。

图 7-2-6 为术前经食管超声心动图诊断二尖瓣后叶 P3 处脱垂并连枷的患者,因此该患者不适合经皮二尖瓣夹合术,而适合心外科二尖瓣成形术。

(三) 二尖瓣反流程度的定量评估

关于二尖瓣反流的定量评估,目前各个指南、文件的标准不完全一致,且一般分为轻度、中度、重度[3-5]。这种分法较为宽泛,不能很好反映手术前后的变化及体现手术效果。在 MitraClip 系列临床试验中以及之后许多二尖瓣反流介入治疗的临床研究中[6,7],将二尖瓣反流分为无(0+)、轻度(1+)、中度(2+)、中重度(3+)、重度(4+)。另外,国外指南和文件中,关于二尖瓣反流的定量评估标准甚为复杂,需要采集多个复杂的却不是非常精确的数据,这在临

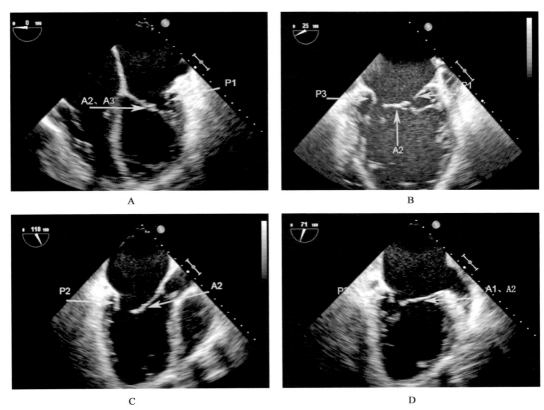

图 7-2-4　A. 食管中段的四腔心切面,显示 A2、A3 和 P1;B. 食管中段的二尖瓣交界处切面,显示 A2、P1 和 P3;
　　　　　C. 食管中段的二腔心切面,显示 A1、A2 和 P3;D. 食管中段的长轴切面,显示 A2 和 P2

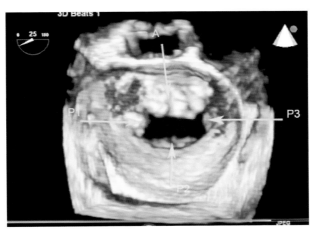

图 7-2-5　经食管三维超声心动图的"外科视野"从左心房向左心室
观察二尖瓣,完整显示二尖瓣前后叶(箭头所示)

床上,特别是在我国临床实践应用中的可行性较低。鉴于以上情况,结合我国的国情,反流程度分为无(0+)、轻度(1+)、中度(2+)、中重度(3+)、重度(4+)、极重度(5+),现将二尖瓣反流定量评估参数和方法学做一推荐,具体如下[8]。

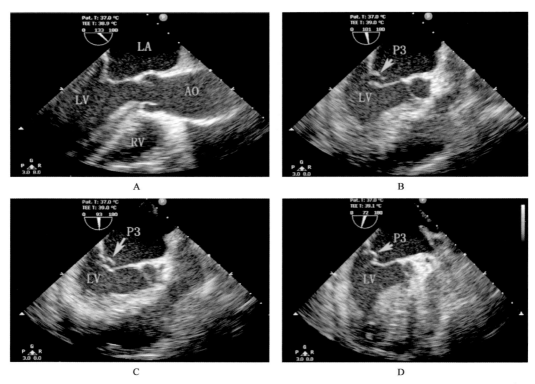

图 7-2-6 二尖瓣后叶 P3 处脱垂(72°~101°)

A. 食管中段左心室长轴切面(133°),二尖瓣前后叶未见脱垂;B. 食管中段左心室长轴切面(101°),显示二尖瓣后叶脱垂(P3 靠近 P2 处);C. 食管中段二腔心切面(93°),显示二尖瓣后叶脱垂并连枷(P3 处);D. 食管中段二腔心切面(72°),显示二尖瓣后叶脱垂(P3 处)。LV,左心室

1. 简化评估方法

该方法以反流束最窄部位宽度(vena contractawidth,VCW)为主要评价指标,以反流面积分数(RF)为第二参考指标,必要时结合反流容积(RVol)和有效反流口面积(EROA)。

(1) VCW<3 mm 为轻度反流。

(2) VCW 3~7 mm,MR 程度不确定(轻度、中度、中重度、重度),需要结合下述参数来评估:① 轻度 MR,RF<30%,RVol<30 ml,EROA<0.20 cm²;② 中度 MR,RF 为 30%~39%,RVol 为 30~44 ml,EROA 为 0.20~0.29 cm²;③ 中重度 MR:RF 为 40%~49%,RVol 为 45~59 ml,EROA 为 0.30~0.39 cm²;④ 重度 MR,RF≥50%,RVol≥60 ml,EROA≥0.4 cm²。

(3) VCW>7 mm 为重度、极重度反流。心腔的大小有助于评判 MR 的程度,左心功能状态会对反流的评估产生影响。对于保留左心室射血分数(LVEF≥60%),经胸二维超声心动图提示反流束冲击房顶部并且折返,定义为重度 MR;如果折返的血流束超过左心房中段,且 RF≥75%,RVol≥80 ml 定义为极重度 MR(图 7-2-7)。

2. 标准评估方法

该方法与国外最新指南[3]基本一致,但增加了极重度分级(图 7-2-8)。

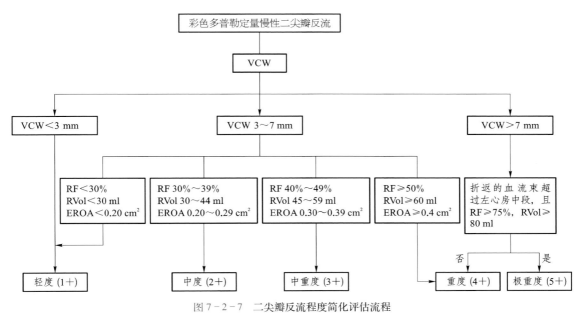

图 7-2-7　二尖瓣反流程度简化评估流程

VCW,反流束最窄部位宽度;RF,反流面积分数;RVol,反流容积;EROA,有效反流口面积

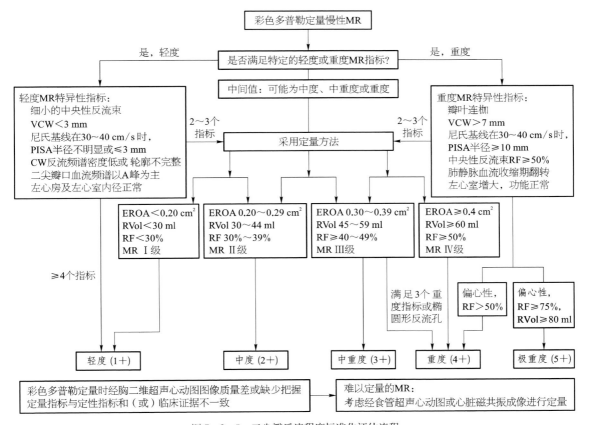

图 7-2-8　二尖瓣反流程度标准化评估流程

VCW,反流束最狭窄部位;EROA,有效反流口面积;RVol,反流容积;RF,反流面积分数;MR,二尖瓣反流

3. 方法学

具体如下。

（1）VCW：建议 TTE 胸骨旁左心室长轴切面和 TEE 食管中段左心室长轴切面，或者于反流最多的标准切面测量反流束最窄部位宽度。

（2）RF：建议 TTE 心尖四腔切面和 TEE 食管中段四腔切面，或者于反流最多的标准切面测量反流面积和相应的左心房面积。

（3）RVol 和 EROA：在无主动脉瓣反流时，建议多普勒连续方程法（$SV_{MV} - SV_{LVOT}$）测算，条件不符合时考虑近端等速表面积法（PISA）。

一些技术因素可能会影响到左心房内反流信号的出现，包括帧频、增益调节及探头频率。调节彩色标尺可以影响到反流束在左心房内分布的范围。彩色标尺调节到适中（50~70 cm/s），可以限制外溢影响，保持相对固定的技术因素，从而减少设备误差。

二、超声心动图在经皮二尖瓣夹合术中的应用

在经食管超声心动图实时引导下，夹合器的成功传送需要在介入医生与超声医生的精诚合作下才能完成。经皮二尖瓣夹合术需要一个标准的操作顺序，而且所有的操作顺序由经食管超声心动图监测和引导。

1. 引导房间隔穿刺

房间隔穿刺的监测是经食管超声引导的第一个目标，经食管超声心动图能清晰显示导管在房间隔的位置，并指导介入医生调节房间隔穿刺的位置，目的是为了使导管的位置向上和向后有利于导管的弧形容易到达二尖瓣的中央。食管中段的主动脉瓣水平短轴切面（多平面角度为 30°~60°，图 7-2-9）和食管中段上下腔静脉切面（多平面角度为 90°~100°，图 7-2-10）在房间隔穿刺时可以显示所有的相邻结构，从而避免夹合器与心内膜的接触。食管中段的四腔心切面（多平面角度为 0°~10°，图 7-2-11）能定量房间隔穿刺平面距二尖瓣瓣环平面的高度（正常范围在 3.5~4 cm）[9]。

2. 引导导管和夹合器进入左心房

当房间隔穿刺成功后，首先扩大房间隔穿刺点，从而允许传送系统及夹合器朝向二尖瓣反流方向。在超硬的导管推进过程中，用食管超声心动图监测有助于避免穿破左心耳及左心房壁，防止心脏压塞。在大多数操作过程中，显示导管的顶端能避免与后侧、侧面的左心房壁及左心耳接触，然后，传送导管向后转并且与二尖瓣的前向血流平行，为了使传送器与二尖瓣前向血流平行，应用经食管实时三维超声心动图从左心房向左心室显示"二尖瓣外科视野"，可观察二尖瓣与传送器的关系[10]。也可应用双平面，其中一个切面在内外交界处方向（多平面角度为 45°~70°），另一个切面在长轴方向（多平面角度为 110°~135°）。

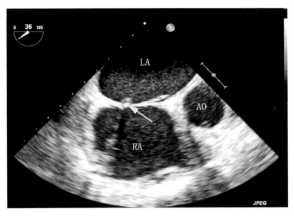

图 7-2-9　食管中段的主动脉瓣水平短轴切面,显示穿刺点位于房间隔中段卵圆窝处(箭头所示)

LA,左心房;RA,右心房;AO,主动脉

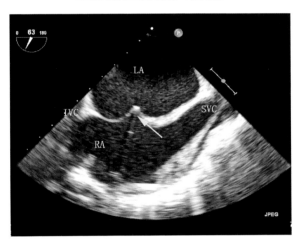

图 7-2-10　食管中段的上下腔静脉,显示穿刺点位于房间隔中段(箭头所示)

LA,左心房;RA,右心房;SVC,上腔静脉;IVC,下腔静脉

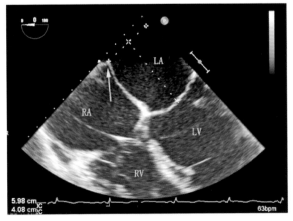

图 7-2-11　食管中段的四腔心切面,显示房间隔穿刺平面距二尖瓣瓣环平面的高度(箭头所示)

LA,左心房;LV,左心室;RA,右心房;RV,右心室

3. 指导夹合器在二尖瓣上方定位

夹合器应该置于彩色多普勒所显示的反流束最大处,这样能分裂二尖瓣反流束,同时与二尖瓣前向血流保持平行,一旦传送导管的顶端置于二尖瓣上方,即打开夹合器装置的臂。需要提到的是,在整个手术过程中,有两个超声视野非常重要,为手术的工作切面。一个是 X 平面,包括三腔心切面(左心室长轴切面)及两腔心切面(图 7 - 2 - 12),另一个是三维超声心动图的"二尖瓣外科视野"。

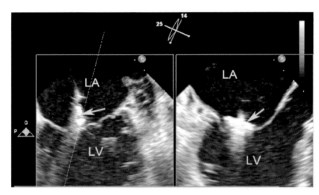

图 7 - 2 - 12　经食管双平面(左图为二尖瓣交界处双心腔切面,右图为左心室长轴切面)显示夹合器与二尖瓣前后叶垂直(箭头所示)

LA,左心房;LV,左心室

(1)X 平面:三腔心切面(左心室长轴切面)可以显示二尖瓣 A2、P2 的位置,捕获瓣膜前二尖瓣夹合器应该在这个切面显示为"V"字形,此时夹合器臂与二尖瓣开放线垂直,分别位于 A2、P2 的位置,在该切面通过调整夹合器位置可使夹合器更靠近前叶或后叶;两腔心切面显示 P1、A2、P3,捕获瓣膜前二尖瓣夹合器在该平面应该为线形,在该切面通过调整夹合器位置可使得夹合器更靠近瓣环内交界(P3 或 A3)或外交界(P1 或 A1)。

(2)三维超声心动图的"二尖瓣外科视野":可以整体观察夹合器的位置、臂指向的方向(图 7 - 2 - 13)。虽然在大约 1/3 的患者中获得经胃二尖瓣水平短轴切面比较困难,但是当实时三维超声心动图无效时,可应用经胃二尖瓣水平短轴切面来显示。

4. 引导夹合器进入左心室

在超声引导下,夹合器在舒张期进入左心室,用三维或多平面超声观察夹合器位置,避免夹合器钩绊腱索或乳头肌。缓慢回撤并调整夹合器位置,使其位于两个瓣叶中间位置,在左心室长轴切面,夹合器的两个臂翼应该全长显示(夹合器呈"V"字形),而在二尖瓣交界处双心腔切面,夹合器的两个臂翼不应被显示(夹合器呈直线形)。

5. 引导夹合器夹合与释放

进入左心室后,确定夹合器的位置和方向,将打开的夹合器往上提,并且从下面夹住二尖瓣前后叶的 A2 及 P2 部分,此时应用经食管实时三维超声心动图和双平面显像确定是否成功夹住

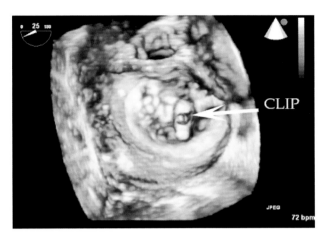

图7-2-13 经食管实时三维超声心动图显示二尖瓣夹合器位于
二尖瓣瓣口中央并与二尖瓣前后叶垂直(箭头所示)

CLIP,夹合器

二尖瓣前后叶。当其两个臂翼捕获二尖瓣两个瓣尖时旋转夹合装置,使两个臂翼向中线夹合并稳定夹住二尖瓣前后瓣尖,当确定二尖瓣前后叶被夹住后,二维及实时三维超声心动图均显示二尖瓣呈双口二尖瓣(图7-2-14),夹合器的臂被关闭,此时应用经食管超声心动图重新评价二尖瓣反流的程度。如果二尖瓣反流没有减少,夹合器翻卷并退回到左心房,并且重复上述同样的过程,直到二尖瓣反流明显减少,然后二尖瓣夹合器收紧,并与二尖瓣传送系统分离,在确认二尖瓣夹合器稳固后,附着于夹合器的导管被拉出并移除。最后,在肾上腺素注射前及注射后,应用经食管超声心动图再次评价二尖瓣反流的程度和二尖瓣跨瓣压差(二尖瓣跨瓣压差<5 mmHg),如果明确有中至重度二尖瓣反流,需要置入第二个夹合器,同样第二个夹合器应该置于血流汇聚和反流束最大处。而且在第二个夹合器置入后,再次评价第二个夹合器置

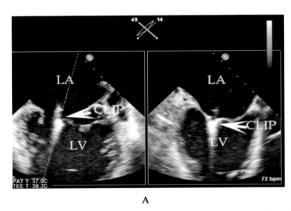

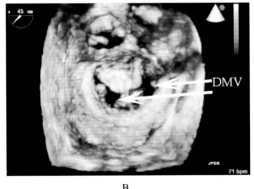

A

B

图7-2-14 A. 二维超声心动图显示夹合器夹住二尖瓣前后叶的中间位置(箭头所示);B. 实时三维超声心动图显示双口二尖瓣(箭头所示)

LA,左心房;LV,左心室;CLIP,夹合器;DMV:双口二尖瓣

入后的二尖瓣跨瓣压差,判断有没有出现急性二尖瓣狭窄(二尖瓣跨瓣压差>5 mmHg)。最后,对于低血压患者,应用负荷前及负荷后的血流动力学变化评价二尖瓣反流的程度[11]。

经皮二尖瓣夹合术是一个复杂、耗时的过程,需要心超医生和介入医生精诚合作。经食管实时三维超声心动图及实时的双平面图像克服了以往单平面显像需要在交界处切面和长轴切面之间的转换。同时实时监测心包腔可以早期探测血流动力学变化前心包积液的进展。

三、超声心动图在经心尖二尖瓣夹合术中的应用

经心尖二尖瓣夹合术需要一个标准的操作顺序,而且所有的操作顺序由经食管超声心动图监测和引导,其在单纯超声引导下即可完成手术[12]。目前经验显示,经心尖二尖瓣夹合术 ValveClamp 系统下的术中超声指导与 MitraClip 系统下的总体上类似,但仍有部分差异,其超声规范仍在探索中。超声的具体作用包括确定心尖穿刺点、引导系统跨瓣、定位夹合器的位置、引导夹合、监测夹合器释放,以及评价夹合效果、监测并发症等。

四、超声心动图在经皮和经心尖二尖瓣夹合术后的应用

在经皮和经心尖二尖瓣夹合术后,患者必须定期进行常规经胸超声心动图检查,随访内容包括:二尖瓣反流程度及跨瓣压差、夹合器位置是否移位或脱落、心腔大小、肺动脉压力、肺静脉血流、残余房间隔缺损大小及分流、左心室射血分数等情况。如果经胸超声心动图不能明确上述内容,则需要进行经食管超声心动图检查。

参 考 文 献

[1] Maisano F, La Canna G, Colombo A, et al. The evolution from surgery to percutaneous mitral valve interventions: the role of the edge-to-edge technique [J]. J Am Coll Cardiol, 2011, 58: 2174 - 2182.

[2] Wenzhi Pan, Cuizhen Pan, Hasan Jilaihawi, et al. A novel user-friendly transcatheter edge-to-edge mitral valve, repair device in a porcine model. 2018 [J]. Catheter Cardiovasc Interv, 2018, 1 - 7.

[3] Stone GW, Vahanian AS, Adams DH, et al. Mitral Valve Academic Research Consortium (MVARC). Clinical Trial Design Principles and Endpoint Definitions for Transcatheter Mitral Valve Repairand Replacement: Part 1: Clinical Trial Design Principles: A Consensus Document From the Mitral Valve Academic Research Consortium [J]. J Am Coll Cardiol, 2015, 66(3): 278 - 307.

[4] Zoghbi WA, Adams D, Bonow RO, et al. Recommendations for Noninvasive Evaluation of Native Valvular Regurgitation: A Report from the American Society of Echocardiography Developed in Collaboration with the Society for Cardiovascular Magnetic Resonance [J]. J Am Soc Echocardiogr, 2017, 30(4): 303 - 371.

[5] O'Gara PT, Grayburn PA, Badhwar V, et al. 2017 ACC Expert Consensus Decision Pathway on the Management of Mitral Regurgitation: A Report of the American College of Cardiology Task Force on Expert Consensus DecisionPathways [J]. J Am Coll Cardiol, 2017, 70(19): 2421 - 2449.

[6] Feldman T, Foster E, Glower DD, et al. EVEREST II Investigators. Percutaneous repair or surgery for mitral regurgitation [J]. N Engl J Med, 2011, 364(15): 1395 - 1406.

[7] Stone GW, Lindenfeld J, Abraham WT, et al. COAPT Investigators. Transcatheter Mitral - Valve Repair in Patients with Heart Failure [J]. N Engl J Med, 2018, 23.

［8］ 中国医师协会超声分会超声心动图专业委员会,中华医学会超声医学分会超声心动图学组,中华医学会心血管病分会结构性心脏病学组,等.二尖瓣反流介入治疗的超声心动图评价中国专家共识[J].中国介入心脏病学杂志,2019,27(1)：43－48.

［9］ Silvestry FE，Rodriguez LL，Herrmann HC，et al. Echocardiographic guidance and assessment of percutaneous repair for mitral regurgitation with the Evalve MitraClip：lessons learned from EVEREST I［J］. J Am Soc Echocardiogr，2007，20：1131－1140.

［10］ Faletra F，Grimaldi A，Pasotti E，et al. Real-time 3-dimensional transesophageal echocardiography during double percutaneous mitral edge-to-edge procedure［J］. J Am Coll Cardiol Img，2009，2：1031－1033.

［11］ Nina CW，Robert J. Siege. Peri-interventional echo assessment for the MitraClip procedure［J］. European Heart Journal — Cardiovascular Imaging，2013，14：935－949.

［12］ 潘文志,周达新,魏来,等.经心尖二尖瓣夹合术 1 例报道[J].中国医学前沿杂志(电子版),2018,10(9)：25－26.

第三节 · 超声心动图在经导管人工瓣膜瓣周漏封堵术中的应用

孔德红 潘翠珍

瓣周漏(paravalvular regurgitation)是人工瓣膜置换术后常见的并发症,发生率为2%～17%。既往瓣周漏的治疗主要以外科手术为主,进行瓣周漏修补或者置入新的人工瓣膜,但是再次开胸手术风险大,死亡率高。近年来,经皮瓣周漏封堵术得到迅速发展并被推广应用。随着瓣周漏封堵术的不断发展、各种器械的不断改善,在有经验的临床中心瓣周漏封堵术成功率可达80%～85%(瓣周漏反流量减少至轻度及以下)。超声在瓣周漏封堵术的术前评估、术中监测及术后随访等均起到重要作用,主要包括:术前明确病变的部位和瓣周漏程度,术中指导导丝和封堵器等器械的输送和定位、观察有无心包积液等并发症,术后评价封堵器功能和残余漏情况[1]。经食管超声心动图能够获得更清晰的图像,并且能观察瓣膜及心腔内赘生物或附壁血栓。新近出现的经胸及经食管实时三维超声心动图技术能够更加完整地显示缺损的部位、数目和形态大小,从而比传统二维超声心动图提供更为丰富的信息。

一、超声心动图在二尖瓣瓣周漏封堵术中的应用

(一) 超声心动图术前评估二尖瓣瓣周漏

超声心动图是诊断瓣周漏最简单及最敏感的检查方法。经胸超声心动图探查二尖瓣瓣周漏的主要切面为胸骨旁左心室长轴切面、二尖瓣水平短轴切面、心尖四腔心切面、心尖长轴切面及心尖二腔心切面(图7-3-1),二维超声表现为瓣环外周的回声中断,小的瓣周漏可无明显的回声中断,但是彩色多普勒可以显示起源于瓣环外的瓣周反流束,大的瓣周漏除了能显示明显的回声中断及穿梭血流外,还可以看到瓣环摆动现象。

由于人工瓣膜有后方声影,应用经胸超声评价人工机械二尖瓣的时候容易遮盖反流束。经食管超声具有较好的优势,此时左心房变成近场,更容易探查和显现瓣膜的反流束起始口及反流程度。在应用经食管超声评价人工二尖瓣瓣周漏的时候,应多切面、多角度去探查可能的漏口,二维超声表现为瓣环外周回声中断,彩色多普勒可见该处舒张期穿梭血流、收缩期瓣周反流(图7-3-2)。瓣周漏出现的位置多变不固定,有时候不止一处,常规切面可能无法探查到明显的瓣周漏,此时推荐经胃底左心室短轴切面,或者应用实时三维超声心动图,这两者均

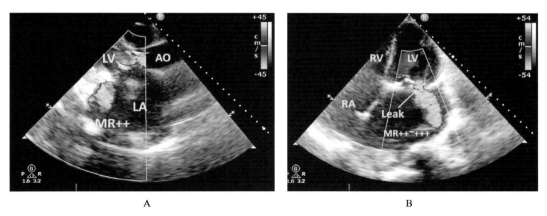

图 7-3-1 A. 胸骨旁长轴切面,彩色多普勒示左心房内轻度二尖瓣反流,但是反流束的起始位置显示不清;B. 心尖四腔心切面,显示人工生物二尖瓣瓣侧方轻至中度瓣周漏

LA,左心房;LV,左心室;AO,主动脉;Leak,瓣周漏;MR,二尖瓣反流

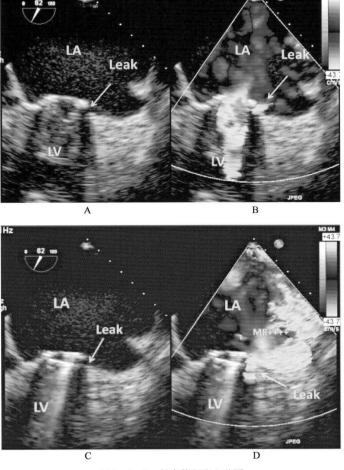

图 7-3-2 经食管超声心动图

A. 箭头处可见二尖瓣环侧方回声中断;B. 可见舒张期左心房血流经瓣口及瓣周漏口进入左心室;C、D. 二维(C)和彩色(D)实时对比成像显示重度瓣周漏。LA,左心房;LV,左心室;Leak,瓣周漏;MR,二尖瓣反流

能够显示整个人工瓣的缝合缘,有助于对瓣周漏的定量和定位。经食管超声心动图对二尖瓣瓣周漏的定位可以参照 Meloni L 等推荐的方法[2]。该方法将左心室短轴的圆周分成 12 等份,主动脉根部处被定为 0 点及 12 点,左心耳处为 9 点,在此基础上使用位点或角度来描述病变的位置(图 7-3-3)。

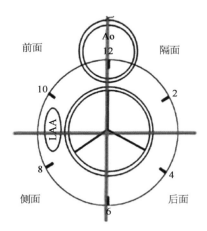

图 7-3-3　二尖瓣瓣周漏定位方法示意图

使用经食管超声心动图不但可以更清晰地显示瓣周漏的部位,还可以观察人工瓣周脓肿形成、赘生物以及心房、心耳血栓等经胸超声难以显示的内容。由于在瓣周漏患者中可能停用了抗凝治疗,所以存在瓣膜及心腔内血栓形成的可能,而心腔内血栓形成存在脑卒中的风险,因此这种情况下需停止或推迟介入治疗。如果发现有人工瓣瓣周脓肿形成或者瓣周漏口有赘生物附着,这也是封堵术的禁忌证。

(二) 超声心动图在二尖瓣瓣周漏介入封堵术中的应用

在术前详细超声检查的基础上,介入术开始前需要再做一次简要的超声检查,让手术医师实时地观察病变部位和反流的程度,有条件时可应用经食管实时三维超声心动图模拟手术视野,帮助手术医师理解病变空间位置[3]。同时还可以应用三维超声精确测量缺损面积大小,协助手术医师选择合适的封堵器[4,5]。对于病变较大(大于 25%瓣周)者可能需要一个以上的封堵器。当病变较大导致人工瓣膜支架欠固定而出现明显的摆动活动时,介入术中封堵器脱落的风险较大,这种情况不宜行封堵治疗。

二尖瓣瓣周漏的封堵最常采用的途径为经股静脉插管,经房间隔穿刺至左心房,超声心动图可以引导房间隔穿刺,增加穿刺成功率及降低并发症。房间隔穿刺成功后,选用合适的导管和导丝于左心房穿过瓣周漏进入左心室。此时超声可以判断导丝是通过瓣周漏的缺损部位还是通过瓣口进入左心室,有研究显示经食管三维超声在导丝定位方面较二维超声有更显著的优势。确定导丝通过瓣周漏后导入长交换导丝及所选的与封堵器匹配的输送鞘管至左心室,在左心室腔内打开封堵器后,再打开左心房面的封堵伞。两侧封堵器打开后,使用超声即时评价有无残余分流以及人工瓣膜启闭是否受影响,确定无误后方可释放封堵器(图7-3-4)。其他的入路途径还有经颈静脉或经股动脉路径。经颈静脉及上腔静脉行低位房间隔穿刺难度较大,此时超声心动图可以协助寻找合适的穿刺位点,而经股动脉逆行进入左心室时,心腔内有肌小梁、乳头肌及腱索等,超声心动图可以协助监测导丝及输送鞘有无损伤心腔内结构及有无心包积液等。

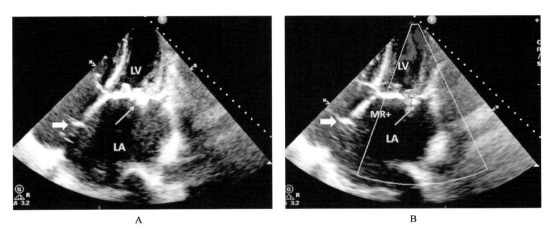

图 7-3-4 经胸超声心动图监测二尖瓣瓣周漏封堵术中

A. 心尖四腔心切面,黄色箭头指向处为瓣周漏封堵器,白色短箭头指向处为穿过房间隔的导丝;B. 同一切面的彩色多普勒显像,显示封堵器边缘细束残余瓣周反流。LA,左心房;LV,左心室;MR,二尖瓣反流

(三) 超声心动图在二尖瓣瓣周漏介入封堵术后疗效评价

包括术后即刻疗效评价和长期随访。封堵器释放后即刻,需行超声心动图检查评价瓣周残余漏情况,残余漏较多时可以考虑增加封堵器的数目。术后即刻和长期随访内容还包括封堵器位置是否移位或脱落、心腔大小、肺动脉压力、肺静脉血流、残余房间隔缺损大小及分流、左心室射血分数等情况。如果经胸超声心动图不能明确,则需要进行经食管超声心动图检查。

二、超声心动图在主动脉瓣瓣周漏封堵术中的应用

(一) 超声心动图术前评估主动脉瓣瓣周漏

评价人工主动脉瓣时,经胸超声常规切面主要有:胸骨旁左心室长轴切面、大动脉短轴切面、心尖五腔心切面及心尖左心室长轴切面。若在以上常规切面探查到可疑瓣周漏时,应多切面结合彩色多普勒进行仔细探查,对于小的瓣周漏回声失落可不明显,彩色多普勒更敏感,需探查瓣周漏的起始处及评估反流程度(图7-3-5)。

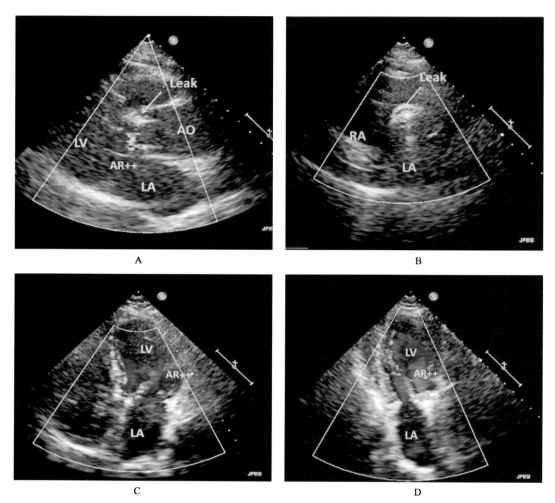

图 7-3-5　A. 胸骨旁左心室长轴切面,彩色多普勒示主动脉瓣瓣环前侧轻度瓣周漏;B. 大动脉短轴切面,彩色多普勒示瓣周反流位于右冠窦区;C、D. 分别为心尖四腔心切面及心尖长轴切面,均显示轻度主动脉瓣反流,但是反流束的起始位置不明确

LA,左心房;LV,左心室;RA,右心房;AO,主动脉;AR,主动脉瓣反流;Leak,瓣周漏

　　经食管超声对瓣周漏的定位更精确,对反流程度的评价也更准确(图7-3-6)。受机械瓣声影的影响,经胸超声对主动脉瓣后方病变显示欠佳,同样的经食管超声对主动脉瓣前侧病变显示欠清,三维超声也无法解决这个问题。因此,有专家推荐对于前侧瓣周漏应用经胸超声进行探查就已足够,而后侧瓣周漏应进一步行经食管超声检查。经食管超声检查的切面有:食管中段水平的长轴及短轴切面,100°~120°左心室长轴切面,0°经胃底五腔心切面等。对于主动脉瓣瓣周漏的定位,主要描述瓣周漏是位于左冠窦、右冠窦还是无冠窦区,这样有利于手术医生进行相应位置的升主动脉造影。

　　在评价人工机械主动脉瓣瓣周漏的时候,如果瓣周漏位于右冠瓣及左冠瓣区时,瓣周漏与

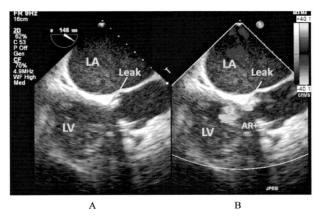

图7-3-6 经食管超声心动图：146°变异的左心室长轴切面

A.箭头处可见主动脉后方左冠窦处回声中断；B.可见舒张期起源于该处的轻度瓣周漏。
LA,左心房；LV,左心室；Leak,瓣周漏；AR,主动脉瓣反流

冠状动脉的开口距离也需要探查（图7-3-7）。如果冠状动脉开口离主动脉瓣瓣环太近可能会影响封堵器的选择及手术的成功。经胸超声胸骨旁左心室长轴切面可以探查并测量主动脉瓣瓣周漏与右冠状动脉开口位置的距离。而瓣周漏与左冠状动脉开口位置的距离测量需要应用经食管实时三维超声心动图。

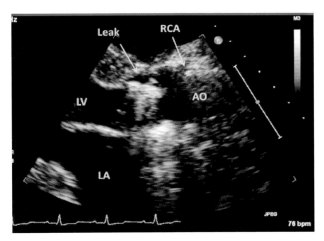

图7-3-7 胸骨旁左心室长轴切面，箭头处分别为瓣周漏及右冠状动脉开口处

LA,左心房；LV,左心室；AO,主动脉；Leak,瓣周漏；RCA,右冠状动脉

(二) 超声心动图在主动脉瓣瓣周漏介入封堵术中的应用

主动脉瓣瓣周漏封堵术最常用的是经股动脉途径,采用股动脉逆行插管,行升主动脉造影以明确瓣周漏的位置及反流程度。然后选用合适的导管和导丝,于升主动脉经瓣周漏进入左心室。术中超声心动图可以监测导丝位置,避免其经过人工瓣膜而非瓣周漏进入左心室。导入交换导丝及配套的输送鞘将封堵器输送至左心室,先打开左心室面的封堵器,再打开主动脉

面的封堵器。两侧封堵器均打开后,应用超声实时观察瓣周漏有无残余分流、封堵器有无影响冠状动脉血流、人工瓣膜启闭活动情况等,确认无误后方可释放封堵器(图7-3-8)。若仍有较多残余分流,可考虑应用多个小的封堵器进一步封堵。

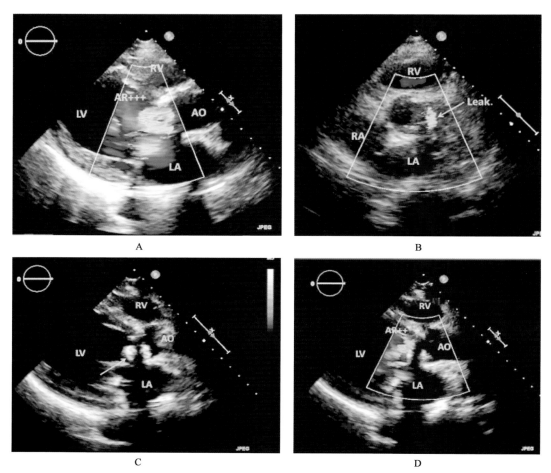

图7-3-8　A.胸骨旁左心室长轴切面,彩色多普勒示中度主动脉反流,但是瓣环内反流还是瓣周反流显示欠清;
　　　　　B.大动脉短轴切面,彩色多普勒示瓣周反流位于左冠窦区;C、D.均为术中封堵监护图像,可清晰地显示
　　　　　封堵器的位置,彩色多普勒示封堵后仍有轻度瓣周反流
　　　　　LA,左心房;LV,左心室;RA,右心房;RV,右心室;AO,主动脉;AR,主动脉瓣反流;Leak,瓣周漏

(三) 超声心动图在主动脉瓣瓣周漏介入封堵术后疗效评价

　　包括术后即刻疗效评价和长期随访。由于瓣周漏大多形态不规则甚至伴有多处漏口,封堵术后的残余漏比较常见。封堵器释放后即刻,需行超声心动图检查评价瓣周残余漏情况,残余漏较多时可以考虑增加封堵器的数目。术后即刻还要观察封堵器是否固定、有无影响冠状动脉血流、人工瓣膜的启闭活动、有无心包积液及左心系统气泡等并发症。术后长期随访内容包括心腔大小的变化、残余漏情况以及人工瓣膜的启闭功能等。

综上所述,超声心动图在瓣周漏介入治疗的术前评估、术中监测及术后疗效评价中发挥着重要作用,近年来实时三维超声等新技术的发展能够为手术医师提供更加丰富的信息。然而目前超声心动图技术仍然存在一定的局限性,未来超声技术的进一步发展有望逐步提高对瓣周漏的定位、定量诊断的准确性。

参 考 文 献

［1］ Zamorano JL, Badano LP, Bruce C, et al. EAE/ASE recommendations for the use of echocardiography in new transcatheter interventions for valvular heart disease［J］. J Am Soc Echocardiogr, 2011, 24(9): 937 - 965.

［2］ Meloni L, Aru GM, Abbruzzese PA, et al. Localization of mitral periprosthetic leaks by transesophageal echocardiography［J］. Am J Cardiol, 1992, 69(3): 276 - 279.

［3］ García-Fernández MA, Cortés M, García-Robles JA, et al. Utility of real-time three-dimensional transesophageal echocardiography in evaluating the success of percutaneous transcatheter closure of mitral paravalvular leaks［J］. J Am Soc Echocardiogr, 2010, 23(1): 26 - 32.

［4］ Spoon DB, Malouf JF, Spoon JN, et al. Mitral paravalvular leak: description and assessment of a novel anatomical method of localization［J］. JACC Cardiovasc Imaging, 2013, 6: 1212 - 1214.

［5］ Kinno M, Raissi SR, Olson KA, et al. Three-dimensional echocardiography in the evaluation and management of paravalvular regurgitation［J］. Echocardiography, 2018, 35(12): 2056 - 2070.

第八章

经导管瓣膜治疗术
相关的护理

随着临床上经皮主动脉瓣置换术、经导管和经心尖二尖瓣夹合术的开展,围手术期和术后患者的护理也面临着极大的挑战,尽管高难度瓣膜手术后护理内容与一般心脏介入术后护理内容有很多相近之处,但由于患者高龄、高危及手术操作复杂等因素,其并发症的发生率远高于一般心脏介入手术。如何进行完备充分的术前准备,如何应对患者术后伤口管理、静脉营养、疼痛管理及康复护理,特别是并发症的预防、发现和处理,是目前护理工作的重点。随着我国心脏瓣膜病手术量的逐渐增加,瓣膜治疗术相关护理工作也在日益完善并在临床实践中不断积累经验。

第一节 · **TAVR 围手术期护理**

黄晨旭 林颖

(一) 术前护理

1. 病情观察

主动脉瓣狭窄患者在代偿期可无症状,后期患者大多有疲乏、呼吸困难、心绞痛、眩晕/晕厥等,甚至猝死。护士需密切观察患者有无胸闷、胸痛等心绞痛症状;有无多汗、心悸等心律失常症状;有无眩晕或晕厥的发生;有无乏力、夜间阵发性呼吸困难、端坐呼吸、咳粉红色泡沫痰等心功能不全的表现,如有异常及时与医生联系,做好相应处理。

2. 积极改善心功能

为保证患者以最佳的心功能状态接受手术,护理措施有: ① 遵医嘱予强心、利尿药,纠正水、电解质紊乱;② 每日监测患者体重、出入量、水肿情况;③ 监测患者心率/心律;④ 去除各种诱发心力衰竭急性发作的诱因,如感染、劳累等。

3. 术前准备

(1) 一般准备。根据医嘱完善常规检验及检查,再次向患者详细介绍手术的目的、方法及注意事项,减轻患者紧张心理,取得配合。手术前一天做好皮肤准备,遵医嘱禁食、禁水。手术当日更换清洁衣裤,取下所有饰品及活动义齿,测量生命体征,遵医嘱导尿并建立静脉通路,完善手术交接与转运。

(2) 血栓风险评估。从患者危险因素、临床危险因素、实验室检查三方面进行评估。考虑到手术会增加患者发生血栓的风险,因此,需提前做好血栓风险预防健康教育,告知患者术后应配合医生积极进行早期主动和被动运动,配合抗凝治疗等。

(二) 术后护理

1. 一般护理

(1) 全麻术后护理。落实全麻术后护理,清醒患者如无禁忌,气管插管拔除后 2～4 h 开始予少量流质,若无呛咳,再逐步过渡到半流质饮食。

(2) 血流动力学监测。TAVR 术后血流动力学不稳定,潜在并发症较多,需要密切监测和护理。患者术后需转入监护室进行持续心电、血压监护,监测患者的心律、呼吸、动脉血压、血氧饱和度等。

（3）局部伤口护理。经股动脉入路时，密切观察腹股沟处伤口有无出血、血肿、假性动脉瘤等，观察术肢的皮温、皮色和足背动脉搏动情况，并遵医嘱双下肢制动，同时嘱趾端活动，预防血栓形成[1]；经颈动脉入路时，密切观察患者颈部伤口有无出血、血肿，有无呼吸困难等症状[2]。经心尖入路时，密切观察患者心尖部伤口有无出血，有无纵隔出血、心脏压塞、气胸等症状[3]。所有伤口均需观察有无红、肿、热、痛等感染征象，保证无菌操作。

（4）导管护理。TAVR 术后一般留置中心静脉导管、有创血压监测导管、临时起搏器导管和导尿管。护士需每小时对各导管进行观察，保证导管固定妥善、通畅，穿刺处无渗血、渗液，并及时记录引流液的色、质、量。

（5）疼痛管理。疼痛作为第五大生命体征，同时影响着患者的生理和心理健康[4]，有效的疼痛管理措施能够减少术后各类并发症的发生。患者术后最主要的疼痛来源为导管穿刺处伤口和制动期间的腰背部疼痛。护士可采用各类量表进行疼痛评估，鼓励患者向护士积极表达术后的疼痛感受，并根据患者疼痛评分结果给予相应护理措施。

（6）抗凝治疗护理。TAVR 术后需要常规进行抗凝治疗以防血栓形成。密切观察患者的出血征象，如全身皮肤、黏膜、胃肠道有无出血及引流液有无异常等。指导患者勿挖鼻、使用软毛牙刷清洁口腔、穿柔软衣物、穿刺后适当延长按压时间[1]。

（7）康复护理。患者术后因心理因素常常惧怕早期运动，护士应向其充分解释早期康复运动的益处，并做好伤口的观察、导管的固定、生命体征的监测，保障患者康复运动期间的安全。卧床期间，护士鼓励和指导患者进行小范围的主动和被动运动，如活动脚趾、足背屈伸运动、适当抬高下肢等预防深静脉血栓，并鼓励患者咳嗽和进行呼吸训练；解除制动后，逐渐抬高床头直至坐位，并进行上肢肌力训练、下肢无疼痛范围内的主动屈曲运动、适当的肌肉等长收缩练习。患者能耐受此康复强度后的第二日再进行床边坐位训练、下肢抗阻力训练、床边站位训练，并逐日过渡到病房内、病区内步行。

2. 并发症护理

术后严密监护、预防并及时发现和处理并发症是 TAVR 术后护理的主要内容[1]。

（1）心脏（心律失常、心脏压塞、心肌缺血、低心排综合征、瓣周漏）。TAVR 术后最常发生的心律失常为心脏传导阻滞，当患者术后心率下降或心电图显示传导阻滞时应立即通知医生[5]；发生心脏压塞时患者会出现心悸、胸闷、血压下降等症状，听诊心音遥远；当冠状动脉受损或阻塞时会导致心肌缺血，其中心肌梗死是 TAVR 术后最严重的并发症，患者术后出现胸痛时应警惕心肌缺血的发生[6]；低心排综合征是心脏术后最严重的生理异常，是导致术后患者死亡的主要原因之一，患者可出现心率增快、脉压变小、血压下降、四肢发冷苍白或发绀等，尿量可减少[7]；发生瓣周漏时患者会出现溶血（血尿、皮肤黄染等）、胸闷症状[1]。当护士观察到患者有上述症状时应立即通知医生，配合医生进行处理。

（2）局部血管（出血、血肿、假性动脉瘤、动脉夹层）。术后需密切观察患者伤口部位情况，当伤口处出现渗血、肿胀或疼痛等，均应立即通知医生，协助医生进行处理，同时提醒医生预约相关检查协助诊断。

（3）感染（伤口和导管相关感染、肺部感染、感染性心包炎）术后预防感染的主要护理措施包括：① 严格执行无菌操作；② 密切观察伤口，导管留置处有无红、肿、热、痛等征象；③ 监测体温和血生化指标；④ 遵医嘱使用抗生素；⑤ 协助患者翻身、拍背、咳痰和呼吸功能锻炼，协助尽早下床活动。

（4）脑卒中[8]。术后需密切观察患者的意识、感知觉以及活动状况。当患者出现意识模糊、谵妄、言语不清、感知觉异常等情况时应立即通知医生。

（5）肾功能损伤[9]。术后预防和早期发现肾功能损伤的护理措施主要有：① 遵医嘱予水化治疗；② 监测尿量；③ 监测血生化中的肾功能指标。

3. 出院指导

嘱患者定期随访，建立健康的生活方式。出院后患者需继续服用降压、抗凝和控制心率等药物，责任护士为其准备随访手册，督促和指导患者安全用药，并告知患者出院后需要继续观察有无出血征象，每日测量血压、脉搏，定期复查超声心动图、甲状腺功能、电解质、凝血功能等，并告知患者如有胸闷、气促症状、心率/心律和血压异常、有出血倾向等情况时应立即就诊。日常生活中选择低盐、低脂饮食，控制体重，避免劳累和情绪激动，保持大便通畅。在康复运动方面根据医生制定的运动方案进行运动，一般出院后 1 个月内以步行运动为主，1 个月后到专科门诊进行运动评估。

（三）结语

尽管 TAVR 术后护理内容与一般心脏介入术后护理内容有很多相近之处，但由于患者高龄、高危及手术操作复杂等因素，其并发症的发生率远高于一般心脏介入手术。因此 TAVR 术后护理，特别是并发症的预防、发现和处理对护士的专业水平要求较高。但随着我国 TAVR 手术量的逐渐增加，护理经验也在日益完善。

参 考 文 献

[1] 杨秀梅,纪代红,李庆印.主动脉瓣狭窄患者经导管主动脉瓣植入术后的护理进展[J].中华护理杂志,2017,52(9)：1128 –1133.

[2] 潘文志,周达新,张晓春,等.经颈动脉途径行经导管主动脉瓣置换术治疗重度主动脉瓣狭窄的安全性和有效性[J].中华心血管病杂志,2018,46(3)：198 – 202.

[3] 罗晓娜.经心尖主动脉瓣置换术患者的围术期护理[J].中国循环杂志,2015,(z1)：173.

[4] 黎晓艳,童莺歌,陈佳佳,等.国外疼痛评估循证护理实践指南解读[J].护理学杂志,2017,32(16)：14 – 17.

[5] 詹智,管丽华(综述).经导管主动脉瓣植入术后的起搏器植入[J].心血管病学进展,2016,37(5)：455 – 459.

［6］ 朱灏,任晓敏,潘道蓉,等.经导管主动脉瓣置换术后心肌损伤的荟萃分析[J].国际心血管病杂志,2016,43(4):246-250.

［7］ 于欣,郝云霞,阎秀英,等.12例经导管主动脉瓣置入术后并发症的监护[J].中华护理杂志,2014,49(5):540-542.

［8］ 于欣,郝云霞,阎秀英,等.8例升主动脉途径经导管主动脉瓣置入术后护理[J].中华护理杂志,2015,50(5):574-576.

［9］ 林剑靖,刘先宝.2例经导管主动脉瓣植入术治疗高危主动脉瓣重度狭窄患者的护理[J].中华护理杂志,2014,49(2):161-164.

第二节 · **TAVR 术中护理**

朱丽 凌华兴 施丽雯

TAVR 是通过患者的动、静脉系统或左心室心尖,利用介入导管将人工心脏瓣膜输送至主动脉瓣区后打开,替代原有主动脉瓣,实现瓣膜的正常生理功能[1]。TAVR 与外科手术相比具有创伤小、恢复快等优点,显著改善了主动脉瓣狭窄患者的生存时间及功能状态[2]。本文将 TAVR 术中护理概括如下。

(一) 用物准备

(1) 术前用物准备：① 血管鞘：动脉鞘 6F×3、9F×1、20F×1;微穿刺鞘 4F×1。② 导丝：J 形 260 cm×0.035 交换导丝、J 形 150 cm×0.035 造影导丝、260 cm×0.035 超硬导丝、260 cm×0.035 超滑直头导丝、300 cm×0.018 PTCA 导丝。③ 造影管：6FAL1、6FAL2、6FJR4、6FPig 180°、6FPig 145°。④ 血管封合器：6F ProGlide×4、6F Angio‐Seal×2。⑤ 注射器：普通注射器 10 ml、20 ml;螺纹注射器 10 ml、20 ml、50 ml。

(2) 瓣膜装载准备：① 瓣膜安装工作台：长×宽>1.8 m×0.5 m。② 装载盆×1、无菌碗×4、无菌冰 500 ml×2、冰生理盐水 500 ml×8、剪刀、镊子、纱布。

(3) 术后用物准备：止血贴片、8 寸绷带、弹力绷带、加压带。

(4) 其他用物准备：ACT 仪、IABP 机、临时起搏器、高压注射器、外周血管覆膜支架、5F 临时漂浮导管、"鹅颈式"抓铺器。

(二) 麻醉配合

(1) 麻醉师、护士、技术员对患者进行三方核查,确认身份、手术无误。

(2) 麻醉时,协助麻醉师进行深静脉穿刺、气管插管,持续生命体征监测(含动脉压)。

(3) 导尿。

(4) 安置患者体位,妥善安置心电监护电极片、除颤仪贴片,避开手术区域。

(5) 协助医生消毒、正确铺巾。

(6) 妥善固定各路管路(中心静脉置管、呼吸机管道、经食管超声探头、外周动静脉管路、导尿管),确保管道通畅。

(7) 正确连接动脉压力监测压力换能器,并正确归零,调整与腋中线同一水平。

(8) 为了避免患者因全身麻醉所致的体温过低,护理人员应对患者进行体温监测,设置环境温度在32~36℃,保温毯平放在患者身体下方,有效监测患者四肢皮色皮温及足背动脉搏动,避免皮肤褶皱形成压疮。

(三) 评估生命体征

(1) 手术过程密切观察心率、心律、血氧饱和度、有创动脉血压、中心静脉压及尿量,及时发现由手术操作导致的心律失常、心脏压塞等致命并发症。

(2) 术中评估患者补液速度,并根据患者年龄和心功能情况不同而设置,避免因补液速度过快带来循环负荷加重。

(3) 检查临时起搏器输出频率、输出电压、感知灵敏度等各项调节器是否灵敏,预备充足电池电量。

(4) 当临时起搏电极放至右心室后,护理人员应及时连接起搏器和起搏导管,遵医嘱起搏器试运行,参数设置,起搏频率一般高于患者自身心率10~20次/min,输出电压2~5 V,感知灵敏度2~3 mV,呈备用状态。

(四) 无菌技术

(1) 消毒范围:颈部、肩部、胸部、腹部,上至下颌缘及两侧下颌角,两侧到腋中线或腋后线,下至耻骨联合水平,双侧腹股沟及大腿上1/3。

(2) TAVR手术导管材料品种繁多,术前物品准备充分、适用,熟知每一种导管和导丝的用途、规格型号、管腔直径,分类放置各类导管、导丝,术中必用的导管、导丝定点放置,以保证术者使用时及时、正确传递。

(3) 在开启一次性导管、导丝前优先核对,核对无误后充分打开提供给手术者,打开时始终保持开口面向无菌台面,严格无菌技术操作,防止院内感染发生。

(五) 入路穿刺护理

(1) 术中鞘管直径大(18F)、血管穿刺点多(包括颈静脉置管、左右股动脉置管等)、经血管入路操作多(包括置入临时起搏器导线、输送主动脉瓣支架系统、造影鞘管等),提供术者有效光源照明有助于提高穿刺成功率。

(2) 术中严密监测患者全血激活凝血时间(ACT)动态变化,使ACT维持在250~300 s。同时,术中应观察患者皮肤黏膜、口腔、四肢有无出血点,避免因肝素抗凝过量所致的出血。

(3) 评估患者动脉血压的变化非常重要,既须防止术中心脏压塞引起低血压的出现,也要注意动脉血压不能过高,否则可能有穿刺部位出血的可能。

(六) 导丝跨瓣护理评估

（1）由于患者均有严重主动脉瓣狭窄，且瓣膜增厚、变硬，即便使用直头导丝，进入左心室仍有一定难度，有时需反复操作尝试，耗时较长。护理人员需要准备不同指引导管有效为术者提供不同尝试[8]。

（2）直头导丝头端既直又硬，在其进入左心室时，护理人员需要警惕术者因用力过猛引起主动脉窦部或左心室穿孔。

(七) 球囊扩张护理

（1）进行球囊扩张时，应行快速右心室起搏（160~220 次/min），以减少每搏输出量、心排血量及跨瓣血流，减少球囊受到的冲击力，避免导管、球囊的滑动，使球囊扩张更易于进行。

（2）如果血压太低（收缩压<100 mmHg），则不能起搏。此时可用缩血管药物升高血压。

（3）起搏时间应小于 15s。起搏数秒后，当收缩压<50 mmHg 时，开始快速充分地扩张球囊、抽瘪球囊，后停止起搏。

（4）过程中应加强心电监护，做好除颤准备。

(八) 瓣膜及输送系统护理准备

（1）瓣膜运输及备用时均放置于无菌存放液内，使用前在无菌器械台上通过特制环形压缩安装器，将支架瓣膜压缩并装入输送系统中。

（2）护理人员在安装过程中特别注意瓣膜的开口方向，如果开口方向错误，会使瓣膜释放后开合方向错误，导致手术的失败。

（3）评估瓣膜尺寸，这关系到瓣膜释放时是否能充分打开，检查连接注射器与球囊注入口连接固定是否紧密，如果有液体漏出，会导致球囊打开不充分。

(九) 定位释放及球囊后扩张护理

（1）TAVR 最易引起心脏压塞的步骤是进输送鞘及置入瓣膜。此时加硬导丝受到向前的冲力可能刺破左心室。

（2）此时患者处于心动过速状态，护理人员应密切监护患者的心电图改变，注意观察有无室上性心动过速、室性心动过速、心房颤动或者心房扑动等非窦性心动过速的发生。在术者停止快速起搏时患者是否可以恢复正常频率的窦性心律，若发现异常及时告知术者[9,10]。

（3）在支架型瓣膜安置后，护理人员应注意观察患者心电图的 ST－T 段与手术前比较有无改变。由于患者术中处于全身麻醉状态，无法表达胸痛等心肌梗死可能出现的不适主诉。因此在支架型瓣膜安置后需严密观察患者心电图的变化，若有异常及时告知术者。

（十）术中并发症护理

（1）瓣膜支架脱落：瓣膜支架与患者瓣环不匹配的原因包括瓣膜支架尺寸偏小、置入移位等[5]。心电监护可显示患者呼吸频率增快、心率增快、脉压差增高；听诊可闻及主动脉瓣舒张期有收缩中期高调的哈气样杂音。护理人员应协助经食管超声心动图医生确认瓣膜支架位置，并联系外科准备手术。

（2）瓣周漏：瓣周漏的发生与瓣膜安置位置不合适，自身瓣膜、瓣环钙化严重，选择的瓣膜型号与瓣环不匹配等因素导致置入的瓣膜未能有效贴合主动脉瓣瓣环有关[4]。护理人员应警惕急性左心衰竭发生，完备强心、利尿药物，必要时联系外科行手术治疗。

（3）冠状动脉阻塞及心肌梗死：冠状动脉阻塞常见的原因有瓣膜置入位置过高（据冠状动脉开口<10 mm）、瓣膜置入后自身钙化瓣膜上翻堵塞了冠状动脉开口，脱落的血栓及钙化斑块、空气栓塞也可导致冠状动脉阻塞及心肌梗死的发生[1]。心电监护可显示患者心电图ST段抬高、室性心律失常、血压下降。护理人员在瓣膜支架释放时需警惕患者血压、心率、心律等生命体征及尿量的变化，发现异常及时通知医生，并完备盐酸多巴胺、肾上腺素等抢救药物，协助医生做好抢救的配合。

（4）房室传导阻滞：与瓣膜支架压迫希氏束有关。研究表明[3]，46%心脏传导异常发生在TAVR术中球囊扩张阶段。瓣膜支架在扩张和置入过程中会压迫传导区的心肌，造成局部水肿、缺血，导致传导异常。若术中心电监测显示患者发生心动过缓，护理人员立即遵医嘱静脉推注硫酸阿托品，静脉滴注盐酸异丙肾上腺素，严格观察用药后患者的反应及心率/心律的变化，随时调整用药剂量及浓度，配合医生行临时起搏。

（5）脑血管事件：瓣膜学术研究协会对TAVR的临床终点事件做出了标准化定义，指出脑血管事件包括脑卒中和短暂性脑缺血发作[6]。发生脑血管事件与术中瓣膜支架上的血栓形成并脱落有关，动脉壁粥样硬化物质脱落亦可栓塞脑动脉导致脑卒中的发生，临床表现为局灶性神经功能缺失。术中护理人员应评估患者双侧瞳孔是否等大等圆，对光反射是否灵敏。若出现血压不稳、瞳孔对光反射迟钝、肢体抽搐时应遵医嘱给予脱水、降压药，减轻脑水肿，降低颅内压。

（6）血管并发症护理：研究表明[7]，TAVR术后30日内严重的血管并发症发生率为15.3%。术后患者平卧，双侧下肢严格制动至少12 h，伤口弹力绷带加压包扎，6 h局部砂袋压迫，24 h后伤口换药，听诊伤口局部，预防假性动脉瘤。注意评估患者伤口有无渗血、皮下瘀斑、血肿，评估双侧足背动脉搏动强弱及两侧是否对称，观察双下肢皮肤颜色、温度，询问患者有无肿胀、麻木、疼痛等异常感觉。

（十一）麻醉复苏及转运护理

（1）护理人员在患者复苏及转运过程中应警惕避免患者发生坠床，在苏醒室中待患者苏醒后并观察 30 min,病情稳定后护送患者回病房。

（2）与病房护理人员交接皮肤、管道、伤口敷料及评估患者神志情况,及时发现股动脉穿刺部位有无血肿、封堵器有无脱落等并处理,观察患者无呼吸困难、咳嗽、咳粉红泡沫痰等急性左心衰竭症状。

（3）术后即刻做 12 导联心电图,与术前进行比较。

(十二) 结语

TAVR 是近年来新发展的一种心脏介入技术,为不能耐受或接受外科瓣膜置换手术的患者带来了福音。但是由于 TAVR 患者高龄、脏器功能较差、并发症较多,对 TAVR 围术期护理提出了挑战。因此,充分了解患者基础状况、掌握瓣膜支架的特点和具体手术过程、术中评估可能出现的并发症并进行有效护理干预是患者术后康复的关键。

参 考 文 献

[1] 杨秀梅,纪代红,李庆印.主动脉瓣狭窄患者经导管主动脉瓣植入术后的护理进展[J].中华护理杂志,2017,52(9):1128 - 1133.

[2] Kapadia SR, Leon MB, Makkar RR, et al. 5-year outcomes of transcatheter Aortic valve replacement compared with standard treatment for patients with inoperable aortic stenosis (PARTNER 1):a randomized controlled trial [J]. The Lancet, 2015, 385:2485 - 2491.

[3] Piazza N, Nuis RJ, Tzikas A, et al. Persistent conduction abnormalities and requirements for pacemaking six months after transcatheter aortic valve implantation [J]. Euro Intervention, 2010, 16(4):475 - 484.

[4] 李明飞,潘文志,张蕾,等.基于单中心经导管主动脉瓣置术治疗主动脉瓣狭窄初步临床疗效分析[J].中国临床医学,2018,25(1):5 - 8.

[5] 张峥,毛燕君,胡亚琴,等.经导管主动脉瓣膜置换术的介入护理配合[J].护士进修杂志,2012,27(15):1433 - 1435.

[6] 刘春晖.经导管主动脉瓣置换术后无症状性脑梗死的预测因子分析与对术后认知功能影响的预后分析[D].浙江大学,2018.

[7] Généreux P, Webb JG, Svensson LG, et al. Vascular complications after transcatheter aortic valve replacement:insights from the PARTNER (Placement of AoRTic TraNscathetER Valve) trial [J]. American College of Cardiology Journal, 2012, 60(12).

[8] Song G, Jilaihawi H, Wang M, et al. Severe Symptomatic Bicuspid and Tricuspid Aortic Stenosis in China:Characteristics and Outcomes of Transcatheter Aortic Valve Replacement with the Venus - A Valve [J]. 2017, 2(1).

[9] Cerillo AG, Mariani M, Berti S, et al. Sizing the aortic annulus [J]. Annals of Cardiothoracic Surgery, 2012, 1(1):245 - 256.

[10] Maisano F, Taramasso M, Nietlispach F. Prognostic influence of paravalvular leak following TAVI:is aortic regurgitation an active incremental risk factor or just a mere indicator? [J]. European Heart Journal, 2015, 36(7):413.

第三节 · 经导管二尖瓣夹合术围手术期护理

朱丽 凌华兴 施丽雯

目前国内开展的经导管二尖瓣夹合术主要使用 MitraClip 和 ValveClamp 系统,现将其护理经验总结如下。

(一) 术前护理

1. 病情观察

此类患者大多有心悸、胸闷、胸痛、呼吸困难等症状。注意观察患者有无多汗、心悸等心律失常症状;有无乏力、夜间阵发性呼吸困难、端坐呼吸、咳粉红色泡沫痰等心功能不全的表现,如有异常及时与医生联系,做好相应处理。

2. 积极改善心功能

为保证患者以最佳的心功能状态接受手术,护理措施有:① 遵医嘱予强心、利尿药,纠正水、电解质紊乱;② 每日监测患者体重、尿量、水肿情况,控制患者液体摄入量<2 L/d[1-3];③ 监测患者心率和心律;④ 去除各种诱发心力衰竭急性发作的诱因,如感染、劳累等。

3. 术前准备

(1)一般准备。根据医嘱完善常规检验及检查,再次向患者详细介绍手术的目的、方法及注意事项,减轻患者紧张心理,取得配合。术前 1 天做好皮肤准备,遵医嘱禁食、禁水。手术当日更换清洁衣裤,取下所有饰品及活动义齿,测量生命体征,遵医嘱导尿并建立静脉通路,完善手术交接与转运。

(2)血栓风险评估。从患者危险因素、临床危险因素、实验室检查三方面进行评估。考虑到手术会增加患者发生血栓的风险,因此,需提前做好血栓风险预防健康教育。

(二) 术后护理

1. 一般护理

(1)全麻术后护理。落实全麻术后护理,清醒患者如无禁忌,气管插管拔除后 2~4 h 开始予少量流质,若无呛咳,再逐步过渡到半流质饮食。

(2)血流动力学监测。重症的患者经导管二尖瓣夹合术后血流动力学不稳定,有发生并发症可能,需要密切监测和护理[4,5]。患者术后需转入监护室进行持续心电、血压监护,监测患者的心律、呼吸、动脉血压、血氧饱和度等。

（3）局部伤口护理。心脏介入术后穿刺部位易发生出血、血肿等并发症[6]。MitraClip 的输送系统达 24F，右股静脉入路容易出血，且一旦出血，出血量较大，术后应密切观察伤口情况。若使用 ValveClamp 系统，术后心尖部伤口处需重点观察有无出血，如纱布是否被鲜血渗透，穿刺处周围皮肤有无肿块、瘀斑等。此外，还需观察所有伤口处有无红、肿、热、痛等感染征象。术后每日晨予心尖部伤口处换药，保证无菌操作，直至伤口愈合。

（4）导管护理。术后留置的各类导管是病情判断的重要途径，护理人员需落实各类导管的护理与有效监测[3]。术后一般留置中心静脉导管、有创血压监测导管、胸腔引流管和导尿管，护士需每小时对各导管进行观察，保证导管固定妥善、通畅，穿刺处无渗血、渗液。重点观察胸腔引流管，需及时记录引流液的色、质、量，并确保引流瓶位置低于引流口平面至少 60 cm。

（5）疼痛管理。疼痛作为第五大生命体征，同时影响着患者的生理和心理健康[7]，有效的疼痛管理措施能够减少术后各类并发症的发生[8]。患者术后最主要的疼痛来源为心尖部伤口和制动期间的腰背部疼痛。护士应采用各类量表进行疼痛评估，鼓励患者向护士积极表达术后的疼痛感受，并根据患者疼痛评分结果给予相应处理措施。患者术后常规留置静脉止痛泵，护士应做好止痛泵使用指导。

（6）抗凝治疗护理。夹合术后需常规进行抗凝治疗预防血栓形成[6]。密切观察患者的出血征象，如全身皮肤、黏膜、胃肠道有无出血及引流液有无异常等。指导患者勿挖鼻，使用软毛牙刷清洁口腔，穿柔软衣物，穿刺后适当延长按压时间。

（7）康复护理。患者术后因心理因素常常惧怕早期运动，护士应向其充分解释早期康复运动的益处，并做好伤口的观察、导管的固定、生命体征的监测，保障患者康复运动期间的安全。卧床期间，护士鼓励和指导患者进行小范围的主动和被动运动，如活动脚趾、足背屈伸运动、适当抬高下肢等预防深静脉血栓，并鼓励患者咳嗽和进行呼吸训练；解除制动后，逐渐抬高床头直至坐位，并进行上肢肌力训练、下肢无疼痛范围内的主动屈曲运动、适当的肌肉等长收缩练习。患者能耐受此康复强度后的第二日再进行床边坐位训练、下肢抗阻力训练、床边站位训练，并逐日过渡到病房内、病区内步行。

2. 并发症护理

主要并发症包括夹合器脱落/移位、二尖瓣相关结构损伤、心脏压塞、血栓栓塞、气胸、感染性心内膜炎等[9,10]。

（1）夹合器脱落/移位、二尖瓣相关结构损伤。受心脏血流动力学等因素的影响，患者会存在二尖瓣夹合器脱落/移位、二尖瓣结构损伤的危险，一旦发生此类并发症会导致栓塞、二尖瓣反流加重。术后，当患者主诉胸闷、心悸、头晕等症状或生命体征、神志发生变化时应及时通知医生，听诊杂音变化，并可提醒医生行床旁心脏超声协助诊断。

（2）心包出血、心脏压塞。使用 ValveClamp 系统时，手术需切开心尖部进行二尖瓣夹合，即便通过荷包缝合的方式可以减少术中和术后出血,但由于左心室心肌收缩力强、血流速度快、应用抗栓药等,患者术后仍存在心尖部伤口出血的风险,患者术后虽然仍存在心尖部伤口出血的风险,但其术后在心包不缝合、存在胸腔引流管的情况下,一般不会发生急性心脏压塞的情况。术后护士要密切关注患者的胸腔引流液量、心率、血压和主诉。使用 MitraClip 系统时,手术同样也存在心脏穿孔、心包出血的可能,因其不常规放置引流管,出血并可渗透到心包夹层,造成心脏压塞,甚至导致心脏骤停。当患者主诉胸闷、气促,同时出现血压下降、心率增快、心包引流液增多且呈血性、颈静脉怒张、听诊心音遥远时应高度怀疑心脏压塞,立即通知医生,必要时协助医生行紧急床旁心包穿刺[11]。

(3)血栓。术后发生血栓的风险主要与术后血液高凝状态、卧床制动和置入物有关。护士首先需要采取积极措施预防患者发生各类血栓的风险,包括下肢的主动和被动活动、肢体保暖、尽早下床活动、适当补充水分以及遵医嘱正确给予抗凝药等。其次需要及时发现患者发生栓塞的症状、体征,并及时通知医生配合处理,因血栓发生部位不同,患者发生的症状也会有差异,下肢深静脉血栓发生时会出现肢体肿胀、局部疼痛等,肺栓塞时会出现呼吸困难、胸痛、先兆晕厥、晕厥和(或)咯血等,脑梗死时会出现头痛、头晕、恶心、呕吐、失语、偏瘫、偏身感觉减退、大小便失禁等[12]。

(4)感染性心内膜炎。侵入性手术操作以及术后持续的心包引流均会增加患者发生感染性心内膜炎等风险。感染性心内膜炎发生时患者会出现发热,听诊心脏有杂音。术后护士应密切观察患者心尖部伤口状况、体温、血常规检查结果,一旦发现感染征象,立即通知医生,协助医生对患者进行抗感染治疗。

3. 出院指导

嘱患者定期随访,建立健康的生活方式。出院后患者需继续服用降压、抗凝和控制心率等药物,责任护士为其准备随访手册,督促和指导患者安全用药,并告知患者出院后需要继续观察有无出血征象,每日测量血压、脉搏,定期复查超声心动图、甲状腺功能、电解质、凝血功能等,并告知患者如有胸闷、气促症状、心率/心律和血压异常、有出血倾向等情况时应立即就诊。日常生活中选择低盐、低脂饮食,控制体重,避免劳累和情绪激动,保持大便通畅。康复运动方面应根据医生制定的运动方案进行运动,一般出院后 1 个月内以步行运动为主,1 个月后到专科门诊进行运动评估。

(三) 结语

现阶段,绝大多数被明确诊断的 MR 患者因心功能低下、合并症多、高龄等因素导致手术风险过高而未能接受外科手术,得不到有效治疗。经导管二尖瓣夹合术可用于治疗不适宜接受外科手术的中至重度二尖瓣反流患者,术后患者二尖瓣反流情况得到即刻改善。护理工作者们今后应继续总结经验,并开展相关临床研究和循证实践,致力于形成经导管二尖瓣夹合术的护理专家共识或指南。

参 考 文 献

［ 1 ］ Yancy CW，Jessup M，Bozkurt B，et al. 2013 ACCF/AHA guideline for the management of heart failure：executive summary：a report of the American College of Cardiology Foundation/American Heart Association Task Force on practice guidelines ［J］. Circulation，2013，128(16)：1810－1852.

［ 2 ］ 中华医学会心血管病学分会,中华心血管病杂志编辑委员会.中国心力衰竭诊断和治疗指南 2014［J］.中华心血管病杂志, 2014,42(2)：98－122.

［ 3 ］ Ponikowski P，Voors AA，Anker SD，et al. 2016 ESC Guidelines for the diagnosis and treatment of acute and chronic heart failure：The Task Force for the diagnosis and treatment of acute and chronic heart failure of the European Society of Cardiology（ESC）Developed with the special contribution of the Heart Failure Association（HFA）of the ESC ［J］. Eur Heart J，2016，37(27)：2129－2200.

［ 4 ］ Feldman T，Foster E，Glower DD，et al. Percutaneous repair or surgery for mitral regurgitation ［J］. N Engl J Med，2011，364（15）：1395－1406.

［ 5 ］ 王小燕,鲁闻燕.4 例经导管二尖瓣缘对缘瓣膜修复术治疗二尖瓣反流的护理［J］.中华护理杂志,2014,49(11)：1400－1402.

［ 6 ］ 葛均波,周达新,潘文志,等.经导管二尖瓣修复术治疗重度二尖瓣反流的初步经验［J］.中华心血管病杂志,2013,41(2)：99－102.

［ 7 ］ 黎晓艳,童莺歌,陈佳佳,等.国外疼痛评估循证护理实践指南解读［J］.护理学杂志,2017,32(16)：14－17.

［ 8 ］ 罗韩彬,林雁娟,黄惜珍.成人左心室憩室患者围手术期的护理［J］.中华护理杂志,2015,50(3)：299－302.

［ 9 ］ 李华艳,杨继鹏,周颖.急诊疼痛评估的研究进展［J］.护理学杂志,2018,33(5)：107－110.

［10］ Okada A，Kanzaki H，Amaki M，et al. Successful Treatment of Mitral Regurgitation after Transapical Transcatheter Aortic Valve Implantation by Percutaneous Edge-to-edge Mitral Valve Repair（MitraClip）-The First Combination Therapy Performed in Japan ［J］. Intern Med，2018，57(8)：1105－1109.

［11］ 陈新梅,詹惠敏,曾燕,等.20 例心脏介入诊疗中并发急性心脏压塞患者的护理［J］.中华护理杂志,2013,48(9)：842－843.

［12］ 李乐之,路潜.外科护理学［M］.北京：人民卫生出版社,2012.

附录

2014—2018年
经导管心脏瓣膜治疗主要文献介绍

潘文志　张蔚菁　周达新　葛均波

附录一
2017 年 ESC/EACTS《瓣膜性心脏病处理指南》简介^[1-3]

自 2012 年 ESC/EACTS《瓣膜性心脏病处理指南》出版以来,新的证据不断积累,尤其是在经皮介入技术与关于 VHD 干预时机的风险分层方面,故指南的修订成了必要。本指南依旧承接了上一版指南的特点,联合心内科和心外科两个学会书写、颁发。指南主要内容介绍如下。

(一)主动脉瓣反流(AR)

1. 自然病程·急性 AR,病因包括感染性心内膜炎、主动脉夹层,如果没有及时干预,预后很差。慢性 AR,一旦出现症状,预后也很差,年死亡率为 10%～20%。无症状、左心室功能正常的患者发生不良事件的概率很低。但如果不进行外科干预,左心室不断扩大到左心室收缩期末内径(LVESD)>50 mm,患者出现死亡、左心室功能不全或者症状的可能达 19%。患者如果合并主动脉瘤,则预后更差。

2. 外科手术·单纯主动脉瓣置换手术外科死亡率为 1%～4%,但高龄、合并左心室功能不全、同期实行冠状动脉旁路移植术(CABG)者外科手术死亡率可达 3%～7%。合并主动脉夹层的急诊手术死亡率更高。

3. 药物治疗·对于严重心衰者,可予扩血管药物及正性肌力药物改善症状。并予血管紧张素抑制剂(ACEI)/血管紧张素受体拮抗剂(ARB)。对于马方综合征患者,β 阻滞剂已被证实可减慢主动脉的扩张。一些初步的研究显示 ARB 通过保护弹性纤维对马方综合征患者可能也有益处。有马方综合征或主动脉扩张的患者应避免激烈运动。

(二)主动脉瓣狭窄(AS)

1. 自然病程·在西方,AS 是最常见的瓣膜疾病,在>65 岁患者中发病率可达 2%～7%。无症状 AS 患者,年死亡率<1%,这些患者预后(出现症状或不良事件)预测指标包括年龄、粥样硬化危险因素、左心室功能不全、运动试验、脑钠肽等。有症状 AS 患者,预后很差,5 年生存率只有 15%～50%。

2. 干预治疗

(1)症状性主动脉瓣狭窄患者的处理:与 2012 ESC/EACTS 指南相同,目前强烈推荐早期干预所有有症状的跨瓣压差高的主动脉瓣狭窄[平均跨瓣压差≥40 mmHg(1 mmHg=0.133 kPa)或峰值流速≥4 m/s]患者(Ⅰ类推荐,B 级证据)。此类患者采取干预时没有射血分数的限制。唯一的例外是有严重合并症且预计生存时间小于 1 年的患者,以及有严重合并症或一般情况差的高龄患者,干预已不太可能改善其生存质量或寿命(Ⅲ类推荐,C 级证据)。低跨瓣压差主动脉瓣狭窄患者的管理相对更有挑战性。低流速低跨瓣压差主动脉瓣狭窄患者可能由于过重的后负荷导致射血分数受损,接受主动脉瓣置换后左心室功能常常得以恢复。有症状的低流速低跨瓣压差(<40 mmHg)重度主动脉瓣狭窄且射血分数下降的患者,在有收缩功能储备并排除假性重度主动脉瓣狭窄时可考虑干预治疗(Ⅰ类推荐,C级证据)。做出治疗决策时应考虑瓣膜钙化程度、冠状动脉粥样硬化性心脏病(冠心病)和同时或分期血运重建的可行性,以及患者的合并症情况。目前通过 CT 钙化评分可识别此类患者,再加上 TAVR 的不断推广,采取干预的门槛已经降低。2017 ESC/EACTS 指南指出,有症状的低流速低跨瓣压差主动脉瓣狭窄且射血分数下降、没有收缩功能储备的患者"应该",而不是"可以"(2012 年)考虑干预,特别是患者的 CT 钙化评分已确证重度主动脉瓣狭窄时(Ⅱa 类推荐,C 级证据)。低流速低跨瓣压差主动脉瓣狭窄且射血分数正常的患者是最难做出治疗决策的一类患者。其疾病自然史以及外科或经导管干预后结果依旧存在争议。对于此类患者,只有在出现症状及综合评估提示瓣膜处存在显著梗阻时才采取干预。最强的干预指征依旧是症状(自发或负荷试验引出)。

(2)严重但无症状主动脉瓣狭窄的处理:即使主动脉瓣狭窄病变较重,但患者若无症状,一般不用换瓣预后亦良好。但不幸的是,有 1%~2% 的无症状主动脉瓣狭窄患者会猝死或很快地表现出症状并进而猝死。因此,临床上面临着这样一个问题:是否对无症状重度主动脉瓣狭窄患者行换瓣治疗以避免发生猝死。虽然换瓣治疗可以预防患者猝死,但是手术死亡及并发症的危险、术后抗凝等问题可能会抵消手术带来的益处。即使在最好的情况下,手术死亡率也接近 1%,而与瓣膜有关的并发症每年发生率为 1%(包括血栓栓塞、抗凝治疗的出血、已换瓣膜的退行性病变、需重复手术以及心内膜炎等)。目前的指南指出,对于左心室射血分数<50%或者运动试验阳性(运动中出现症状、血压上升<20 mmHg,心电图 ST-T 改变)、极重度主动脉瓣狭窄的患者,外科换瓣手术能获益,这些患者应行换瓣手术(Ⅰ类推荐,C 级证据)。这里要指出的是,尽管运动试验在有症状的主动脉瓣狭窄患者中有危险,但在无症状的中至重度主动脉瓣狭窄患者中证明是安全的(但过程中仍需密切监护)。更新的指南提出,若射血分数正常的无症状患者外科手术风险低,且出现以下任一情况时,应考虑行 SAVR:① 峰值流速>5.5 m/s 即非常严重的主动脉瓣狭窄;② 重度瓣膜钙化及峰值流速进展≥0.3 m/(s·年);③ 反复测量证明脑钠肽水平明显上升(>3 倍正常值);④ 无法解释的重度肺动脉高压(静息肺动脉收缩压>60 mmHg)。未出现上述情况的患者应密切观察病情,早期手术干预可能无法获益。此外,对于无症状重度主动脉瓣狭窄、疾病可能进展较快(老年、严重钙化性主动脉瓣狭窄、合并冠心病)或者出现症状后手术预期要延迟者(比如怀孕),也可考虑尽早行外科换瓣手术。

在 2017 ESC/EACTS 指南中,患者通过 STS 或 EuroScore Ⅱ 在 4% 之上或之下及是否有评分中未包含的其他危险因素如虚弱、瓷化主动脉和胸部放射治疗后遗症将患者分为"外科手术风险低"及"外科手术风险较高"两组。对于 SAVR 与 TAVR 的选择,应根据方案的风险获益进行个体化评估并参考当地干预方案预后数据得出结论。TAVR 适应人群可扩大至外科手术风险更低的人群。TAVR 的适应证如下:症状性重度 AS 者需手术干预,而 TAVR 和外科手术治疗的选择则需要心脏团队根据患者的个体情况、手术风险和获益,综合权衡后做出决定。偏向 TAVR 的因素包括:STS

或 EuroScore Ⅱ≥4 分、年龄≥75 岁、既往心脏外科手术史、虚弱、影响外科手术康复的合并症、股动脉入路良好、胸部放疗后、瓷化主动脉、冠状动脉搭桥术后、胸廓畸形、可能会出现人工瓣膜-患者不匹配。而偏向于 SAVR 的因素包括：STS 或 EuroScore Ⅱ<4 分、年龄<75 岁、怀疑心内膜炎、血管入路不良、冠状动脉高度不足、瓣环过大或过小、瓣叶形态不好、主动脉过宽、主动脉或心室血栓、存在其他需要外科手术纠正的合并症。

3. 药物治疗 · 虽然一些回顾性研究显示他汀和 ACEI 类药物对钙化性 AS 有益,但随机对照研究并未显示他汀对 AS 的益处。有心衰患者应予地高辛、利尿剂、ACEI 或 ARB。用药时需要小心滴定,防止低血压的发生。

（三）二尖瓣反流（MR）

1. MR 病因与分型 · 二尖瓣反流病变的病因可分为原发性瓣膜病变（瓣膜本身结构的病变导致）及继发性瓣膜病变（心脏本身或瓣膜支撑结构病变导致）。目前,随着社会老龄化现象突出,最常见的原发性二尖瓣病变为退行性变,而在继发性二尖瓣反流中,缺血性二尖瓣反流及各种因素引起的心力衰竭后二尖瓣反流为主要因素。确定二尖瓣反流的病因对指导治疗至关重要,也是患者长期预后的重要预测因素。附表 1-1 归纳了二尖瓣反流的各项病因。

附表 1-1　二尖瓣反流的病因

1. 原发性瓣膜病	2. 继发性瓣膜病
先天性畸形	缺血性心脏病
炎症性疾病	扩张性心肌病
退行性疾病	肥厚性梗阻性心肌病
细菌性心内膜炎	房性瓣环扩张（心房颤动、限制性心肌病）
创伤性	
钙化性	
肿瘤/放疗后	

二尖瓣反流按照超声检查特性（Carpentier 分型）可分为三种类型。

Ⅰ型：瓣膜收缩期和舒张期瓣叶活动幅度正常,反流的原因为瓣叶穿孔或瓣叶对合不良（瓣环扩张）。

Ⅱ型：瓣膜过度运动的瓣膜功能失调（瓣膜脱垂）,为一个或多个瓣叶活动度增加,瓣叶的游离缘在瓣叶关闭时超过了瓣膜口关闭时的平面,血流动力学结果提示为瓣膜反流,其可以时由于腱索断裂或延长,或者乳头肌断裂。

Ⅲ型：瓣叶活动受限的瓣膜功能异常,即在Ⅲ型功能失调中,Ⅲa 类是指一个或多个瓣叶的运动在瓣叶开放或关闭时受到限制,导致不同程度的狭窄或反流（瓣膜及瓣下组织增厚或钙化,常见于风湿性心脏病导致瓣膜损坏以及退行性病变所致的瓣叶钙化）；Ⅲb 类是指一个或多个瓣叶的运动在瓣叶关闭时受到限制而导致的反流（此类病变多为缺血性因素导致）。

这种分型方法对指导二尖瓣介入治疗极其重要。例如,目前指南推荐的二尖瓣夹合患者,主要针对Ⅱ型患者,而 COAPT 等研究显示Ⅰ型患者行 MitraClip 能明显获益,这类人群也可能是二尖瓣夹合术的适合人群。

（1）自然病程：急性 MR 的患者耐受性很差,预后很差。慢性无症状性 MR,5 年内全因死亡、心脏性死亡、心血管事件发生率为 22%±3%、14%±3%、33%±3%。患者预后预测因素包括年龄、心房颤动、肺动脉高压、左心房扩大、左心室末内径、左心室射血分数（LVEF）值。

（2）干预治疗：尽管缺乏随机对照研究,一般认为应选择外科瓣膜修复术而非瓣膜置换术,前者与后者比,能更好保护心功能,围手术期及远期并发症发生率低,并能提高患者生存率。患者外科术后预后预测因素包括年龄、心房颤动、肺动脉高压、术前左心室功能、瓣膜可修复性。原发性 MR 外科手术的指征见附表 1-2。EVEREST 研究及欧洲、美国注册研究已经证实 MitraClip 成功率约为 75%,即使在患者一般情况较差的情况下,也较安全、耐受性良好。1 年内无心脏死亡、无外科手术、无中度以上 MR 的生存率为 55%。MitraClip 有一定局限性,其在减少 MR 方面逊于外科修复术;目前最长随访时间为 2 年;在 EVEREST-Ⅱ研究中,1 年内仍有 20% 需要再次介入治疗;该技术有严格心脏超声入选标准,并非所有 MR 患者都适合 MitraClip。"心脏团队"根据判断为外科手术高危的或禁忌、心脏超声显示解剖符合标准的症状性重度原发性 MR 可行 MitraClip（Ⅱb 类,证据水平 C 级）。

附表 1-2 2017 年 ESC/EACTS 慢性原发性二尖瓣反流手术干预指征

推 荐	循证级别	证据水平
如果预期可以耐受,应该首选二尖瓣修补术而不是置换术	Ⅰ	C
MV 外科手术推荐于症状性 MR 且左心室射血分数（LVEF）>30%	Ⅰ	B
MV 外科手术推荐于：无症状的左心室收缩功能不全的慢性重度 MR（LVESD≥45 mm,和/或 LVEF≤60%）	Ⅰ	B
MV 修复术应该施行于：无症状的左心室收缩功能保留的慢性重度 MR（LVEF>60%,LVESD<40 mm）,且继发二尖瓣反流导致的房颤或肺动脉高压（肺动脉收缩压>50 mmHg）	Ⅱa	B
MV 修复术应该施行于左心室收缩功能保留的（LVEF>60%）且 LVESD 处于 40~45 mm,且手术可耐受,外科手术风险低,手术可在心脏瓣膜中心施行,当至少满足以下一个条件时： 1. 连枷状瓣叶; 2. 窦性心律下极大的左心房（容积指数≥60 ml/m² BSA）	Ⅱa	C
MV 修复术应该施行：症状性重度左心室功能不全（LVEF<30% 和/或 LVESD>55 mm）无法耐受长期抗凝治疗,且瓣膜修复可能性大,并发症低	Ⅱa	C
MV 修复术可以施行：症状性重度左心室功能不全（LVEF<30% 和/或 LVESD>55 mm）无法耐受长期抗凝治疗,且瓣膜修复可能性低,并发症低时	Ⅱb	C
经皮缘对缘二尖瓣修复术可以施行：重度症状性二尖瓣反流,达到心超下适合施行的标准,同时心脏团队判断患者外科手术不耐受或外科手术风险高时	Ⅱb	C

（3）药物治疗：急性 MR 者,可予硝酸酯类药物、硝普钠、利尿剂降低心脏充盈压力,减少反流。低血压者可予主动脉内球囊反搏（IABP）、正性肌力药物。慢性心衰者还应予 ACEI、β 阻滞剂、螺内酯类药物。

2. 继发性 MR · 又称功能性 MR,二尖瓣瓣叶及腱索结构正常,但由于心脏扩大、左心室的重构导致瓣下结构改变导致的相对性 MR。

（1）自然病程：慢性缺血性 MR 预后较差。患者存在的左心室功能不全及冠心病对预后产生不良影响。非缺血性 MR 预后也较差，但研究数据较缺乏。

（2）干预治疗：继发性 MR 的外科手术是一个挑战。患者手术死亡率较高、远期预后也不佳。对于缺血性 MR，外科手术仍有争议，患者修复术后 MR 容易复发，并不能很有效地延长寿命。目前趋势是患者如果有指征手术，应选择小尺寸的硬质人工瓣环成形术，该手术风险较低，虽然 MR 复发率较高。继发性 MR 外科手术的指征见附表 1－3。近几年，随着二尖瓣瓣膜修复理念的不断更新以及介入相关技术和材料的发展，使得经皮二尖瓣修复及成形成为可能。一些公司相继推出不同类型的经皮二尖瓣修复技术和装置。目前主要的投入临床应用的技术包括：经皮缘对缘二尖瓣修复术和经皮二尖瓣瓣环成形术。EVEREST 研究及欧洲、美国注册研究已经证实经皮缘对缘二尖瓣修复术成功率约为 75％，即使在患者一般状况较差的情况下，其安全和耐受性良好。EVEREST 研究及欧洲、美国注册研究也显示经皮缘对缘二尖瓣修复术在继发性二尖瓣反流是可行的，风险低，短期内可提高左心室功能、改善心功能状态。但这一结果需要更多大型的长时间随访的随机对照研究来证实。经皮二尖瓣瓣环成形术（主要为冠状窦瓣环成形术）的研究数据有限且大部分已撤出研究。参考 2017 年 ESC/EACTS 瓣膜管理指南，而对于重度继发性二尖瓣反流患者，在血运重建无法施行、外科修复或置换手术风险较高、药物和器械治疗对缓解症状无效时，若心脏超声评估瓣膜形态适合，则推荐行经皮缘对缘二尖瓣修复术（Ⅱb 类，证据水平 C 级）。

附表 1－3　2017 年 ESC/EACTS 慢性继发性二尖瓣反流手术干预指征

推　　荐	循证级别	证据水平
外科手术推荐于重度继发性二尖瓣反流患者拟同期施行 CABG 且左心室射血分数>30%时	Ⅰ	C
外科手术应该考虑：重度症状性二尖瓣反流患者，当 LVEF<30%，但是有证据表明有心肌存活且有血运重建机会时	Ⅱa	C
MV 外科治疗可以施行：无血运重建指征，LVEF>30%，但在最佳药物和器械（包括 CRT）治疗下仍有症状的重度二尖瓣反流患者，并且手术风险低时	Ⅱb	C
缘对缘二尖瓣修复术可以施行：手术风险高，无血运重建指征，LVEF>30%，但在最佳药物和器械（包括 CRT）治疗下仍有症状的重度二尖瓣反流患者，当心超判断二尖瓣形状合适时	Ⅱb	C
根据患者个体化情况，心脏团队评估后，缘对缘二尖瓣修复术、外科二尖瓣修补术或心脏移植术可以考虑施行：手术风险高，无血运重建指征，LVEF<30%，但在最佳药物和器械（包括 CRT）治疗下仍有症状的重度二尖瓣反流患者	Ⅱb	C

（3）药物治疗：最佳药物治疗对继发性 MR 是必不可少，所有的患者，无论有无手术，均应该以指南推荐的抗心衰药物治疗，包括 ACEI、β 阻滞剂、螺内酯类药物、利尿剂等。肺水肿者可予硝酸酯类药物。有心脏再同步化（CRT）指征者应予 CRT 治疗，CRT 可以逆转左心室重构，减少 MR。

（四）二尖瓣狭窄（MS）

1. 自然病程·无症状性 MS 可以生存达 10 年以上，但患者可由怀孕、房颤、血栓事件等诱使病情的恶化。有症状而未接受干预的 MS 患者预后较差。

2. 干预治疗·经皮球囊扩张术在 80% 患者中可以达到满意的效果(定义为二尖瓣瓣口面积 >1.5 cm², MR≤2 级)。主要并发症包括手术相关死亡(0.5%~4%),心包积液(0.5%~1.0%),栓塞 (0.5%~5%),严重 MR(2%~10%),急诊外科手术(<1%)。长期随访显示 10~20 年无事件生存率 在 30%~70%,受患者的本身特点影响。在发展中国家,闭式分离术仍在开展,在一些国家甚至还 在使用开放式分离术,但这些手术越来越少开展了。在有经验的中心,外科手术长期预后良好, 10 年无事件生存率为 81%~90%。目前,由于经皮球囊扩张术的开展,单纯的二尖瓣分离术很少开 展,只有在不能实行该手术时才行外科换瓣术,因此 MS 手术 95% 为外科换瓣术。

3. 药物治疗·利尿剂及长效硝酸酯类药物可用于减轻肺水肿。β 阻滞剂及钙拮抗剂可用于减 慢心率,从而提高患者的耐受性。有房颤者应该予华法林抗凝治疗维持窦性心律,但有左心房血 栓史或者目前有血栓者,也应抗凝(I 类,证据水平 C),经食管超声显示左心房血流淤滞或 M 型超 声示左心房扩大(前后内径>50 mm)者也应抗凝(Ⅱa 类,证据水平 C)。阿司匹林或其他抗血小板 药物证据不足。

指南里还涉及三尖瓣疾病、生物瓣及机械瓣的选择,以及瓣膜置换术后的处理、瓣膜病患者非 心脏手术或怀孕期间的处理等内容,由于篇幅有限,这里不再介绍。

参 考 文 献

[1] Baumgartner H, Falk V, Bax JJ, et al. 2017 ESC/EACTS Guidelines for the Management of Valvular Heart Disease [J]. Rev Esp Cardiol, 2018, 71(2): 110.

[2] Vahanian A, Alfieri O, Andreotti F, et al. Guidelines on the management of valvular heart disease (version 2012): The Joint Task Force on the Management of Valvular Heart Disease of the European Society of Cardiology (ESC) and the European Association for Cardio-Thoracic Surgery (EACTS) [J]. Eur Heart J, 2012, 33: 2451-2496.

[3] Vahanian A, Baumgartner H, Bax J, et al. Guidelines on the management of valvular heart disease: the Task Force on the Management of Valvular Heart Disease of the European Society of Cardiology [J]. Eur Heart J, 2007, 28: 230-268.

附录二
2014 年 AHA/ACC《心脏瓣膜病管理指南》简介[1]

自 1980 年起,美国心脏协会(AHA)及美国心脏病学会(ACC)即开始服务于临床的心脏瓣膜病管理指南,2014 年的瓣膜病管理指南内容概述如下。

(一) 主动脉瓣狭窄(AS)

主动脉瓣狭窄(AS)系主动脉瓣器质性病变致瓣口狭窄,使左心室向主动脉排血阻力增加,引起左心室压力增高并出现向心性肥厚,而主动脉压降低,可发生呼吸困难、心绞痛、昏厥等典型临床表现,若不进行治疗,患者病情进行性加重,可危及生命。主动脉瓣狭窄的病因包括先天性(主要是先天性主动脉瓣二叶畸形)、风湿性及钙化性。根据超声下表现,主动脉瓣狭窄可以分为初期、进展期、重度无症状期和重度有症状期。研究显示,主动脉瓣狭窄预后与主动脉瓣狭窄的严重程度有关,重度症状性主动脉瓣狭窄患者预后极差。有症状的主动脉瓣狭窄患者出现心绞痛时若不换瓣,中期生存期为 5 年。根据 2014 年 AHA/ACC 瓣膜病管理指南,主动脉瓣狭窄外科置换术的指征如下。

Ⅰ类指征:症状性高跨瓣压差重度 AS 者(证据水平:B 级),无症状性重度 AS 者 LVEF<50%(证据水平:B 级),重度 AS 者同期行其他心脏外科手术(证据水平:B 级)。

Ⅱa 类指征:外科手术风险较低的无症状极重度 AS 者(射血速度≥5 m/s)(证据水平:B级),运动耐量下降或运动时血压下降的无症状重度 AS 者(证据水平:B 级),左心室射血分数下降及低跨瓣压差的症状性 AS 者(证据水平:B 级),射血分数保留、低跨瓣压差的症状性重度 AS 者有证据表明瓣膜狭窄是造成症状的原因时(证据水平:C 级),中度 AS 者同期行其他心外科手术(证据水平:C 级)。

Ⅱb 类指征:无症状重度 AS 者病情进展迅速而外科手术风险较低时(证据水平:C 级)。

对于手术风险评估,指南也给出了建议,附表 2-1 是 2014 年 AHA/ACC《心脏瓣膜病管理指南》中心脏瓣膜疾病手术风险评估系统,与既往指南不同的是,该评分在 STS 评分基础上增加了 3 个要素:体弱、手术不能改善的主要器官损害及操作相关障碍,使得手术风险评估更加全面、准确。笔者认为手术风险评估不能完全依赖于一个简单的评分系统,单纯的数字不会告诉我们一切,我们应该强调个体化的评估和决策,综合考虑手术风险。

近年来,随着技术和器械的进步,TAVR 越来越多地进入临床视野,在 2014 年版指南中,TAVR 的适应证仍然集中在高危患者,对于存在外科手术禁忌的症状性重度主动脉瓣狭窄(AS)患者,TAVR 治疗的推荐等级仍然为Ⅰb 类,随着证据的不断增多和技术的不断改进,相信该现象将会改变。

附表 2-1　2014 年 AHA/ACC 指南中心脏瓣膜疾病手术风险评估系统

指　　标	低危(满足所有标准)	中危(符合以下任何一项标准)	高危(符合以下任何一项标准)	禁忌(符合以下任何一项标准)
STS 评分	<4 分	4~8 分	>8 分	预计手术相关死亡或致残风险一年内>50%
身体脆弱性	无	轻度	中重度	
手术不能改善的主要器官损害	无	1 个	2 个	3 个以上
手术操作存在障碍	无	可能有障碍	很可能有障碍	严重障碍

总结上述情况,指南将中至重度主动脉瓣狭窄处理策略归纳为如附图 2-1。

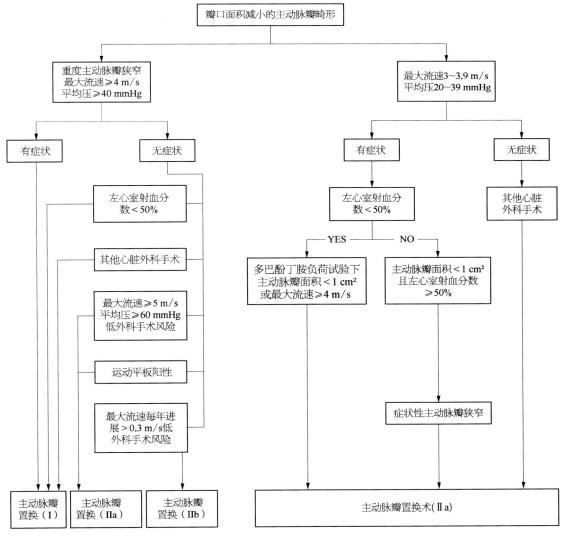

附图 2-1　2014 年 AHA/ACC 指南对于中至重度主动脉瓣狭窄处理策略

（二）二尖瓣反流（MR）

二尖瓣反流的诊断主要靠超声心动图和左心室造影。针对原发性和继发性病因，二尖瓣反流的分级依据有所不同，其中，原发性二尖瓣反流根据瓣膜解剖、血流动力学等不同，以及症状的有无分为 A、B、C、D 四个级别，分别对应二尖瓣反流初期、进展期、无症状重度二尖瓣反流、有症状重度二尖瓣反流（附表 2-2），而继发性二尖瓣反流根据瓣膜解剖、血流动力学、相关心脏疾病等不同，以及症状的有无也分为 A、B、C、D 四个级别，同样对应二尖瓣反流初期、进展期、无症状重度二尖瓣反流、有症状重度二尖瓣反流（附表 2-3）。如果超声心动图的结果示收缩期二尖瓣瓣叶显著向上移位，瓣叶闭合点超过二尖瓣瓣环 2 mm 以上，则称之为二尖瓣脱垂（mitral valve prolapsed，MVP）。如果由腱索断裂或瓣膜破损造成其中一叶瓣膜在收缩期突向心房，在舒张期伸向心室，则称之为二尖瓣连枷样改变（flail）。

附表 2-2　2014 年 AHA/ACC 指南中原发性二尖瓣反流分级标准

分级	定义	瓣膜解剖	瓣膜血流动力学	血流动力学后果	症状
A	MR 初期	中度二尖瓣脱垂而瓣叶对接良好；中度的瓣膜增厚和瓣叶活动受限	没有二尖瓣反流声束或者彩色多普勒检测反流面积处于中心，且<心房面积的 20%；多普勒反流狭径<0.3 cm	无	无
B	MR 进展期	重度二尖瓣脱垂而瓣叶对接良好；风湿性瓣膜病造成瓣叶活动受限与中心对接不良；感染性心内膜炎	彩色多普勒检测反流面积处于中心，且达到心房面积的 20%~40%，或者收缩晚期偏心性二尖瓣反流；多普勒反流狭径<0.7 cm；反流容积<60 ml；反流分数<50%；反流面积<0.4 cm^2；左心室造影 1~2+	轻度左心房扩大；无左心室扩大；肺动脉压力正常	无
C	无症状性重度 MR	重度二尖瓣脱垂造成瓣叶对接不良或者二尖瓣连枷样改变；风湿性瓣膜病造成瓣叶活动受限与中心对接不良；感染性心内膜炎；瓣叶增厚造成心脏其他疾病	反流面积处于中心，且>心房面积的 40%，或者全收缩期偏心性二尖瓣反流；多普勒反流狭径>0.7 cm；反流容积>60 ml；反流分数>50%；反流面积≥0.4 cm^2；左心室造影 3~4+	中至重度左心房扩大；左心室扩大；静息或者活动时可能出现肺动脉高压；C1：LVEF > 60%，且 LVESD<40 mm；C2：LVEF ≤ 60%，且 LVESD≥40 mm	无
D	症状性重度 MR	重度二尖瓣脱垂造成瓣叶对接不良或者二尖瓣连枷样改变；风湿性瓣膜病造成瓣叶活动受限与中心对接不良；感染性心内膜炎；瓣叶增厚造成心脏其他疾病	面积处于中心，且>心房面积的 40%，或者全收缩期偏心性二尖瓣反流；多普勒反流狭径>0.7 cm；反流容积>60 ml；反流分数>50%；反流面积≥0.4 cm^2；左心室造影 3~4+	中重度左心房扩大；左心室扩大；出现肺动脉高压	活动耐量下降；活动后气急

附表 2-3　2014 年 AHA/ACC 指南中继发性二尖瓣反流分级标准

分级	定　义	瓣　膜　解　剖	瓣膜血流动力学	相关的心脏异常	症　　状
A	MR 初期	正常二尖瓣瓣叶、腱索、瓣环,主要指在冠脉疾病或心肌病患者中	没有二尖瓣反流声束或者彩色多普勒检测反流面积处于中心,且＜心房面积的 20%;多普勒反流狭径<0.3 cm	无或轻度的左心室扩大,同时有节段性室壁活动异常(心肌梗死或心肌缺血造成);原发性心肌病造成左心室扩张和收缩活动减弱	有心肌缺血和心力衰竭相关的症状,但在血运重建与合适的药物治疗后可缓解
B	MR 进展期	节段性室壁运动异常造成轻度二尖瓣活动不稳定;瓣环扩张造成轻度二尖瓣瓣叶中心对接不良	反流面积<0.4 cm²;反流容积<60 ml;反流分数<50%	节段性室壁运动异常伴左心室收缩活动减弱;心肌病造成左心室扩张和收缩活动减弱	有心肌缺血和心力衰竭相关的症状,但在血运重建与合适的药物治疗后可缓解
C	无症状性重度 MR	节段性室壁运动异常和左心室扩张造成重度二尖瓣活动不稳定;瓣环扩张造成重度二尖瓣瓣叶中心对接不良	反流面积≥0.4 cm²;反流容积>60 ml;反流分数>50%	节段性室壁运动异常伴左心室收缩活动减弱;心肌病造成左心室扩张和收缩活动减弱	有心肌缺血和心衰相关的症状,但在血运重建与合适的药物治疗后可缓解
D	症状性重度 MR	节段性室壁运动异常和左心室扩张造成重度二尖瓣活动不稳定;瓣环扩张造成重度二尖瓣瓣叶中心对接不良	反流面积≥0.4 cm²;反流容积>60 ml;反流分数>50%	节段性室壁运动异常伴左心室收缩活动减弱;心肌病造成左心室扩张和收缩活动减弱	MR 造成的心衰症状呈持续性,在血运重建与药物治疗无反应;活动耐量下降;活动后气急

　　对于二尖瓣反流,外科手术瓣膜修复或置换术被认为是该疾病的标准治疗方法,已被证实能缓解患者的症状并延长其寿命,但对功能性特别是缺血性二尖瓣反流效果较差。其中,与瓣膜置换术相比,瓣膜修复术具有更能改善患者左心室功能、死亡率更低且不用抗凝等优点,应该为首选术式。二尖瓣反流手术治疗指南见附表 2-4 和附表 2-5。

附表 2-4　2014 年 AHA/ACC 指南中原发性 MR 手术治疗建议

推　　　　荐	循 证 级 别	证 据 水 平
MV 外科手术推荐于:慢性症状性重度 MR(D 级患者)、左心室射血分数(LVEF)>30%	I	B
MV 外科手术推荐于:无症状的左心室收缩功能不全的慢性重度 MR(LVESD≥45 mm,和/或 LVEF 30%~60%)(C2 级患者)	I	B
如果预期可以耐受,应该首选二尖瓣修补术而不是置换术:慢性重度原发性 MR,且病变局限于后叶	I	B
如果预期可以耐受,应该首选二尖瓣修补术而不是置换术:慢性重度原发性 MR,病变累及前叶或前后叶均受累,当手术成功率相当高的时候	I	B
慢性重度原发性 MR 患者接受其他心脏外科手术时同期行二尖瓣修补术或置换术	I	B
MV 修复术推荐于:无症状的左心室收缩功能保留的慢性重度 MR(C1 级患者,LVEF>60%,LVESD<40 mm),瓣膜修复可能性大,手术风险低(无残余二尖瓣反流的手术成功率达 95% 以上,预期的死亡率<1%)	Ⅱa	B
MV 修复术推荐于:无症状的左心室收缩功能保留的慢性重度非风湿性 MR(C1 级患者),瓣膜修复可能性大,手术风险低,但出现新发的房颤或肺动脉高压(肺动脉收缩压>50 mmHg)	Ⅱa	B

（续表）

推　荐	循证级别	证据水平
慢性中度原发性 MR 患者接受其他心脏外科手术时同期行二尖瓣修复术	Ⅱa	C
MV 外科手术推荐于：左心室收缩功能严重低下（D 级患者，LVEF ≤ 30%）的症状性慢性重度 MR	Ⅱb	C
MV 修复术可以施行：风湿性二尖瓣疾病，瓣膜修复可能性大，手术风险低，或者无法耐受长期抗凝治疗时	Ⅱb	B
经导管 MV 修复术可以施行：症状性慢性原发性重度 MR（D 级患者，NYHA 3/4）预期寿命较长，但由于严重的合并症存在外科手术禁忌时	Ⅱb	B
MV 置换术不推荐实施于：重度原发性 MR，病变只累及一半以下后叶时	Ⅲ	B

附表 2-5　2014 年 AHA/ACC 指南中继发性 MR 手术治疗建议

推　荐	循证级别	证据水平
拟行 CABG 或主动脉瓣置换术（AVR）的慢性重度继发性 MR（C 和 D 级患者），同期行二尖瓣手术	Ⅱa	C
MV 外科治疗可以施行：症状严重（NYHA 3/4）的慢性重度继发性 MR（D 级患者）	Ⅱb	B
拟行其他心脏外科手术的慢性中度继发性 MR（B 级患者）可同期行 MV 修复术	Ⅱb	C

指南里还涉及二尖瓣狭窄、三尖瓣疾病、生物瓣及机械瓣的选择，以及怀孕期间的处理等内容，由于篇幅有限，这里不再介绍。

参考文献

[1]　Nishimura RA，Otto CM，Bonow RO，et al. American College of Cardiology/American Heart Association Task Force on Practice Guidelines. 2014 AHA/ACC guideline for the management of patients with valvular heart disease：executive summary：a report of the American College of Cardiology/American Heart Association Task Force on Practice Guidelines [J]. J Am Coll Cardiol，2014，63（22）：2438 - 2488.

附录三
2017 年 AHA/ACC《心脏瓣膜病管理指南》更新要点[1]

本文对 2017 年 AHA/ACC《心脏瓣膜病管理指南》更新要点进行简要介绍。

（一）主动脉瓣狭窄（AS）

关于 AS 的更新,最主要的两个两点是:将外科手术高危症状性 AS 患者 TAVR 的推荐等级由 Ⅱa 改为 Ⅰ类,将外科手术中危患者列为 TAVR 的 Ⅱa 类推荐。在此,笔者要特别介绍作为 TAVR 领域中至关重要的研究——PARTNER 系列研究,该研究开始于 2007 年 5 月。PARTNER - ⅠB 研究公布于 2010 年 TCT 大会,是 TAVR 领域第一个大型的多中心的随机对照研究。PARTNER - ⅠB 研究证实,对于外科手术禁忌的重度主动脉瓣狭窄患者,TAVR 优于传统保守治疗,大大降低患者的死亡率（1 年死亡率 30.7% vs. 50.7%,$P<0.001$）。PARTNER - ⅠA 研究公布于 2011 年 ACC 大会,其研究结果证实,对于外科手术高危的重度主动脉瓣狭窄患者,TAVR 不劣于外科手术效果（1 年死亡率 24.2% vs. 26.8%,$P=0.44$）。PARTNER - Ⅱ研究公布于 2016 年 ACC 会议,其研究结果证实,对于外科手术中危的重度主动脉瓣狭窄患者,TAVR 与外科手术效果相当（2 年死亡+致残性卒中率 19.3% vs. 21.1%,$P=0.25$）,在经股动脉亚组 TAVR 优于外科手术。随着技术和器械的发展、经验的积累,相信 TAVR 治疗还会有越来越多亮眼的研究结果。

（二）二尖瓣反流（MR）

对于原发性 MR 的治疗,指南新增对于左心室收缩功能保留有症状的严重原发性 MR 患者,若出现左心室进行性增大及射血分数进行性下降,则可以考虑行二尖瓣外科手术治疗（Ⅱa 类推荐,证据级别 C - LD）。该要点更新是基于"二尖瓣反流会加重二尖瓣反流"的概念,而该概念则是基于二尖瓣反流与左心房扩大之间恶性循环的原理。

对于继发性 MR,鉴于手术效果还不是很明确,指南对于手术指征的把握更加严格。此外,对于症状性、缺血性的重度 MR,选择保留腱索的二尖瓣置换术而非二尖瓣修复术是合理的（Ⅱa 类推荐,证据级别 B - R）。

（三）人工瓣膜的选择

本指南将机械瓣的手术年龄标准由原先的 60 岁降低为 50 岁。对于外科主动脉生物瓣严重退化的患者,若存在外科手术禁忌或外科手术风险为高危,指南推荐行 TAVR 的瓣中瓣治疗。

（四）人工瓣膜的抗栓治疗

针对 TAVR 术后的血栓风险，本指南建议对于出血风险低的 TAVR 术后，VKA 抗凝 3 个月且 INR 维持在 2.5 及以上（Ⅱb 类推荐，证据级别 B‑R），该建议的提出是因为有研究显示，TAVR 术后血栓形成存在于抗血小板治疗而非 VKA 抗凝治疗的患者中。阿司匹林（75～100 mg，qd）加氯吡格雷（75 mg，qd）双抗 6 个月，然后再阿司匹林（75～100 mg）终身服用（Ⅱb 类推荐，证据级别 C）的抗栓方案则保持 2014 版指南的原样推荐级别。同时，指南调低了合并血栓形成风险的老一代瓣膜置换术患者抗凝桥接治疗的推荐等级。

此外，该版指南对证据等级的划分更为细致，且对感染性心内膜炎等内容也有所更新，由于篇幅限制，在此不一一详述了。

参 考 文 献

[1] Nishimura RA，Otto CM，Bonow RO，et al. 2017 AHA/ACC Focused Update of the 2014 AHA/ACC Guideline for the Management of Patients With Valvular Heart Disease：A Report of the American College of Cardiology/American Heart Association Task Force on Clinical Practice Guidelines［J］. Journal of the American College of Cardiology，2017，70（2）：252－289.

附录四
近年欧美心脏瓣膜管理指南的变迁及比较[1-3]

近年来,心脏瓣膜病领域发展迅速,尤其是经导管心脏瓣膜治疗(TVT)方面取得了突破性进展。为此,欧洲心脏病学会(ESC)颁发了新版本的《瓣膜性心脏病处理指南》(下文简称《ESC 指南2017》),对 2012 年版的《瓣膜性心脏病处理指南》(下文称《ESC 指南 2012》)进行了更新。本文对指南要点进行解读,并将之与近年颁布的其他几个指南进行对比。

(一)改进外科手术风险评估

由于 TVT 的发展都是从外科手术禁忌或高危的患者中开始的,目前经导管主动脉瓣置换(TAVR)及二尖瓣介入的实施均需要评估患者的外科手术风险,根据外科手术风险选择治疗策略。因此,外科手术风险评估就显得更加重要。既往,只有外科医生关注外科手术风险评分,目前,内科医师也很关注该评分。《ESC 指南 2017》指出,既往的 EuroScore 高估了手术风险且校准能力差,不再推荐该评分,推荐使用 EuroScore Ⅱ 和 STS 评分。《ESC 指南 2017》对虚弱指数、器官功能损害、冠状动脉疾病等合并情况也有提及,但未像 2014 年 AHA/ACC《心脏瓣膜病管理指南》(下文简称《ACC 指南 2014》)那样把这些指标明确地详细地列为外科手术风险的评估标准,故与《ACC 指南2014》比,《ESC 指南 2017》对外科手术风险评分评估偏于简单和笼统。

(二)推荐成立心脏团队及瓣膜中心

由于目前 TVT 技术发展,瓣膜疾病不单单仅有外科手术这一方案,TVT 也是备选方案。TVT的实施,需要多学科人员协同合作,因此,目前世界上许多大型的心脏中心成立了多学科心脏团队(MDHT)或心脏瓣膜中心。如同《ACC 指南 2014》,《ESC 指南 2017》也推荐在优秀的中心成立MDHT 或心脏瓣膜中心,并对心脏瓣膜中心的要求进行阐述:有丰富多种瓣膜疾病的外科手术及经导管手术经验,完备的影像技术,完善的院后咨询及管理,规范的随访及数据收集。

(三)细化 TAVR 的适应证

基于 PARTNET-2 研究及 SURTAVI 研究的结果,《ESC 指南 2017》将 STS 评分≥4 分的患者列为 TAVR 的适应证,而在《ACC 指南 2014》中,STS 4~8 分(中危患者)仅仅列为Ⅱa 类指征(当时 SURTAVI 研究尚未公布)。但除了外科手术风险评分,《ESC 指南 2017》还建议心脏团队对患者的整体情况进行评估后再做出治疗的选择。笔者认为这是该指南最大亮点,这在其他的指南或共识里均未涉及,并且详细阐述可让临床有详细的标准可以遵循,具有很强的实践指导意义。偏向 TAVR 的因素包括:STS 或 EuroScore Ⅱ≥4 分、年龄≥75 岁、既往心脏外科手术史、虚弱、影响外科手术康复的合并症、股动脉入路良好、胸部放疗后、瓷化主动脉、冠脉搭桥术后、胸廓畸形、可能会出现人工瓣膜-患者不匹配。而偏向于 SAVR 的包括：STS 或 EuroScore Ⅱ<4 分、年龄<75 岁、怀疑心内膜炎、血管入路不良、冠状动脉高度不足、瓣环过大或过小、瓣叶形态不好、主动脉过宽、主动脉或心室血栓、存在其他需要外科手术纠正的合并症。

（四）对无症状瓣膜疾病的干预更加积极

对于无症状的主动脉瓣狭窄，BNP 升高（>3 倍）手术的指征由Ⅱb 类指征升级为Ⅱa 类指征。对于无症状主动脉瓣狭窄患者，新增Ⅰ类指征：若患者静息下心导管检查示肺动脉收缩压>60 mmHg，则需进行手术干预。二尖瓣反流（MR）是进展性疾病，"MR 导致 MR"概念已被重视。MR 导致心房、心室扩大，这可导致瓣环扩张，继而加重 MR。对于无症状原发性 MR 且左心室收缩功能保留（LVEF>60%，左心室收缩期末径 40~45 mm），外科修复成功率高，预期死亡率<1%，左心房增大且可维持窦性心律，可行外科修复术（Ⅱa 类推荐），这一推荐比 2012 年 ESC 指南级别高（Ⅱb 类推荐），但与 2017 年 AHA/ACC《心脏瓣膜病管理指南》（下文简称《ACC 指南 2017》）相比，限制更多，相对保守。《ACC 指南 2017》指出：对于无症状原发性 MR 且左心室收缩功能保留（LVEF>60%，左心室收缩期末径<40 mm），若外科修复成功率>95% 且预期死亡率<1%，可在有经验的高心脏中心进行外科修复术（Ⅱa 类推荐，证据级别 B）。

（五）对生物瓣膜选择相对保守

《ESC 指南 2017》指出，对于<60 岁的拟置换主动脉瓣及<65 岁拟置换二尖瓣的患者，首选机械瓣膜，该推荐较《ESC 指南 2012》没有变化。然而，《ACC 指南 2017》更加激进，将生物瓣选择年龄标准建议为 50 岁。对于年龄<50 岁的，建议选择机械瓣，年龄为 50~70 岁者，可根据患者情况及个体偏好选择生物瓣或机械瓣，而对于年龄>70 岁者选择生物瓣（Ⅱa 类推荐，证据级别 B）。相对于机械瓣，生物瓣有不用抗凝、没有噪声干扰、患者生活质量更高等优点。它的缺点是使用寿命相对较短，出现衰败后再次外科手术风险很高，但是经导管瓣中瓣技术可以弥补这个缺点，目前大量证据显示经导管瓣中瓣治疗对外科手术生物瓣治疗效果良好，在一定程度上解决了外科手术生物瓣衰败的后顾之忧。

（六）更新了抗栓治疗策略

此部分较《ESC 指南 2012》增加较多内容，特别是随着 PCI 及 TAVR 的普遍开展，瓣膜病患者的抗栓问题变得特别突出，相关研究证据也在积累，所以需要对此方面内容进行补充。对于 TAVR 术后建议双抗 3 个月之后终身单抗（Ⅱa 类），对于出血高风险者可以一开始就单抗（Ⅱb 类）。该抗栓策略较《ACC 指南 2017》保守，其建议对于出血风险低的、TAVR 术后也可以维生素 K 拮抗剂（VKA）抗凝 3 个月（Ⅱb 类推荐，证据级别 B-R），也可以选择阿司匹林加氯吡格雷双抗 6 个月，然后再阿司匹林终身服用（Ⅱb 类推荐，证据级别 C）。对于合并 PCI 或者 ACS 等需要双抗血小板的机械瓣置换术后患者，《ESC 指南 2017》建议可以选择三抗 1~6 个月（Ⅱa 类指征），也可以采用氯吡格雷加用 VKA(Ⅱa 类指征);对于需要加用抗血小板及 VKA 患者,INR 可以控制在较低的水平,在治疗窗的 65%～70% 即可。

参 考 文 献

[1] Vahanian A, Alfieri O, Andreotti F, et al. Guidelines on the management of valvular heart disease (version 2012): The Joint Task Force on the Management of Valvular Heart Disease of the European Society of Cardiology (ESC) and the European Association for Cardio-Thoracic Surgery (EACTS) [J]. Eur Heart J, 2012, 33(19): 2451–2496.

[2] Nishimura RA, Otto CM, Bonow RO, et al. 2014 AHA/ACC guideline for the management of patients with valvular heart disease: a report of the American College of Cardiology/American Heart Association Task Force on Practice Guidelines [J]. J Am Coll Cardiol, 2014, 63(22): 2438–2488.

[3] Nishimura RA, Otto CM, Bonow RO, et al. 2017 AHA/ACC Focused Update of the 2014 AHA/ACC Guideline for the Management of Patients With Valvular Heart Disease: A Report of the American College of Cardiology/American Heart Association Task Force on Clinical Practice Guidelines [J]. J Am Coll Cardiol, 2017, 70(2): 252–289.

附录五
二尖瓣反流介入治疗的超声心动图评价中国专家共识

中国医师协会超声分会超声心动图专业委员会 　中华医学会超声医学分会超声心动图学组
中华医学会心血管病分会结构性心脏病学组 　中国医师协会心血管病分会结构性心脏病专业委员会

二尖瓣反流（mitral regurgitation，MR）是最常见的心脏瓣膜疾病[1]。超声心动图目前是 MR 诊断和评价最重要的影像学方法。随着以 MitraClip 为代表的 MR 介入治疗技术的发展[2,3]，超声心动图对 MR 的术前评估、术中监测、术后评价变得尤为重要。虽然国际上已经发布了有关 MR 超声评价的指导性文献[4-6]，但其内容甚为复杂，临床使用可行性较低，不符合我国国情，且不是专门针对 MR 介入治疗技术而编写的。目前，我国研发的 MR 介入治疗器械陆续进入临床试验[7,8]，然而，尚未有符合我国国情的 MR 超声评价指导性文件。为了规范我国 MR 超声的评价，为今后 MR 介入治疗技术提供参考，协作组编写了本专家共识。

（一）MR 概述

二尖瓣装置由前叶、后叶、腱索、乳头肌、瓣环和左心室壁组成。两个瓣叶在前外交界和后内交界处相连接，均有相应的腱索和乳头肌。二尖瓣前叶和后叶分别可分成 3 个扇叶，后叶天然的 2 个切迹将后叶分成 3 个部分，从前外交界向后内交界方向，依次为外侧 P1、中间 P2、内侧 P3。前叶与之对应的区域依次为外侧叶 A1、中间叶 A2、内侧叶 A3（附图 5-1）。

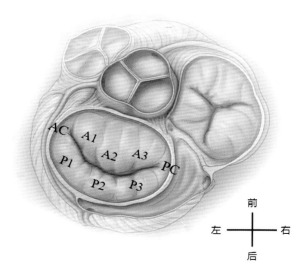

附图 5-1　二尖瓣的瓣叶解剖示意图

A1，二尖瓣前叶的外侧叶 1/3；A2，二尖瓣前叶的中间叶 1/3；A3，二尖瓣前叶的内侧叶 1/3；P1，二尖瓣后叶的外侧；P2，二尖瓣后叶的中间；P3，二尖瓣后叶的内侧；AC，前外交界；PC，后内交界

MR 是最常见的心脏瓣膜疾病。美国一项研究显示,人群中轻度(+)、中度(2+)、中重度(3+)及重度(4+)MR 发病率为 19.2%、1.6%、0.3% 及 0.2%[9]。另一项研究显示,中度以上 MR 在总体人群发病率为 1.7%,并随着年龄而增长,在年龄>75 岁人群中可接近 10%[1]。在中国,MR 的具体发病率尚未清楚,根据目前资料显示,MR 为常见心脏疾病[10,11]。超声心动图目前是诊断和评价 MR 最重要的方法之一[4-6]。按照严重程度,MR 的临床表现差别较大。轻度 MR 可以在很长时间内不出现临床症状,预后较好。重度 MR 可导致肺动脉高压、心房颤动(房颤)、心力衰竭(心衰),甚至死亡。无症状重度 MR 患者 5 年内全因死亡、心源性死亡、心血管事件发生率分别为(22±3)%、(14±3)%、(33±3)%[12],而出现严重心衰患者[美国纽约心脏病协会(NYHA)心功能分级 3 级以上]每年死亡率达 34%[13]。目前,外科瓣膜修复或置换术是 MR 的标准治疗方法,经导管介入治疗为 MR 新兴治疗技术。

(二) MR 的病因及功能分型

1. MR 病因·二尖瓣功能的完整性要求二尖瓣环大小合适、瓣叶结构完整、乳头肌收缩牵拉腱索发挥瓣叶的支撑作用、左心室肌肉收缩产生关闭力量适当、心室形态及功能正常。这些因素中任何一个出现异常都会导致 MR。MR 的病因可分为原发性瓣膜病变(瓣膜本身结构的病变导致)及继发性瓣膜病变(心脏本身或瓣膜支撑结构病变导致)[4]。确定 MR 的病因非常重要,有助于选择二尖瓣治疗技术以及药物治疗方案,且是患者长期预后的重要独立预测因素(附表 5-1)。随着人口老龄化的加剧,最为常见的原发二尖瓣病变为退行性病变,而在继发性 MR 中,缺血性 MR 及心衰后 MR 为主要因素。

附表 5-1 二尖瓣反流病因

项　　目	病　　因
原发性瓣膜病	先天性畸形
	炎症性疾病
	退行性疾病
	细菌性心内膜炎
	创伤性
	钙化性
	肿瘤/放疗后
继发性瓣膜病	缺血性心脏病
	扩张型心肌病
	肥厚型梗阻性心肌病
	房性瓣环扩张(心房颤动、限制性心肌病)

2. MR 功能分型· 20 世纪 70 年代后期,随着外科领域瓣膜重建技术的发展,人们开始认识到仅仅采用瓣膜反流、狭窄、狭窄合并反流的三分法已经不足以区分瓣膜病变,而试图用详尽的解剖性描述来精确区分瓣膜疾病的方法太烦琐且并不实用。二尖瓣修复技术的创始人提出了规范化的 MR "功能分型"[14],从而帮助规范定义及指导后续的外科修复治疗。同样,这类分型方法,对指导介入

二尖瓣治疗也极其重要。例如,目前指南推荐的二尖瓣夹合手术患者,主要针对Ⅱ型MR[15]。而COAPT等研究[3]显示Ⅰ型患者行MitraClip能明显获益,这类人群也可能是二尖瓣夹合术适合人群。MR病变"功能分型"主要依赖超声心动图提供的信息,根据瓣叶的活动情况分为3型。

Ⅰ型:瓣叶活动正常而瓣膜功能失调(附图5-2)。在Ⅰ型功能失调中,收缩期和舒张期瓣叶活动幅度正常,反流的原因为瓣叶穿孔或瓣叶对合不良导致(瓣环扩张)。

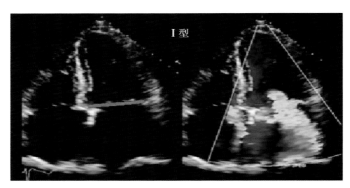

附图5-2　Ⅰ型,正常瓣膜运动

Ⅱ型:瓣叶活动过度的瓣膜功能失调(瓣膜脱垂,附图5-3)。定义为一个或多个瓣叶活动度增加,瓣叶的游离缘在瓣叶关闭时超过了瓣膜口关闭时的平面,血流动力学结果提示为瓣膜反流,由于腱索断裂或延长,或者乳头肌断裂导致。

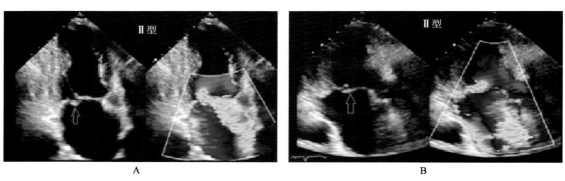

附图5-3　Ⅱ型,过度瓣膜运动
A. 后叶过度运动,导致后叶脱垂,重度二尖瓣反流;B. 前叶过度运动,导致前叶脱垂,重度二尖瓣反流

Ⅲ型:瓣叶活动受限的瓣膜功能异常(附图5-4)。在Ⅲ型功能失调中,Ⅲa类指一个或多个瓣叶的运动在瓣叶开放或关闭时受到限制导致不同程度的狭窄或反流(瓣膜及瓣下组织增厚或钙化);Ⅲb类指一个或多个瓣叶的运动在瓣叶关闭时受到限制导致的反流(此类病变多为缺血性导致)。

(三)超声设备要求及图像采集方法

1. 超声设备·具有经胸二维、三维超声探头及经食管三维超声探头的彩色超声诊断仪。

2. 经胸二维超声心动图·通过采集以下切面显示二尖瓣瓣叶各扇叶。

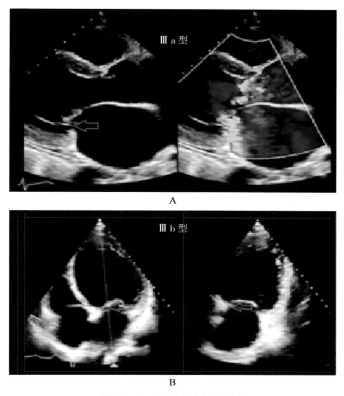

附图 5-4 Ⅲ型,限制瓣膜运动

A. Ⅲa 型,瓣叶开放和关闭时均受到限制,导致二尖瓣狭窄和反流;B. Ⅲb 型,瓣叶关闭时受到限制,导致二尖瓣反流

（1）胸骨旁左心室长轴切面：显示 A2、P2,（附图 5-5A）。

（2）二尖瓣水平短轴切面：显示整个前后叶（附图 5-5B）。

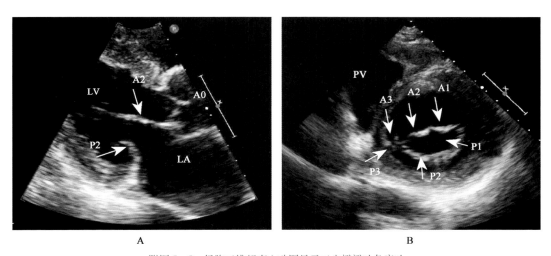

附图 5-5 经胸二维超声心动图显示二尖瓣瓣叶各扇叶

A. 胸骨旁长轴切面,显示二尖瓣前叶 A2 处、二尖瓣后叶 P2 处;B. 二尖瓣水平短轴切面,显示二尖瓣
前叶 A1、A2、A3 及二尖瓣后叶 P1、P2、P3。LA,左心房;LV,左心室;AO,主动脉;RV,右心室

（3）心尖四腔心切面：显示 A2、P2（附图 5-6A）。

（4）心尖长轴切面：显示 A2、P2（附图 5-6B）。

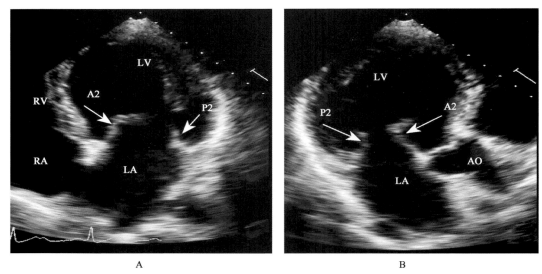

A   B

附图 5-6　经胸二维超声心动图显示二尖瓣瓣叶各扇叶

A. 心尖四腔心切面,显示二尖瓣前叶 A2 处,二尖瓣后叶 P2 处;B. 心尖长轴切面,显示二尖瓣前叶 A2 处、二尖瓣后叶 P2 处。LA,左心房;LV,左心室;RA,右心房;RV,右心室

（5）心尖二腔心切面：显示 A1、P3（附图 5-7A）。

（6）心尖二尖瓣交界处长轴切面：显示 P1、A2、P3（附图 5-7B）。经胸超声心动图通过上述切面评价 MR 的机制、程度以及部位,并确定瓣膜运动异常的扇叶。

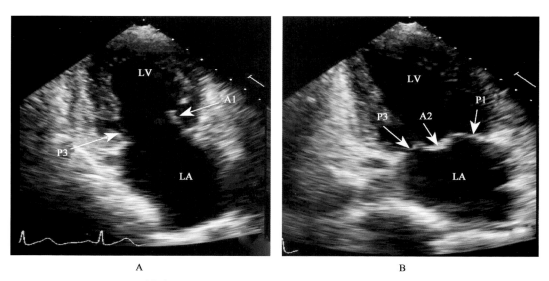

A   B

附图 5-7　经胸二维超声心动图显示二尖瓣瓣叶各扇叶

A. 心尖二腔心切面,显示二尖瓣前叶 A1、二尖瓣后叶 P3 处;B. 二尖瓣交界处长轴切面,显示二尖瓣后叶 P1、前叶 A2、后叶 P3。LA,左心房;LV,左心室

3. 经食管二维、三维超声心动图·通过采集 4 个食管中段切面完整显示二尖瓣（附图 5-8）。

（1）食管中段的四腔心切面：显示 A2、A3 和 P1。

（2）食管中段的二尖瓣交界处切面：显示 A2、P1 和 P3。

（3）食管中段的二腔心切面：显示 A1、A2 和 P3。

（4）食管中段的长轴切面：显示 A2 和 P2。

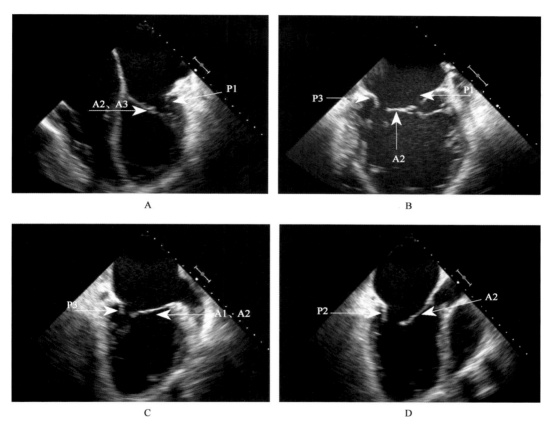

附图 5-8　经食管二维超声心动图显示二尖瓣瓣叶各扇叶

A. 食管中段的四腔心切面，显示 A2、A3 和 P1；B. 食管中段的二尖瓣交界处切面，显示 A2、P1 和 P3；
C. 食管中段的二腔心切面，显示 A1、A2 和 P3；D. 食管中段的长轴切面，显示 A2 和 P2

MR 介入治疗术前和术中，经常使用经食管三维超声心动图采集的 X-plane 双切面（包括二尖瓣交界处二腔心切面及三腔心切面）来评估二尖瓣解剖：二尖瓣交界处二腔心切面能清晰显示二尖瓣后叶 P1 及 P3、前叶 A2，而三腔心切面能清晰显示二尖瓣前叶 A2、后叶 P2。也可通过二尖瓣的"三维外科视野"立体显示二尖瓣前后叶（附图 5-9）。经食管二维、三维超声心动图通过上述切面评价 MR 的机制、程度以及部位，并确定瓣膜运动异常的扇叶。

（四）MR 的定量评估

关于 MR 的定量评估，目前各个指南及文献标准并不完全一致，且一般分为轻度、中度、重

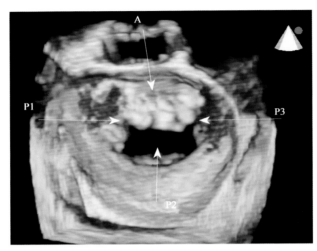

附图 5-9　经食管三维超声心动图的"外科视野"从左心房向左心室
观察二尖瓣,完整显示二尖瓣前后叶(箭头所示)

度[4-6]。这种分法较为宽泛,不能很好反映手术前后的变化及体现手术效果。在 MitraClip 的系列临床试验中以及之后许多 MR 介入治疗临床研究中[2,3,16],将 MR 分为无(0+)、轻度(1+)、中度(2+)、中重度(3+)、重度(4+)。另外,国外指南文件中[4-6],关于 MR 的定量评估标准甚为复杂,需要采集多个复杂的却不很准确数据,这在临床应用中,特别是在我国临床实践应用的可行性较低。鉴于以上情况,结合我国的国情,反流程度分为无(0+)、轻度(1+)、中度(2+)、中重度(3+)、重度(4+)、极重(5+),现将 MR 定量评估参数和方法学做一推荐。

1. 简化评估方法·该方法以反流束最窄部位宽度(vena contracta width,VCW)主要评价指标,以反流面积分数(RF)为第二参考指标,必要时结合反流容积(RVol)和有效反流口面积(EROA)。

(1) VCW<3 mm 为轻度反流。

(2) VCW 为 3~7 mm,MR 程度不确定(轻度、中度、中重度、重度),需要结合下述参数来评估:① 轻度 MR,RF<30%,RVol<30 ml,EROA<0.20 cm^2;② 中度 MR,RF 为 30%~39%,RVol 为 30~44 ml,EROA 为 0.20~0.29 cm^2;③ 中重度 MR:RF 为 40%~49%,RVol 为 44~59 ml,EROA 为 0.30~0.39 cm^2;④ 重度 MR,RF≥50%,RVol≥60 ml,EROA≥0.4 cm^2。

(3) VCW>7 mm 为重度、极重度反流。心腔的大小有助于评判 MR 的程度,左心功能状态会对反流的评估产生影响。对于保留左心室射血分数(LVEF≥60%),经胸二维超声心动图提示反流束冲击房顶部并且折返,定义为重度 MR;如果折返的血流束超过左心房中段,且 RF≥75%,RVol≥80 ml 定义为极重度 MR(附图 5-10)。

2. 标准评估方法·该方法与国外最新指南[4]基本一致,但增加了极重度分级(附图 5-11)。

3. 方法学

(1) VCW:建议在经胸二维超声心动图胸骨旁左心室长轴切面和经食管超声心动图食管中段左心室长轴切面,或者反流最多的标准切面测量 VCW。

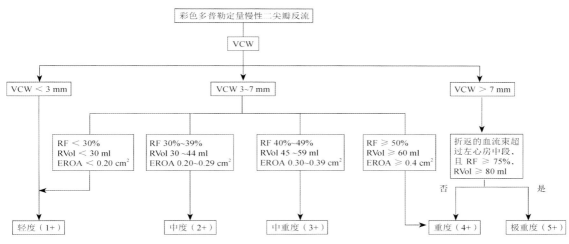

附图 5-10 二尖瓣反流程度简化评估图

VCW,反流束最窄部位宽度;RF,反流面积分数;RVol,反流容积;EROA,有效反流口面积

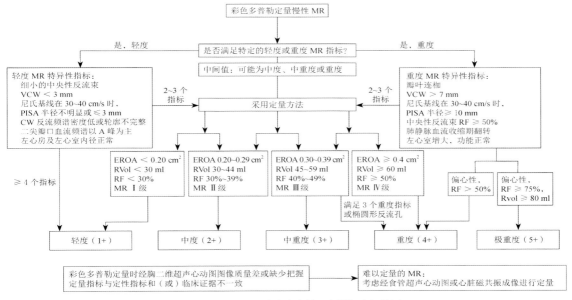

附图 5-11 MR 程度的半定量及定量标准评估图

VCW,反流束最狭窄部位;EROA,有效反流口面积;RVol,反流容积;RF,反流面积分数;MR,二尖瓣反流

（2）RF：建议在经胸二维超声心动图心尖四腔切面和经食管超声心动图食管中段四腔切面，或者反流最多的标准切面测量反流面积和相应的左心房面积。

（3）RVol 和 EROA：在无主动脉瓣反流时,建议用多普勒连续方程法（$S_{VMV}-SV_{LVOT}$）测算,条件不符合时考虑近端等速表面积法（PISA）。

一些技术因素可能会影响到左心房内反流信号的出现,包括帧频、增益调节及探头频率。调节彩色标尺,可以影响到反流束在左心房内分布的范围。彩色标尺调节到适中（50～70 cm/s）,可以限制外溢影响,保持相对固定的技术因素,从而减少设备误差。

（五）超声心动图在 MR 介入治疗中的评价

超声心动图在 MR 介入治疗中起着极其重要的作用,某些技术的操作就是在单纯超声心动图指导下完成。超声心动图在 MR 介入治疗中作用包括术前评估、术中监测指导及术后评价。在术前,超声心动图可以分析 MR 的病因、定量 MR 程度、分析二尖瓣解剖情况,判断患者是否适合行介入手术。术后,超声心动图则可评估有无残余 MR 及程度、跨瓣压差、器械的稳定性、并发症,以及心脏形态及功能变化。

超声心动图在 MR 介入术中起着不可或缺的作用,下面以目前最为成熟的经导管二尖瓣夹合术 MitraClip 为例,阐述 MR 介入术中的超声评价。MitraClip 是在经食管超声心动图实时监测和引导下的操作,所有的导管操作由经食管超声心动图监测和引导[17]。经食管超声心动图首先引导房间隔穿刺,使得房间隔穿刺点距二尖瓣瓣环平面的高度为 3.5~4.0 cm(附图 5-12)。之后,经食管超声心动图引导输送系统进入左心房并调弯、顶端垂直指向二尖瓣口。接着,经食管超声心动图引导夹合器在二尖瓣上方定位、夹合器进入左心室、引导夹合器捕获和夹合瓣膜。夹合器捕获瓣膜位置,应该位于彩色多普勒显示反流束最大处。在整个手术过程中,两个超声视野非常重要,为手术的工作切面 X-plane 双切面包括三腔切面(左心室长轴切面)及二尖瓣交界处两腔切面(附图 5-13)。三腔切面可以显示二尖瓣 A2、P2 的位置,捕获瓣膜前二尖瓣夹合器应该在这个切面显示为 V 字形,此时夹合器臂与二尖瓣开放线垂直,分别位于 A2、P2 的位置,在该切面通过调整夹合器位置可使得夹合器更靠近前叶或后叶;二尖瓣交界处两腔切面显示 P1、A2、P3,捕获瓣膜前二尖瓣夹合器在该平面应该为直线形,在该切面通过调整夹合器位置可使得夹合器更靠近瓣环内交界(P3 或 A3)或外交界(P1 或 A1)。另外一个工作切面为三维超声心动图的"二尖瓣外科视野",可以整体观察夹合器的位置、臂指向的方向(附图 5-14)。目前有限的经验显示,经心尖二尖瓣夹合术(ValveClamp)术中超声心动图指导和 MitraClip 总体上类似,但仍有部分差异,其超声心动图规范尚在探索中。

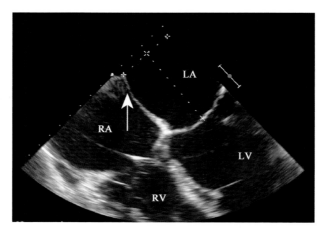

附图 5-12 经食管超声心动图食管中段的四腔心切面,显示房间隔穿刺平面距二尖瓣瓣环平面的高度(箭头所示)

LA,左心房;LV,左心室;RA,右心房;RV,右心室

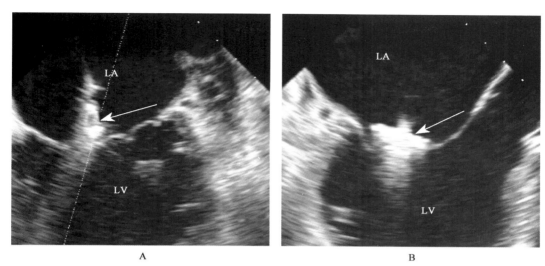

附图5-13 经食管 X-plane 双切面显示夹合器与二尖瓣前后叶垂直(箭头所示)

A. 二尖瓣交界处双心腔切面,显示夹合器为直线形;B. 左心室长轴切面,显示夹合器为"V"字形。LA:左心房;LV:左心室

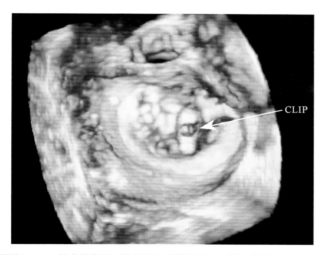

附图5-14 经食管实时三维超声心动图显示二尖瓣夹合器(CLIP)位于
二尖瓣口中央并与二尖瓣前后叶垂直(箭头所示)

　　执笔专家：潘翠珍(复旦大学附属中山医院),潘文志(复旦大学附属中山医院),周达新(复旦大学附属中山医院)

　　核心专家组成员(按姓氏拼音排序)：葛均波(复旦大学附属中山医院),郭应强(四川大学华西医院),李伟(复旦大学附属中山医院),刘先宝(浙江大学医学院附属第二医院),潘翠珍(复旦大学附属中山医院),潘文志(复旦大学附属中山医院),潘湘斌(中国医学科学院阜外医院),蒲朝霞(浙江大学医学院附属第二医院),舒先红(复旦大学附属中山医院),宋光远(中国医学科学院阜外医院),唐红(四川大学华西医院),王建安(浙江大学医学院附属第二医院),王建德(中国医学

科学院阜外医院),魏来(复旦大学附属中山医院),吴永健(中国医学科学院阜外医院),周达新(复旦大学附属中山医院),朱达(四川大学华西医院)

专家组成员(按姓氏拼音排序):陈海燕(复旦大学附属中山医院),陈茂(四川大学华西医院),冯沅(四川大学华西医院),管丽华(复旦大学附属中山医院),霍勇(北京大学第一医院),蒋世良(中国医学科学院阜外医院),孔祥清(南京医科大学第一附属医院),李捷(广东省人民医院),陆方林(海军军医大学附属长海医院),罗建方(广东省人民医院),马为(北京大学第一医院),孟旭(首都医科大学安贞医院),秦永文(海军军医大学附属长海医院),宋治远(陆军军医大学西南医院),孙勇(哈尔滨医科大学附属第二医院),陶凌(空军军医大学西京医院),田家玮(哈尔滨医科大学附属第二医院),王广义(解放军总医院),伍广伟(广西壮族自治区人民医院),伍伟峰(广西医科大学第一附属医院),徐仲英(中国医学科学院阜外医院),杨剑(空军军医大学西京医院),杨荣(南京医科大学第一附属医院),于波(哈尔滨医科大学附属第二医院),曾智(四川大学华西医院),张戈军(中国医学科学院阜外医院),张海波(首都医科大学安贞医院),张梅(山东大学齐鲁医院),张伟华(昆明市延安医院),张玉顺(西安交通大学附属第一医院),张智伟(广东省人民医院),赵仙先(海军军医大学附属长海医院),周玉杰(首都医科大学安贞医院),朱鲜阳(沈阳军区总医院)

参 考 文 献

[1] Nkomo VT, Gardin JM, Skelton TN, et al. Burden of valvular heart diseases: a population-based study [J]. Lancet, 2006, 368 (9540): 1005 - 1011.

[2] Feldman T, Foster E, Glower DD, et al. EVEREST II Investigators.Percutaneous repair or surgery for mitral regurgitation [J]. N Engl J Med, 2011, 364(15): 1395 - 1406.

[3] Stone GW, Lindenfeld J, Abraham WT, et al. Transcatheter mitral-valve repair in patients with heart failure [J]. N Engl J Med, 2018, 379(24): 2307 - 2318.

[4] Zoghbi WA, Adams D, Bonow RO, et al. Recommendations for Noninvasive Evaluation of Native Valvular Regurgitation: A Report of the American Society of Echocardiography Developed in Collaboration with the Society for Cardiovascular Magnetic Resonance [J]. J Am Soc Echocardiogr, 2017, 30(4): 303 - 371.

[5] Stone GW, Vahanian AS, Adams DH, et al. Mitral Valve Academic Research Consortium (MVARC). Clinical Trial Design Principles and Endpoint Definitions for Transcatheter Mitral Valve Repair and Replacement: Part 1: Clinical Trial Design Principles: A Consensus Document From the Mitral Valve Academic Research Consortium [J]. J Am Coll Cardiol, 2015, 66(3): 278 - 307.

[6] O'Gara PT, Grayburn PA, Badhwar V, et al. 2017 ACC Expert Consensus Decision Pathway on the Management of Mitral Regurgitation: A Report of the American College of Cardiology Task Force on Expert Consensus Decision Pathways [J].J Am Coll Cardiol, 2017, 70(19): 2421 - 2449.

[7] 潘文志,周达新,魏来,等.经心尖二尖瓣夹合术 1 例报道[J].中国医学前沿杂志(电子版),2018,10(9): 25 - 26.

[8] Wang S, Meng X, Luo Z, et al. Transapical Beating-Heart Mitral Valve Repair Using a Novel Artificial Chordae Implantation System [J]. Ann Thorac Surg, 2018, 106(5): e265 - e267.

[9] Jones EC, Devereux RB, Roman MJ, et al. Prevalence and correlates of mitral regurgitation in a population-based sample (the Strong Heart study) [J]. Am J Cardiol, 2001, 87(3): 298 - 304.

[10] Li J, Pan W, Yin Y, et al. Prevalence and correlates of mitral regurgitation in the current era: an echocardiography study of a Chinese patient population [J]. Acta Cardiol, 2016, 71(1): 55 - 60.

[11] Hu P, Liu XB, Liang J, et al. A hospital-based survey of patients with severe valvular heart disease in China [J]. Int J Cardiol, 2017, 231: 244 - 247.

[12] Enriquez-Sarano M, Avierinos JF, Messika-Zeitoun D, et al. Quantitative determinants of the outcome of asymptomatic mitral regurgitation [J]. N Engl J Med, 2005, 352(9): 875 - 883.

[13] Ling LH, Enriquez-Sarano M, Seward JB, et al. Clinical outcome of mitral regurgitation due to flail leaflet [J]. N Engl J Med, 1996, 335(19): 1417 - 1423.

［14］ Lancellotti P，Tribouilloy C，Hagendorff A，et al. Recommendations for the echocardiographic assessment of native valvular regurgitation：an executive summary from the European Association of Cardiovascular Imaging ［J］. Eur Heart J Cardiovasc Imaging，2013，14(7)：611－644.

［15］ Nishimura RA，Otto CM，Bonow RO，et al. 2014 AHA/ACC guideline for the management of patients with valvular heart disease：a report of the American College of Cardiology/American Heart Association Task Force on Practice Guidelines ［J］. J Thorac Cardiovasc Surg，2014，148(1)：e1－e132.

［16］ Feldman T，Wasserman HS，Herrmann HC，et al. Percutaneous mitral valve repair using the edge-to-edge technique：six-month results of the EVEREST Phase I Clinical Trial ［J］. J Am Coll Cardiol，2005，46(11)：2134－2140.

［17］ Silvestry FE，Rodriguez LL，Herrmann HC，et al. Echocardiographic guidance and assessment of percutaneous repair for mitral regurgitation with the EvalveMitraClip：lessons learned from EVEREST I ［J］. J Am Soc Echocardiogr，2007，20(10)：1131－1140.

附录六
2018 年经导管主动脉瓣置换团队建设及
运行规范中国专家建议

中国医师协会心血管内科医师分会结构性心脏病专业委员会　中华医学会心血管病学分会结构性心脏病学组

经导管主动脉瓣置换术(transcathetera ortic valve replacement，TAVR)是指将组装好的人工主动脉瓣经导管置入到病变的主动脉瓣处,在功能上完成主动脉瓣的置换。TAVR 是治疗主动脉瓣狭窄的革命性新技术,目前欧美指南已推荐将外科手术禁忌、高危和中危主动脉瓣狭窄患者作为TAVR 的适应证[1-3]。TAVR 同时也是一种复杂、高风险的技术,其开展需心内科、心外科、影像科、麻醉科等多学科的协同配合,因此很有必要建立一支多学科心脏团队(multiple disciplinary heart team，MDHT)。国产 TAVR 瓣膜已于 2017 年 5 月在我国获批上市。TAVR 将在我国大范围地推广。为了促进 TAVR 在我国规范、安全及顺利推广,由中国医师协会心血管内科医师分会结构性心脏病专业委员会,中华医学会心血管病学分会结构性心脏病学组组织编写了此建议。本建议主要针对经外周血管途径的 TAVR 而编写。

（一）背景

目前,TAVR 越来越成熟,越来越安全,国际上 TAVR 有向"极简式"(minimalist approach)发展的趋势[4,5],TAVR 团队的意识和作用在逐渐减弱。然而,在我国目前形势下,强调 TAVR 团队的建设仍然十分必要。首先,虽然 TAVR 越来越安全,但是相对于传统介入手术,TAVR 仍是一项高风险和复杂的手术。即使在最新的临床试验中,TAVR 的围术期死亡率仍为 2%～4%,永久起搏器置入、瓣周漏、血管并发症发生率仍不低[6,7]。其次,国内目前上市的瓣膜为第一代瓣膜,不具备可回收、重新定位及防止瓣周漏功能,我国 TAVR 患者人群存在二叶瓣比例高、钙化严重等特点[8,9],因此,现阶段在我国开展 TAVR 存在更高的风险。再次,TAVR 是一项复杂的技术,其经典的开展方式需要心内科、心外科、影像科、麻醉科等多学科人员协同配合[10]。最后,TAVR 存在明显的学习曲线[11],TAVR 更安全地开展需要系统的培训和团队规范化的运行。为了促进 TAVR 在我国规范、安全及顺利推广,建议现阶段在我国开展 TAVR 时需要建立 TAVR 的 MDHT,对团队人员进行系统化培训,遵循相应技术规范。

（二）团队构成和人员要求

参照国际指南[12],建议 TAVR 的 MDHT 由介入医师、心血管外科医师(心外科医师)、超声心动图医师、放射科医师、麻醉医师、护士及相关专业技术人员构成,团队人员必须经过相关系统化培训。TAVR 团队成员构成要求如下[13]。

1. 介入医师·TAVR 介入医师是 MDHT 的核心,应由 3~4 名成员组成,由一位副主任医师职称以上的人员负责,所有成员都应具有丰富的心血管疾病介入治疗经验,是术前评估的主要决策者,是 TAVR 手术操作者,也是负责术后随访的主要人员。TAVR 第一术者年介入手术量应在 200 例以上,且接受过系统培训。其他助手医师应具备主治医师或以上资质,且具有独立介入手术的经验。第一术者应能独立分析患者的影像学资料,特别是多排螺旋计算机断层扫描(multiple-slice spiral computed tomography,MSCT),以判断患者是否适合手术及选择入路、瓣膜的型号。开展 TAVR 的前 20 例应在有经验的手术医师指导下完成,之后方可独立进行 TAVR。

2. 心外科医师·为副主任医师职称以上心外科医师,在开展 TAVR 之前的 1 年内,要求实施 50 例以上心脏瓣膜外科手术。

3. 放射科医师·1 名高年资主治医师职称以上、熟悉 MSCT 的医师并可独立完成 MSCT 的扫描及分析。

4. 麻醉医师·1 名具有 3 年以上心血管麻醉经验的主治麻醉医师及至少 1 名助手完成 TAVR 麻醉工作。

5. 超声心动图医师·1 名具有 5 年以上超声心动图工作经验、1 年以上经食管超声心动图经验的主治医师及至少 1 名助手完成 TAVR 术前、术中及术后的超声心动图检查工作。

6. 护理人员·护理团队成员一般由专科护士担当,分为病房专科护士、导管室护士、冠心病监护治疗病房(coronary care unit,CCU)护士。由 3 年以上工作经验的护士组成。

7. 其他·开展 TAVR 的中心必须有具备处理血管并发症能力的心外科医师,必要时还需要有重症监护治疗病房(intensive care unit,ICU)、呼吸科、老年病等学科医师的参与。

(三)团队运行机制

1. 术前筛选及评估·由 MDHT 完成,具体包括下列内容:① 介入医师从整体上对患者进行术前评估,评估其是否需要行 TAVR,是否能从手术中获益,解剖方面是否适合 TAVR。② 心外科医师评估患者心外科手术风险以及若需要外科协助入路,入路是否合适,做好补救性外科手术预案。③ 超声心动图医师评估患者心功能情况,各瓣膜情况以及主动脉根部解剖情况。④ 放射科医师评估患者解剖方面是否适合行 TAVR 以及冠状动脉病变情况。⑤ 麻醉医师评估手术的麻醉风险。建议在术前,TAVR 团队成员进行讨论,判断患者是否适合行 TAVR,做好术前预案。

2. 术中协作·各团队人员必须在现场,各司其职,密切配合。由介入医师负责手术,其他各科相关人员做好配合。例如,护士完善器械的准备,麻醉医师做好麻醉、密切监护,超声心动图医师必要时进行超声监测,放射科医师应配合调整数字减影血管造影(digital subtraction angiography,DSA)及协助造影,经过专业培训的人员装好瓣膜,心外科医师协助处理入路、随时可实施手术。

3. 围术期管理·鉴于患者术后仍可能出现各种并发症及血流动力学异常,建议患者术后由接受过专门培训的人员进行管理。可在 CCU 或 ICU 或专门 TAVR 看护病房单元进行严密监护,由病房主管医师和护士进行监护管理。术者医师交代相关注意事项,对于危重患者,要时常巡查,直至患者病情稳定。麻醉医师做好术后巡查。护理人员做好护理工作。如患者围术期病情变化或出现并发症,由病房主管医师或术者医师组织相应专家制订抢救策略,进行抢救。

4. 术后随访·主要由介入医师负责,放射科医师和超声心动图医师协助完成相关检查。

5. 总结及改进·团队人员应定期组织讨论并总结完成病例的经验,持续改进技术要点、实施方案及运作流程。

(四)团队运行规范

1. 介入医师

(1)术前评估和筛选:包括临床因素和影像学评估。临床评估包括:① 是否需行瓣膜置换术;② 外科手术的风险评估[13];③ 有无 TAVR 禁忌证。影像学评估主要是评估患者解剖方面是否适合行 TAVR。建议第一术者分析患者的影像学资料(包括 MSCT)以判断患者是否适合手术及选择瓣膜型号。

(2)术中操作:介入医师是 TAVR 的主要术者,操作要点参考《经导管主动脉瓣置换术中国专家共识》[13]。

(3)围术期管理:患者术后可能交由 CCU 医师或其他非术者医师管理,但介入医师仍需对患者术后管理起主要作用。应向相关医师交代手术情况、并发症发生情况及注意事项,制订相关治疗策略。应经常巡查患者,特别是危重患者。如条件允许,建议成立 TAVR 术后病房单元,专门管理 TAVR 术后患者。

(4)术后随访:建议对患者术后 1 个月、3 个月、6 个月、12 个月各随访 1 次,此后每年 1 次常规随访。随访内容包括人工瓣膜的位置和功能、心功能情况、有无并发症等,检查项目主要包括超声心动图、心电图,其他项目包括脑钠肽、血常规等。

2. 心外科医师

(1)术前评估和筛选:根据美国胸外科医师协会(society of thoracic surgeon, STS)评分系统、欧洲心血管手术危险因素评分系统(European system for cardiac operative risk evaluation, EuroScore)评分、虚弱指数、手术不能改善主要器官损害、存在相关的手术操作障碍等情况[2],结合本中心的手术经验,综合评估患者外科手术风险。需要外科入路处理时,评估患者相关入路的可行性和安全性。

(2)术中协作和术后处理:协助处理相关入路情况。对于出现需要紧急外科手术的情况,与介入医师详细讨论后,实施补救性外科手术。

3. 放射科医师·影像学评估是 TAVR 术前评估和筛选的重点,其中 MSCT 尤为重要[14]。

(1)MSCT 扫描技术要求:① 推荐厚度≤1 mm;② 心电门控,取收缩期末(40%的心动周期左右)进行检查;③ 必须是增强 CT 扫描(注射对比剂);④ 从颈部以下至膝关节以上,确保包括所有可能的外周血管入路(股动脉、锁骨下动脉等)。对于主动脉瓣狭窄患者,应避免使用 β 阻滞药和硝酸盐类药物,避免检查时发生血流动力学并发症。检查全程患者取平卧仰卧位,不同 MSCT 机器因机型不同采集数据方式有所差异,但获得图像的最小层厚及层间距不得超过 1 mm。主动脉根部扫描必须采用心电门控技术(回顾性或前瞻性均可)及高螺距扫描获取图像。腹主动脉和髂股动脉无须心电门控及高螺距扫描,可显著降低检查辐射剂量和对比剂用量[14]。

（2）MSCT分析内容：① 以主动脉瓣环的周长、面积、直径作为TAVR瓣膜选择的主要参考依据；② 主动脉根部解剖，包括冠状动脉高度、主动脉窦宽度、升主动脉宽度、窦管交界及左心室流出道等；③ 主动脉瓣形态，判断是二叶瓣或三叶瓣，分析瓣叶厚度、融合情况以及钙化情况（包括钙化程度、分布情况等），瓣叶形态也是TAVR瓣膜型号选择的参考依据；④ 血管入路的评估，包括股动脉、锁骨下动脉、颈动脉、升主动脉、经心尖途径等评估，了解入路的血管内径、扭曲度及钙化程度等；⑤ 冠状动脉病变；⑥ MSCT协助确定术中最佳造影投照角度。此外，术中放射科医师应协助调整DSA的机头以及完成造影，以便TAVR顺利进行。

4. 麻醉医师

（1）术前评估：麻醉医师应在术前常规查看患者，回顾患者的病史、体格检查、实验室检查及影像学检查，综合了解患者的一般情况、非心脏基础疾病病史及认知能力等，以评估患者麻醉的风险；询问用药史和过敏史，并常规行气道评估。术前用药可以帮助患者缓解入室后麻醉诱导前紧张焦虑的情绪，也可避免患者因心动过速诱发不良心脏事件。

（2）术中协作：对于拟行TAVR的患者，需开放至少一条通畅的粗静脉通路（推荐中心静脉置管），同时监测有创血压。术中必要的监测项目包括心电图、指脉氧饱和度、体温、呼气末二氧化碳分压、中心静脉压、活化凝血时间（active clotting time，ACT）。为了纠正任何可能出现的心律失常，麻醉诱导前需安置好体外心电复律的电极片并连接好备用。刚刚起步的TAVR中心，一般推荐实施全身麻醉（单腔气管导管插管）以配合手术。麻醉诱导应做到缓慢平稳，麻醉管理全程尽可能维持正常窦性心律。注意维持足够的前负荷，避免使用扩血管药物，以保证心室充盈压。可小剂量使用去甲肾上腺素或去氧肾上腺素维持体循环阻力，避免低血压，保证肥厚的心肌获得足够灌注。防止心动过速的同时也要避免严重的心动过缓。对麻醉药物的使用，静脉麻醉药如依托咪酯、异丙酚、氯胺酮，阿片类药物如芬太尼、舒芬太尼、瑞芬太尼（小剂量静脉泵注），吸入麻醉药如七氟烷、地氟烷，肌松剂如罗库溴铵、顺式阿曲库铵等。一方面考虑TAVR患者普遍年龄偏高，另一方面如拟于术毕拔除气管导管，不推荐使用苯二氮草类药物。如果选择吸入麻醉药，注意控制药物吸入浓度，避免过度抑制心肌。在TAVR经验丰富的中心，也可选择于局部麻醉联合镇静药物下实施TAVR。局部麻醉联合镇静药物禁用于下列情况：严重的睡眠呼吸暂停、预计困难气道、患者不能平卧、严重的胃食管反流、精神障碍或交流障碍、术中必须使用经食管超声心动图监测等。镇静药物一般选择右美托咪啶持续静脉泵注，在放置股动脉鞘管时可加用小剂量阿片类药物，球囊扩张前根据需要给予异丙酚，以不抑制呼吸为准则。术中可监测脑电双频谱指数（bispectral index，BIS），维持BIS在65~75，手术全程必须严密监测患者的呼吸和循环状况，并做好全身麻醉的准备。如术中出现意外，立即改为全身麻醉。如患者出现舌后坠等上呼吸道梗阻情况，可尝试唤醒或给予口咽通气道开放气道。如果出现胸壁僵硬或SpO_2明显下降等情况，试行面罩通气，如无明显改善应立即转为全身麻醉。

（3）术后监护：如果选择于全身麻醉下完成手术，则提倡术后早期拔管。建议术后将患者送至监护室看护，监测并记录患者术后恢复情况，包括生命体征、认知功能、容量及出血等情况。床旁连续评估患者心功能恢复情况，严密观察手术入路创口愈合情况，警惕出血、血肿或假性动脉瘤、血栓栓塞的形成。适当的个体化镇痛有助于患者更快恢复。

5. 超声心动图医师

（1）术前评估：需明确是否为主动脉瓣重度狭窄：应测量左心室流出道内径，应用连续多普勒测量跨主动脉瓣的峰值和平均压差，应用脉冲多普勒测量左心室流出道流速时间积分，根据连续性方程法计算主动脉瓣瓣口面积。评估患者左心室流出道、主动脉瓣环、主动脉根部、窦干交界处、升主动脉及主动脉瓣的解剖结构是否适合行 TAVR。评估患者各瓣膜情况、左心室功能、肺动脉高压情况以及是否有心包积液。对于部分左心室功能低下的患者，若跨主动脉瓣的峰值和平均压差未达到重度标准，则加行多巴酚丁胺试验。

（2）术中评估：① 评估球囊扩张后主动脉瓣反流程度及主动脉瓣狭窄情况；② 人工主动脉瓣置入后即刻检查人工主动脉瓣的位置，评价其功能，包括瓣膜反流及瓣周漏情况、人工主动脉瓣平均压差及瓣口面积；③ 快速监测各种并发症，包括确定导丝穿透左心室和右心室造成的心脏压塞、左心室功能衰竭或严重的主动脉瓣反流；监测术中二尖瓣反流突然加重的可能原因，特别是导丝缠绕二尖瓣腱索。

（3）术后随访：评价人工主动脉瓣瓣口面积，准确定量人工主动脉瓣反流、测量瓣周漏，评价其他瓣膜情况以及心脏大小和功能。

6. 护理人员

（1）术前评估护理：术前根据医嘱完善常规化验以及血型、备血和相关检查。向患者介绍手术的目的、方法及注意事项，减轻患者紧张心理，取得配合。手术当日做好皮肤准备。严格禁食、禁水。遵医嘱导尿，建立静脉通路。按麻醉医师医嘱给予术前用药，严密观察患者有无不良反应。导管室护士于术前应完善 TAVR 器械准备。

（2）术中协作：备好手术台，协助消毒、铺巾、导尿，贴好电极及除颤贴片，连接血流动力及心电监测设备，拆开相关手术器械。手术前一天清点器械，完善器械准备。

（3）术后护理：全面了解患者的手术情况，对术中出现异常者，配合医师做好相应处理。落实全身麻醉术后护理：密切监测患者的生命体征、意识状况、血氧饱和度，直至平稳并记录。观察心电监护、患者的基本生理反射和知觉。遵医嘱禁食、禁水 2~4 h 后开始予少量流质饮食，无呛咳则给予半流质饮食。观察患者伤口情况、术肢皮温、皮色及动脉搏动情况，遵医嘱双下肢制动，嘱趾端活动，预防血栓形成。做好相关导管护理，包括气管插管（口插管）、临时起搏器、深静脉导管、导尿管及有创动脉血压导管。注意观察有无心律失常、脑梗死、穿刺部位出血、瓣周漏、心脏压塞及心肌梗死等并发症。应鼓励患者早期下床活动，预防血栓形成。

7. 其他人员·包括能够处理血管并发症的心外科医师以及其他学科（如神经内科、呼吸科、老年科等）人员。这些人员必须是固定的，经过相关培训，熟悉或了解 TAVR 的相关临床问题。虽然这些人员并不是常规 TAVR 团队的必要在场人员，但在需要时，如术前评估和并发症处理时，能够与 TAVR 团队协作，共同处理相关问题。

写作组成员：周达新（复旦大学附属中山医院），潘文志（复旦大学附属中山医院），郭克芳（复旦大学附属中山医院），潘翠珍（复旦大学附属中山医院），杨雪（复旦大学附属中山医院），吴永健（中国医学科学院阜外心血管病医院），孔祥清（南京医科大学第一附属医院），刘先宝（浙江大学医学院附属第二医院），葛均波（复旦大学附属中山医院）。

专家组成员（按姓氏拼音排序）： 陈茂（四川大学华西医院），冯沅（四川大学华西医院），葛均波（复旦大学附属中山医院），管丽华（复旦大学附属中山医院），郭克芳（复旦大学附属中山医院），霍勇（北京大学第一医院），蒋世良（中国医学科学院阜外医院），孔祥清（南京医科大学第一附属医院），刘先宝（浙江大学医学院附属第二医院），罗建方（广东省人民医院），马为（北京大学第一医院），潘翠珍（复旦大学附属中山医院），潘文志（复旦大学附属中山医院），秦永文（海军军医大学附属长海医院），宋光远（中国医学科学院阜外医院），宋治远（陆军军医大学西南医院），孙勇（哈尔滨医科大学附属第二医院），王广义（解放军总医院），王建安（浙江大学医学院附属第二医院），吴永健（中国医学科学院阜外医院），伍广伟（广西壮族自治区人民医院），伍伟峰（广西医科大学第一附属医院），徐仲英（中国医学科学院阜外医院），杨荣（南京医科大学第一附属医院），杨雪（复旦大学附属中山医院），于波（哈尔滨医科大学附属第二医院），曾智（四川大学华西医院），张戈军（中国医学科学院阜外医院），张伟华（昆明市延安医院），张玉顺（西安交通大学附属第一医院），张智伟（广东省人民医院），赵仙先（海军军医大学附属长海医院），周达新（复旦大学附属中山医院），朱鲜阳（沈阳军区总医院）。

参 考 文 献

［1］ Vahanian A, Alfieri O, Andreotti F, et al. Guidelines on the management of valvular heart disease（version 2012）［J］. Eur Heart J, 2012, 33（19）：2451－2496.

［2］ Nishimura RA, Otto CM, Bonow RO, et al. 2014 AHA/ACC guideline for the management of patients with valvular heart disease：executive summary：a report of the American College of Cardiology/American Heart Association Task Force on Practice Guidelines ［J］. J Am Coll Cardiol, 2014, 63（22）：2438－2488.

［3］ Nishimura RA, Otto CM, Bonow RO, et al. 2017 AHA/ACC Focused Update of the 2014 AHA/ACC Guideline for the Management of Patients With Valvular Heart Disease：A Report of the American College of Cardiology/American Heart Association Task Force on Clinical Practice Guidelines ［J］. J Am Coll Cardiol, 2017, 70（2）：252－289.

［4］ Jensen HA, Condado JF, Devireddy C, et al. Minimalist transcatheter aortic valve replacement：The new standard for surgeons and cardiologists using transfemoral access? ［J］. J Thorac Cardiovasc Surg, 2015, 150（4）：833－839.

［5］ Sawaya FJ, Lefèvre T, Spaziano M, et al. Transfemoral Transcatheter Aortic Valve Implantation：How Minimalistic Can We Become? ［J］. J Interv Cardiol, 2016, 29（6）：628－631.

［6］ Leon MB, Smith CR, Mack MJ, et al. Transcatheter or Surgical Aortic-Valve Replacement in Intermediate-Risk Patients ［J］. N Engl J Med, 2016, 374（17）：1609－1620.

［7］ Reardon MJ, Van Mieghem NM, Popma JJ, et al. Surgical or Transcatheter Aortic-Valve Replacement in Intermediate-Risk Patients ［J］. N Engl J Med, 2017, 376（14）：1321－1331.

［8］ Jilaihawi H, Wu Y, Yang Y, et al. Morphological characteristics of severe aortic stenosis in China：imaging corelab observations from the first Chinese transcatheter aortic valve trial ［J］. Catheter Cardiovasc Interv, 2015, 85 Suppl 1：752－761.

［9］ 潘文志,李明飞,周达新,等.重度主动脉瓣狭窄患者二叶式主动脉瓣的超声心动图分析[J].中华心血管病杂志,2015,43（3）：244－247.

［10］ Holmes DR Jr, Mack MJ. Transcathetervalve therapy a professional society overview from the american college of cardiology foundation and the society of thoracic surgeons ［J］. J Am Coll Cardiol, 2011, 58（4）：445－455.

［11］ Himbert D, Descoutures F, Al-Attar N, et al. Results of transfemoral or transapical aortic valve implantation following a uniform assessment in high-risk patients with aortic stenosis ［J］. J Am Coll Cardiol, 2009, 54（4）：303－311.

［12］ Otto CM, Kumbhani DJ, Alexander KP, et al. 2017 ACC expert consensus decision pathway for transcatheter aortic valve replacementin the management of adults with aortic stenosis：a report of the American college of cardiology task force on clinical expert consensus documents ［J］. J Am Coll Cardiol, 2017, 69（10）：1313－1346.

［13］ 中国医师协会心血管内科医师分会结构性心脏病专业委员会,中华医学会心血管病学分会结构性心脏病学组.经导管主动脉瓣置换术中国专家共识[J].中国介入心脏病学杂志,2015,23(12)：661－667.

［14］ Achenbach S，Delgado V，Hausleiter J，et al. SCCT expert consensus document on computed tomography imaging before transcatheter aortic valve implantation（TAVI）/transcatheter aortic valve replacement（TAVR）[J]. J Cardiovasc Comput Tomogr，2012，6(6)：366－380.

附录七
2016 年经皮肺动脉瓣置入术中国专家建议

中华医学会心血管病学分会结构性心脏病学组　中国医师协会心血管内科医师分会结构性心脏病专业委员会

经皮肺动脉瓣置入术(percutaneous pulmonary valve implantation, PPVI)是最早应用于临床的经皮瓣膜置换技术[1],主要用于右心室流出道(right ventricular outflow tract, RVOT)重建术后并发右心室流出道功能不全(right ventricular outflow tract dysfunction, RVOTD)的患者。截至 2016 年 6 月,全球已完成约 10 000 例 PPVI,美国多家学会近期联合发布了 PPVI 的操作者和机构要求的专家建议[2]。国内自 2013 年完成首例 PPVI 以来[3],已有多个中心开展了 PPVI,国产的自膨胀瓣膜临床试验也接近完成。为促进我国 PPVI 规范、健康的发展,我们编写了此专家建议。

(一) 技术背景

某些类型先天性心脏病(先心病)可合并 RVOT 狭窄,其中最常见的为法洛四联症(tetralogy of fallot, TOF)。TOF 约占所有先天性心脏畸形的 12%~14%,在存活的新生儿中发病率为 0.04%[4]。合并 RVOT 狭窄的先心病在行外科矫治时需要进行 RVOT 重建。在国外(北美),多数患者置入带瓣膜的血管通道,而国内多采用 RVOT -肺动脉(pulmonary artery, PA)跨瓣补片扩大术,这两种 RVOT 重建术都可能并发 RVOTD,即慢性的肺动脉瓣反流(pulmonary regurgitation, PR),合并或不合并 RVOT 梗阻。从病理生理机制上看,长期 RVOTD 可导致右心负荷增加、右心扩大,继而引起右心衰竭、房性或室性心律失常甚至猝死,同时右心室容量负荷扩大引起舒张期室间隔反向运动导致左心功能不全,进一步恶化患者的临床状态[5-8]。从远期预后来看,RVOTD 尤其是合并右心功能不全的患者生存期要低于健康人群[7,8]。因此,恢复肺动脉瓣的功能对于 RVOTD 患者是有必要的,手术方法包括外科肺动脉瓣置换术(surgical pulmonary valve replacement, SPVR)和 PPVI。SPVR 具有一定局限性,包括创伤大、恢复慢、风险高[9]。PPVI 相对于 SPVR,具有创伤性小、手术风险低等优点。就目前证据而言,PPVI 的优势包括[10-15]: ① 改善患者的心功能及症状,提高其生活质量;② 可能降低某些患者的猝死风险,从而改善预后;③ 延缓外科手术时间,减少患者外科手术的次数。

(二) 适应证和禁忌证

1. 适应证[16-21]

(1) 伴有 RVOT 狭窄的先心病外科矫治术后并发的中重度 PR。

(2) 患者有 RVOTD 相关症状,包括运动耐量下降、右心衰竭;或者患者无症状但有以下任一种情况: ① 中度以上功能性三尖瓣反流;② 心脏磁共振成像(magnetic resonance imaging, MRI)测得的右心室舒张期末容积指数≥130 ml/m²;③ 心脏 MRI 测得的右心室射血分数<45%,QRS 波宽

度≥160 ms;④ 持续性房性或室性心律失常。

（3）解剖学上适合行 PPVI。

（4）年龄≥10 岁或体重≥25 kg。

2. 禁忌证

（1）肺动脉高压[平均压≥25 mmHg（1 mmHg＝0.133 kPa）]。

（2）严重 PA 或分支狭窄。

（3）解剖学评估不适合,包括血管入径无法送入瓣膜或 RVOT－PA 无法放置瓣膜,或者术前检查提示瓣膜支架有压迫冠状动脉可能。

（4）存在心导管的手术禁忌。

（三）资质要求

（1）建议建立多学科心脏团队,由心内科医师、心外科医师、超声心动图医师、放射科医师、麻醉师、护士及相关专业技术人员构成。

（2）开展 PPVI 的中心每年应具有 100 例以上先心病或结构性心脏病介入治疗手术量。

（3）PPVI 术者应具有经皮肺动脉球囊扩张经验,且接受过系统培训。

（4）超声心动图医师在先心病诊断方面应具有丰富的经验。

（5）放射科医师应熟悉心脏计算机断层扫描血管造影（computed tomography angiography, CTA）和心脏 MRI,特别是掌握使用 MRI 测量右心室的大小及功能评估。

（6）心外科医师应熟悉先心病的外科矫治,每年先心病的外科矫治手术量在 30 例以上。

（四）术前评估

主要包括两个方面:① 手术的必要性,包括手术适应证及禁忌证;② 解剖的合适性,包括患者的 RVOT－PA 解剖适置入瓣膜,瓣膜置入的血管通路适合输送系统的通过。

评估方法主要包括:① 超声心动图;② PA－CTA;③ 心脏 MRI。

超声心动图可以评估患者术前右心室的形态及功能,肺动脉瓣、三尖瓣反流情况,RVOT、PA 及其分支起始部的内径和长度,左心形态及功能,是患者适应证评估的重要手段,并为瓣膜型号的选择提供参考。

PA－CTA 通过三维成像,可清楚显示 RVOT－PA 的解剖结构,并测量管腔内径及长度,为瓣膜型号的选择提供重要参考。

心脏 MRI 是目前右心室容积和功能评估的"金标准",还可评估肺动脉瓣反流程度,显示心脏解剖结构和心肌血流灌注。不能实施 MRI 检查的患者可采用核医学检查或三维心脏超声检查来评估右心室容积和功能。右心导管检查可评估心腔和血管的压力、跨肺动脉瓣和血管狭窄部位的压力阶差及心输出量,作为患者瓣膜置入前的常规检查。

（五）操作要点

目前,国内各中心使用的均属自膨胀肺动脉瓣膜[12,13],故以国产自膨胀瓣膜为例,阐述 PPVI

手术的操作要点。

（1）一般准备：手术一般在全麻下，数字减影血管造影（DSA）及超声心动图指引下进行，可在心导管室或者杂交手术室进行。静脉全麻后，建立有创动脉压力监测装置以监测血流动力学变化。常规消毒铺巾，分别穿刺并置入动脉鞘于左侧股动、静脉。穿刺右侧股静脉，可预先放置血管缝合装置，后置入动脉鞘。静脉注射适量肝素（建议50 U/kg）。

（2）术中评估：从右股静脉送入MPA导管，行右心导管检查。从左股静脉送入猪尾导管于右心室或PA处，行造影观察PR情况以及RVOT、PA及其分支的走行，并测量RVOT、PA、肺动脉瓣瓣环内径及RVOT、PA长度。将超硬导丝导入PA远段（首选左PA，次选右PA），沿该导丝送入测量球囊导管至RVOT-PA处。经左股动脉将猪尾导管置入主动脉根部，将测量球囊打开使其固定在PA内，同时在主动脉根部给予多角度非选择性冠状动脉造影，观察冠状动脉与PA解剖的毗邻关系，显示不清楚时可行选择性冠状动脉造影。测定球囊的直径，观察球囊的形态，作为选择肺动脉瓣规格的参考依据。

（3）RVOT评估：取左侧位于右心室内造影，观察RVOT和左PA开口以及走行。取右前斜位30°~40°加头位25°~40°行右心室造影，观察右PA的开口情况和位置。

应避免超硬导丝从三尖瓣腱索束丛内进入PA，因此可试用猪尾导管从右心室旋转进入PA。

（4）瓣膜释放：选择瓣膜时根据球囊测量结果、PA-CTA和超声心动图测量结果综合考虑，并参考厂家推荐，选择合适瓣膜的型号，沿超硬导丝送入瓣膜输送系统。沿导丝将装配好的瓣膜送至RVOT-PA处，调整瓣膜至合适位置后开始释放瓣膜，此过程中可反复行RVOT造影确认瓣膜的位置并进行微调整，确保瓣膜处在合适位置。以瓣膜不堵塞左、右PA且不深入RVOT为佳。在确认瓣膜位置理想后，完全释放瓣膜，并退出输送系统。

有时输送鞘管从右心室进入PA困难，可在旋转推送输送导管的同时轻轻回撤导丝，有助于输送鞘管进入PA。瓣膜展开应缓慢，有助于瓣膜支架充分展开和及时调整位置。瓣膜完全释放后回收输送系统前必须确认瓣膜和输送系统完全脱离。

（5）释放后评估：进行右心导管检查，评估右心系统压力。行PA造影评估置入肺动脉瓣的功能与瓣膜的位置。超声心动图评估置入肺动脉瓣的功能、瓣膜的位置及并发症情况。行非选择性或选择性冠状动脉造影评估冠状动脉的情况。拔除引导鞘管，缝合股静脉穿刺伤口（可用"8"字缝合法[22]）。股动脉穿刺点可用手工压迫止血或血管缝合器止血。

（6）术后处理及随访：术后静脉应用抗生素3天，口服抗血小板药物6个月。建议术后第1、3、6、12个月，此后每年1次随访，复查心脏超声、心电图，必要时行X线胸片，评估瓣膜支架及心脏的结构及功能。

（六）并发症及其防治

（1）冠状动脉受压迫：冠状动脉受压迫是PPVI最严重的并发症之一，可导致患者术中出现死亡。迄今为止，文献上报道数例冠状动脉受压而发生堵塞[15]。一般情况下，冠状动脉并不走行于主动脉、PA之间，不会发生该并发症。但复杂先心病或者外科纠治手术后RVOT异常患者常合并冠状动脉发育异常或者 RVOT 与冠状动脉相对位置异常。术中应将测量球囊打开,同时予多角度选择性或非选择性冠状动脉造影,观察冠状动脉与 PA 解剖的毗邻关系及冠状动脉是否受到球囊压迫,术后观察置入的瓣膜支架和冠状动脉毗邻关系。

(2)PA 严重损伤:PPVI 术中需要加硬导丝将输送系统送至肺动脉瓣位置。由于加硬导丝较硬,可导致 PA 损伤(包括 PA 夹层、穿孔),继而引起肺出血或血胸[23]。一旦出现 PA 夹层、穿孔,应评估损伤大小,可先予球囊扩张止血、胸腔引流,必要时可行覆膜支架置入以隔离破裂的 PA[24-27],严重患者可行外科手术修补。

(3)瓣膜移位:一项荟萃分析显示,PPVI 术瓣膜移位发生率达 2.4%[15]。多与瓣环测量不准确、瓣膜型号选择较小、RVOT 解剖不理想(呈锥体形[25])有关。术前准确测量、评估是避免瓣膜发生移位的关键。另外、在撤出输送系统过程中,也需要细心操作,确认输送系统和瓣膜已完全脱离,方可撤出输送系统,避免瓣膜牵拉移位。一旦发生该并发症,一般采取外科手术处理。

(4)支架断裂:一般见于 Melody 瓣膜,荟萃分析显示其支架断裂发生率达 12.4%[15]。采用预先置入固定支架技术后,该并发症发生率显著下降[27]。其他瓣膜未见支架断裂的相关报道,但仍需警惕该并发症的发生。

(5)RVOT 通道破裂:有荟萃分析显示,RVOT-PA 破裂发生率达 2.6%[1]。多见于带瓣膜的血管通道患者、血管通道钙化及采用高压球囊扩张时,RVOT-PA 通道出现破裂。对于这些患者,球囊扩张时需谨慎。

(6)PA 阻塞:荟萃分析显示,PA 阻塞发生率达 1.2%[15]。手术时勿把瓣膜放置太高,可避免该并发症发生。

(7)感染性心内膜炎:PPVI 术后感染性心内膜炎问题越来越受重视[28]。荟萃分析显示,PPVI 术后感染性心内膜炎发生率高达 4.9%,多发生于术后 9 个月内[15]。术后应该严格按照人工瓣膜感染性心内膜炎预防指南的建议,预防性应用抗生素[29]。一旦出现该并发症,先予抗感染治疗,但多数患者需要行外科瓣膜置换术[30]。

(8)人工瓣膜衰败:长期应用后,置入的人工瓣膜可出现衰败。但近期一项研究显示,在 7 年的观察随访中,Melody 瓣膜功能良好,为人工瓣膜的长久耐用性提供证据[14]。一旦出现瓣膜衰败(狭窄或反流),可采取再次介入手术或外科瓣膜置换术进行干预。

(9)三尖瓣腱索损伤、断裂:手术操作时,输送系统、猪尾导管等可能会缠绕三尖瓣腱索,若操作过于粗暴,可导致三尖瓣腱索损伤、断裂,继而引起或加重三尖瓣反流。因此,手术操作应轻柔,遵循不进则退的操作原则。若感觉导管可能缠绕三尖瓣腱索难以继续前行,应该退回,重新再送入导管。

写作组成员:周达新(复旦大学附属中山医院),潘文志(复旦大学附属中山医院),葛均波(复旦大学附属中山医院)。

专家组成员(按姓名汉语拼音排序):曹期龄(卡塔尔多哈锡德拉医学中心),陈茂(四川大学华西医院),冯沅(四川大学华西医院),高伟(上海交通大学医学院附属上海儿童医学中心),葛均波(复旦大学附属中山医院),管丽华(复旦大学附属中山医院),蒋世良(中国医学科学院阜外医院),孔祥清(南京医科大学第一附属医院),李奋(上海交通大学医学院附属上海儿童医学中心),刘先宝(浙江大学医学院附属第二医院),潘文志(复旦大学附属中山医院),秦永文(海军军医大学附属长海医院),饶丽(四川大学华西医院),宋治远(陆军军医大学西南医院),孙勇(哈尔滨医科大学附属第二医院),王广义(解放军总医院),王建安(浙江大学医学院附属第二医院),吴永健(中国医学科学院阜外医院),伍广伟(广西壮族自治区人民医院),伍伟峰(广西医科大学第一附属医院),徐仲英(中国医学科学院阜外医院),杨荣(南京医科大学第一附属医院),姚青(陆军军医大学西南医院),于波(哈尔滨医科大学附属第二医院),曾智(四川大学华西医院),张戈军(中国医学科学院阜外医院),张伟华(昆明市延安医院),张玉顺(西安交通大学附属第一医院),张智伟(广东省人民医院),赵仙先(海军军医大学附属长海医院),周达新(复旦大学附属中山医院),朱鲜阳(沈阳军区总医院)。

参 考 文 献

[1] Bonhoeffer P, Boudjemline Y, Saliba Z, et al. Percutaneous replacement of pulmonary valve in a right-ventricle to pulmonary-artery prosthetic conduit with valve dysfunction [J]. Lancet, 2000, 356(9239): 1403 – 1405.

[2] Hijazi ZM, Ruiz CE, Zahn E, et al. SCAI/AATS/ACC/STS Operator and Institutional Requirements for Transcatheter Valve Repair and Replacement, Part Ⅲ: Pulmonic Valve [J]. J Am Coll Cardiol, 2015, 65(23): 2556 – 2563.

[3] 周达新,潘文志,管丽华,等.经皮肺动脉瓣置入二例报道[J].中国介入心脏病学杂志,2013,21(5): 332 – 334.

[4] Hoffman JI, Kaplan S. The incidence of congenital heart disease [J]. J Am Coll Cardiol, 2002, 39(12): 1890 – 1900.

[5] Chaturvedi RR, Redington AN. Pulmonary regurgitation in congenital heart disease [J]. Heart, 2007, 93(7): 880 – 889.

[6] Gatzoulis MA, Balaji S, Webber SA, et al. Risk factors for arrhythmia and sudden cardiac death late after repair of tetralogy of Fallot: a multicentre study [J]. Lancet, 2000, 356(9234): 975 – 981.

[7] Murphy JG, Gersh BJ, Mair DD, et al. Long-term outcome in patients undergoing surgical repair of tetralogy of fallot [J]. N Engl J Med, 1993, 329(9): 593 – 599.

[8] Nollert GD, Däbritz SH, Schmoeckel M, et al. Risk factors for sudden death after repair of tetralogy of Fallot[J]. Ann Thorac Surg, 2003, 76(6): 1901 – 1905.

[9] Cheung EW, Wong WH, Cheung YF. Meta-analysis of pulmonary valve replacement after operative repair of tetralogy of fallot [J]. Am J Cardiol, 2010, 106(4): 552 – 557.

[10] Müller J, Engelhardt A, Fratz S, et al. Improved exercise performance and quality of life after percutaneous pulmonary valve implantation [J]. Int J Cardiol, 2014, 173(3): 388 – 392.

[11] Ansari MM, Cardoso R, Garcia D, et al. Percutaneous pulm-onary valve implantation: present status and evolving future[J]. J Am Coll Cardiol, 2015, 66(20): 2246 – 2255.

[12] 万俊义,陆敏杰,张戈军,等.经皮肺动脉瓣植入术后患者心功能的变化 8 例分析[J].中国循环杂志,2016,31(7): 683 – 686.

[13] 潘文志,张蕾,张晓春,等.经皮自膨胀肺动脉瓣植入的初步经验[J].中国医学前沿杂志(电子版),2016,8(7): 65 – 68.

[14] Cheatham JP, Hellenbrand WE, Zahn EM, et al. Clinical and hemodynamic outcomes up to 7 years after transcatheter pulmo-nary valve replacement in the US melody valve investigational device exemption trial[J]. Circulation, 2015, 131(22): 1960 – 1970.

[15] Virk SA, Liou K, Chandrakumar D, et al. Percutaneous pulm-onary valve implantation: A systematic review of clinical outc-omes [J]. Int J Cardiol, 2015, 201: 487 – 489.

[16] Warnes CA, Williams RG, Bashore TM, et al. ACC/AHA 2008 Guidelines for the management of adults with congenital heart disease: a report of the American College of Cardiology/American Heart Association task force on practice guidelines (writing committee to develop guidelines on the management of adults with congenital heart disease) [J]. Circulation, 2008, 118(23): e714 – e833.

[17] Nishimura RA, Otto CM, Bonow RO, et al. 2014 AHA/ACC guideline for the management of patients with valvular heart disease: executive summary: a report of the American College of Cardiology/American Heart Association task force on practice guidelines [J]. J Am Coll Cardiol, 2014, 63(22): 2438 – 2488.

[18] Geva T. Indications and timing of pulmonary valve replacement after tetralogy of Fallot repair [J]. Semin Thorac Cardiovasc Surg Pediatr Card Surg Annu, 2006: 11 – 22.

［19］ 孙仕怀,王琦光.经皮肺动脉瓣置换术新进展［J］.心血管病学进展,2015,36(4)：429－432.

［20］ 潘文志,周达新,葛均波.经皮肺动脉瓣置入术适应证及手术时机的研究现状［J］.中华心血管病杂志,2016,44(7)：639－641.

［21］ Baumgartner H, Bonhoeffer P, Groot NM, et al. ESC guidelines for the management of grown-up congenital heart disease(new version 2010)［J］. Eur Heart J, 2010, 31(23)：2915－2957.

［22］ 周勇,陈少萍,徐荣良,等.皮下 8 字缝合止血技术在结构性心脏病介入术中的应用［J］.介入放射学杂志,2012,21(12)：984－986.

［23］ Asoh K, Walsh M, Hickey E, et al. Percutaneous pulmonary valve implantation within bioprosthetic valves［J］. Eur Heart J, 2010, 31(11)：1404－1409.

［24］ McElhinny DB, Hellenbrand WE, Zahn EM, et al. Short- and medium-term outcomes after transcatheter pulmonary valve placement in the expanded multicenter US melody valve trial［J］. Circulation, 2010, 122(5)：507－516.

［25］ Lurz P, Coats L, Khambadkone S, et al. Percutaneous pulmo-nary valve implantation：impact of evolving technology and learning curve on clinical outcome［J］. Circulation, 2008, 117(15)：1964－1972.

［26］ Schievano S, Coats L, Migliavacca F, et al. Variations in right ventricular outflow tract morphology following repair of congenital heart disease：Implications for percutaneous pulmo-nary valve implantation［J］. J Cardiovasc Magn Reson, 2007, 9(4)：687－695.

［27］ Nordmeyer J, Lurz P, Khambadkone S, et al. Pre-stenting with a bare metal stent before percutaneous pulmonary valve implantation：acute and 1-year outcomes［J］. Heart, 2011, 97(2)：118－123.

［28］ Malekzadeh-Milani S, Ladouceur M, Iserin L, et al. Incidence and outcomes of right-sided endocarditis in patients with congenital heart disease after surgical or transcatheter pulmonary valve implantation［J］. J Thorac Cardiovasc Surg, 2014, 148(5)：2253－2259.

［29］ Nishimura RA, Carabello BA, Faxon DP, et al. ACC/AHA 2008 Guideline update on valvular heart disease：focused update on infective endocarditis：a report of the American College of Cardiology/American Heart Association task force on practice guidelines endorsed by the Society of Cardiovascular Anesthesiologists, society for Cardiovascular Angiography and Interventions, and Society of Thoracic Surgeons［J］. J Am Coll Cardiol, 2008, 52(8)：676－685.

［30］ Amat-Santos IJ, Ribeiro HB, Urena M, et al. Prosthetic valve endocarditis after transcatheter valve replacement：a systematic review［J］. JACC Cardiovasc Interv, 2015, 8(2)：334－346.